Réussir son Bac ASSP

Tout le pôle professionnel

Chez le même éditeur

Guide AP du bachelier ASSP. Cursus partiel du DEAP – Modules 1, 2, 3 et 5, par J. Gassier, 2014, 492 pages.

Guide AS du bachelier ASSP. Cursus partiel du DEAS – Modules 2, 3 et 5, par J. Gassier, K. Le Neurès, E. Peruzza, 2014, 304 pages.

TD Bac pro ASSP Biologie appliquée, microbiologie, nutrition, alimentation 1re, par G. Moussy-Binet, M. Rusnac, J. Gassier, 2012, 184 pages.

TD Bac pro ASSP Biologie appliquée, microbiologie, nutrition, alimentation terminale, par G. Moussy-Binet, M. Rusnac, 2013, 112 pages.

TD Bac pro ASSP Sciences médico-sociales 1re, par J. Gassier, 2013, 112 pages.

TD Bac pro ASSP Sciences médico-sociales terminale, par J. Gassier, 2013, 112 pages.

TD Bac pro ASSP Techniques professionnelles et technologies associées 1re, par V. Haziza, E. Peruzza, I. Rossi, 2013, 104 pages.

TD Bac pro ASSP Techniques professionnelles et technologies associées terminale, par V. Haziza, E. Peruzza, I. Rossi, 2013, 112 pages.

Réussir son Bac ASSP

Tout le pôle professionnel

Sylvie Thérond

Professeure de Sciences et techniques médico-sociales

Lycée professionnel

Cadre infirmier formateur

Marie-Dominique Asson

Professeure de Sciences et Techniques Médico-Sociales

Lycée professionnel

Infirmière diplômée d'État

Elsevier Masson

ISBN : 978-2-294-74973-5
e-ISBN : 978-2-294-75471-5

Elsevier Masson SAS
65, rue Camille-Desmoulins
92442 Issy-les-Moulineaux cedex
www.elsevier-masson.fr

Table des matières

PARTIE 2. Pôle 2 : Sciences médico-sociales et techniques d'intervention en animation et en éducation à la santé

PARTIE 3. Pôle 3 : Nutrition-alimentation et services à l'usager

PARTIE 4. Méthodologie des dossiers E13 et E33

PARTIE 5. Préparation et entraînement à l'épreuve E2 : analyse de situation professionnelle

Introduction
Tout savoir sur le Bac Pro ASSP

1 Les différentes épreuves du Bac Pro ASSP et leurs modalités d'évaluation

Le Bac Pro ASSP (accompagnement, soins et services à la personne), créé en 2011, a été institué suite à la rénovation de la voie professionnelle, et remplace la formation du BEP Carrières sanitaires et sociales.

Un certain nombre d'épreuves sont évaluées sous la forme de contrôle continu de formation (CCF) et d'autres en épreuve ponctuelle.

Le baccalauréat professionnel peut être préparé par trois voies différentes :

- **par la voie scolaire dans un lycée professionnel :** la formation dure alors 3 ans ;
- **par la voie de l'alternance** (contrat d'apprentissage, contrat de professionnalisation) : la durée de la formation dispensée en centre de formation d'apprentis ou section d'apprentissage est au moins égale à 1 850 heures ;
- **par la voie de la formation professionnelle continue**, par la voie de l'enseignement à distance (par correspondance).

Vue d'ensemble des épreuves d'enseignement professionnel du Bac Pro ASSP

Épreuve ou sous-épreuve	Mode d'évaluation	Coefficient	Durée
Analyse de situation professionnelle (E2)	Épreuve ponctuelle écrite	4	4 heures
Épreuves prenant en compte la formation en milieu professionnel :			
• soins d'hygiène et de confort, de services à la personne en structure (E31)	CCF sur lieu de PFMP	4	
• projet d'animation (E32)	CCF sur lieu de PFMP	2	
Conduite d'un projet d'accompagnement (E13)	CCF oral	4	45 minutes
Conduite d'action d'éducation à la santé (E33)	CCF oral	2	30 minutes

CCF : contrôle continu de formation ; PFMP : périodes de formation en milieu professionnel.

2 Les options « En structure » et « À domicile »

Le Bac Pro ASSP propose deux options :

- l'option **« En structure »** ;
- l'option **« À domicile »**.

Ces deux options permettent d'exercer des fonctions d'accompagnement et d'aide aux personnes en fonction de différents contextes.

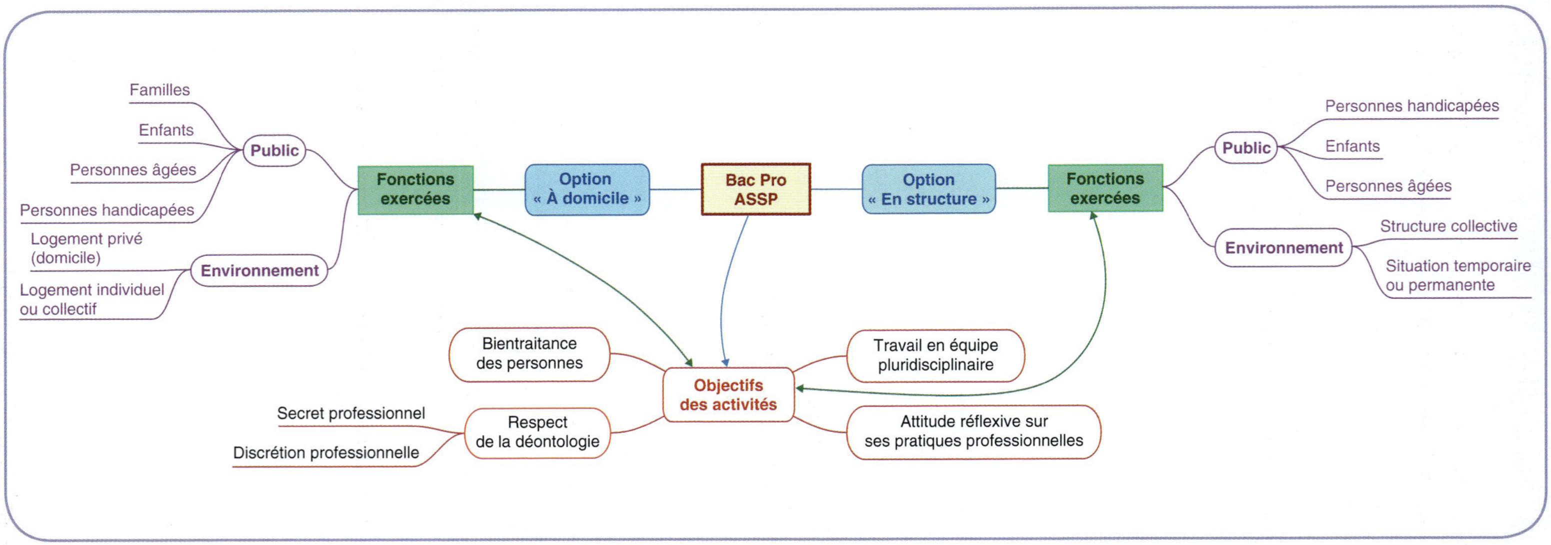

Figure I.1 : **Les deux options du Bac Pro ASSP.**

3 Conseils d'utilisation de l'ouvrage

« Mémoriser consiste à placer une information dans sa tête avec un projet de la réutiliser[1] », mais mémoriser un grand nombre de données est difficile et l'oubli est une fonction naturelle du cerveau !

L'objectif de cet ouvrage parascolaire est de faciliter les révisions pour les épreuves professionnelles du Bac Pro ASSP (option « À domicile » et « En structure »).

Nous avons particulièrement réfléchi à une présentation attractive et originale afin de **faciliter la mémorisation** de l'ensemble des cours à retenir à l'aide d'illustrations synthétiques et structurées : les **cartes mentales**.

A – Objectif de la carte mentale

Cette représentation visuelle permet de :

- renforcer l'attention ;
- faciliter la compréhension ;
- mobiliser les connaissances entre elles.

B – Comment lire une carte mentale ?

- Sur une carte mentale, le sujet principal est au centre.
- Les différentes parties se déclinent autour du sujet principal.
- Il faut lire la carte mentale dans le sens des aiguilles d'une montre.

C – Présentation des différentes parties

Pour vous aider, nous avons utilisé le même code couleur pour certaines parties.

Vous pouvez reprendre les cartes mentales pour constituer vos fiches de révision.

L'**apprentissage des savoirs** est réalisé progressivement sur l'ensemble des trois années de l'enseignement professionnel (seconde, première et terminale), mais aussi avec les périodes de formation en milieu professionnel (PFMP).

Les **révisions** doivent s'organiser dans une démarche globale : sur les trois pôles (pôle 1, pôle 2 et pôle 3) et sur les trois années du Bac pro ASSP : seconde, première et terminale.

1. F. Le Bihan, *Organisez vos formations avec le Mind Mapping*, Paris, Dunod, 2014.

Pôle 1 :
Biologie-microbiologie
Ergonomie-soins

PARTIE 1

FICHE 1

Organisation générale du corps humain

1 Définitions

Il existe différents niveaux d'organisation du corps humain :

- organisation structurale : elle correspond à l'anatomie ;
- organisation fonctionnelle : elle correspond au fonctionnement, à la physiologie.

L'**anatomie** est « l'étude scientifique de la forme de la disposition et de la structure des organes de l'homme, des animaux et des plantes[1] ». L'organisation structurale du corps humain concerne son anatomie.

La **physiologie** est la science qui étudie le fonctionnement normal d'un organisme vivant ou de ses parties.

1. Définition du *Petit Larousse*.

2 Les différents niveaux d'organisation du corps humain

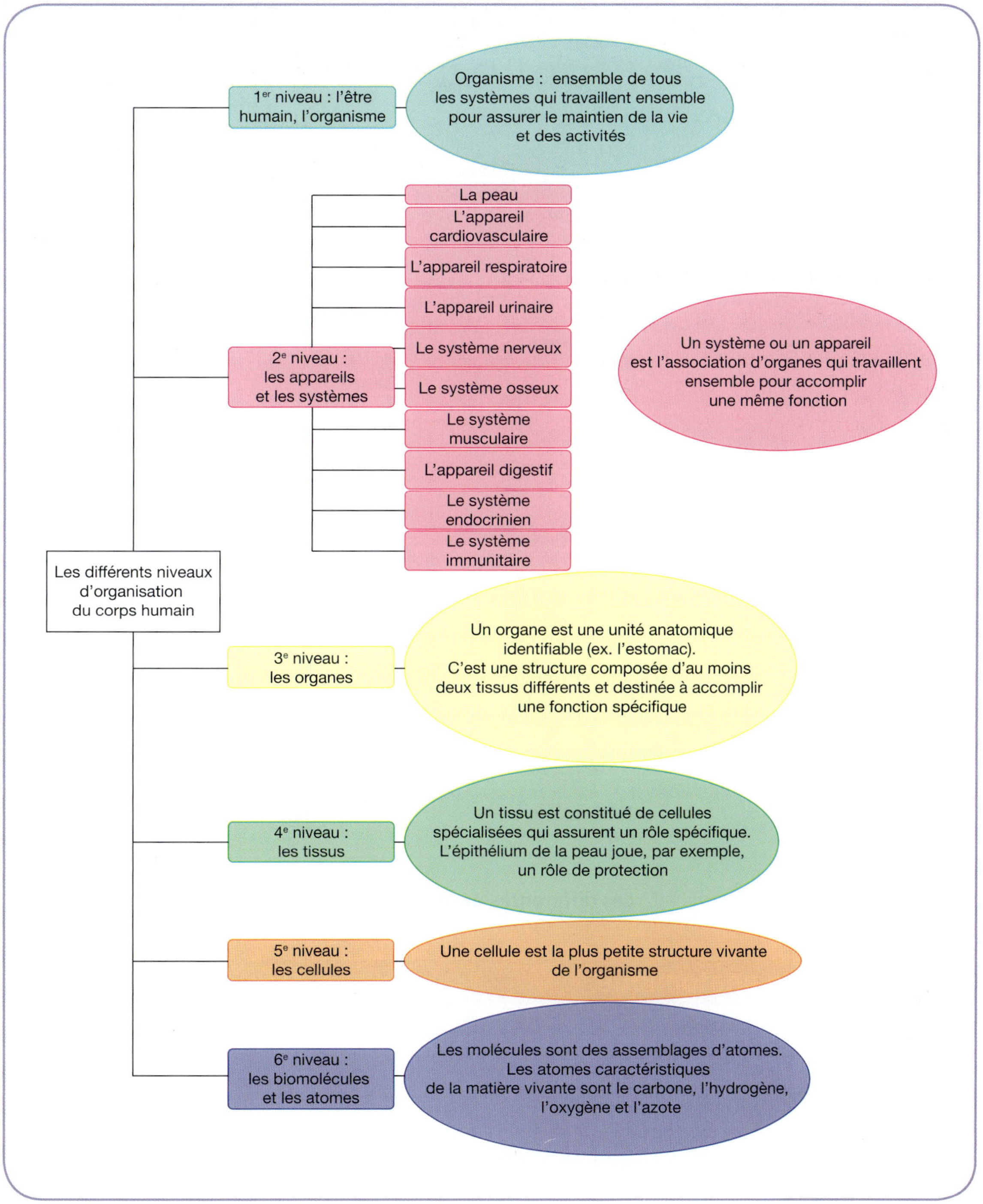

Figure 1.1 : Les différents niveaux d'organisation du corps humain.

3 Les différentes parties du corps humain

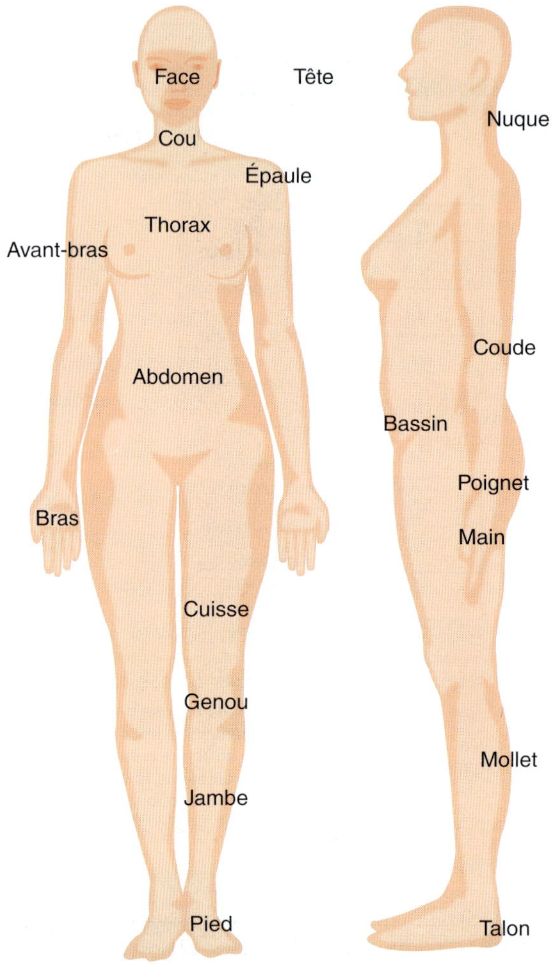

Figure 1.2 : **Les différentes parties du corps humain.**

4 Exploration anatomique

- Elle permet d'observer l'organisation structurale et fonctionnelle de l'organisme et de détecter les anomalies.
- Elle est réalisée grâce à l'imagerie médicale (radiographie, scanographie, etc.).
- La position anatomique est une position de référence universelle qui permet de décrire avec précision une partie de l'organisme et sa position. En position anatomique, la personne est debout, de face, les bras le long du corps, les paumes de main orientées vers l'avant et les pieds joints.
- Il existe trois plans de référence qui permettent d'obtenir des coupes différentes de l'organisme :
  - le plan sagittal : plan vertical qui répartit le corps en une partie droite et une partie gauche ;

– le plan frontal : plan vertical qui répartit le corps en partie antérieure et partie postérieure ;
– le plan transverse ou horizontal qui divise le corps en partie supérieure et partie inférieure.

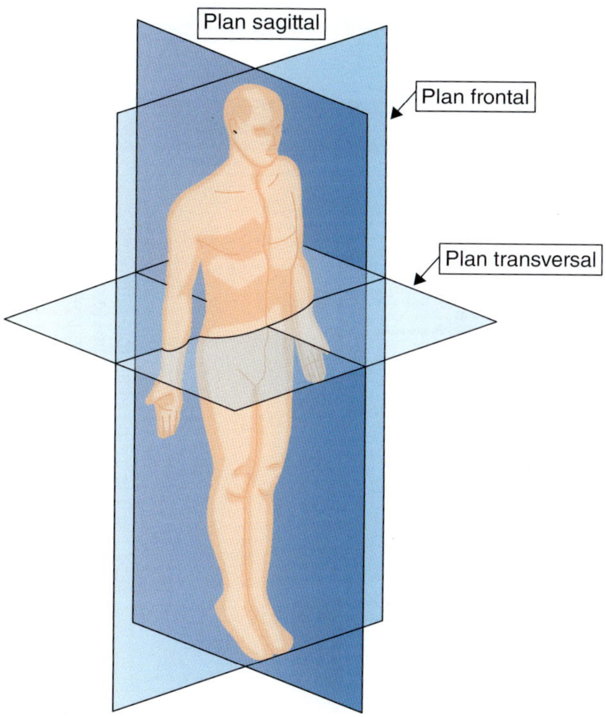

Figure 1.3 : Les trois plans de référence.

5 Les fonctions du corps humain

Les appareils et systèmes du corps humain assurent des fonctions essentielles pour l'organisme.

Fonction	Rôle	Exemples d'appareils ou systèmes concernés
Relation	Permet de percevoir et d'interagir avec le milieu extérieur	Système nerveux Organes des sens Peau Système immunitaire
Nutrition	Permet la construction, l'entretien, l'apport d'énergie et l'épuration cellulaire	Appareil digestif Appareil cardiovasculaire
Reproduction	Assure le maintien et la survie de l'espèce humaine	Appareil reproducteur
Maintien de l'intégrité de l'organisme	Permet le maintien de l'homéostasie (équilibre du milieu intérieur de l'organisme)	Système immunitaire Système endocrinien

FICHE 2

La cellule et les cancers

1 Définitions

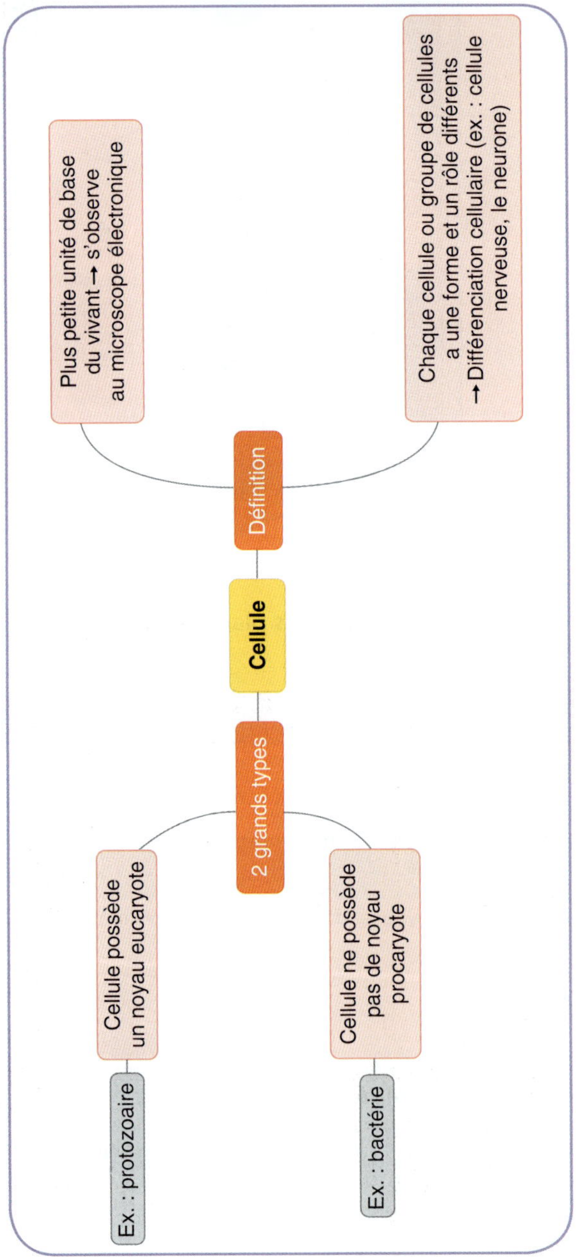

Figure 2.1 : Définitions de la cellule.

2 Structure et ultrastructure d'une cellule

Les cellules d'un être humain sont construites sur la même organisation.

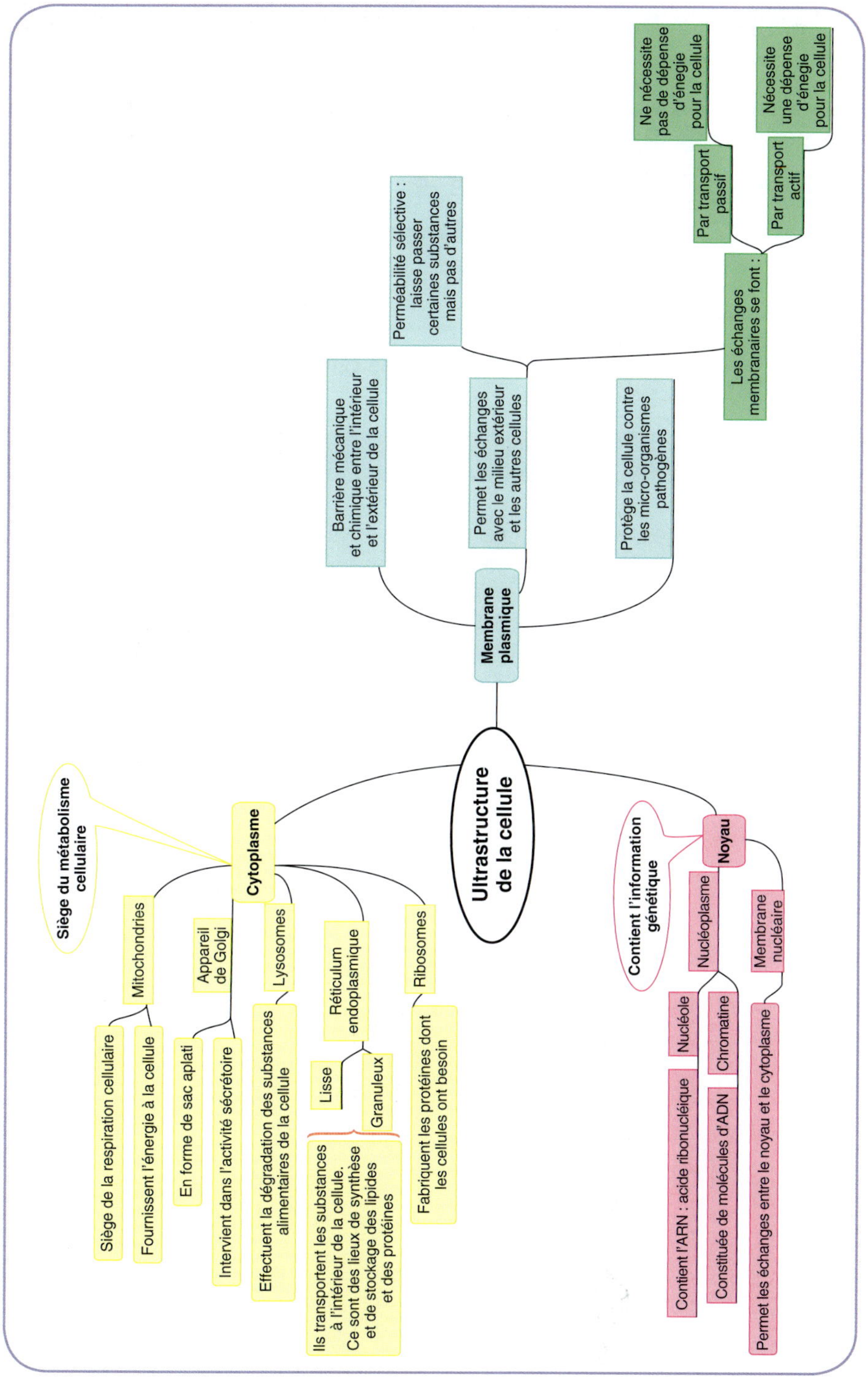

Figure 2.2 : Ultrastructure de la cellule.

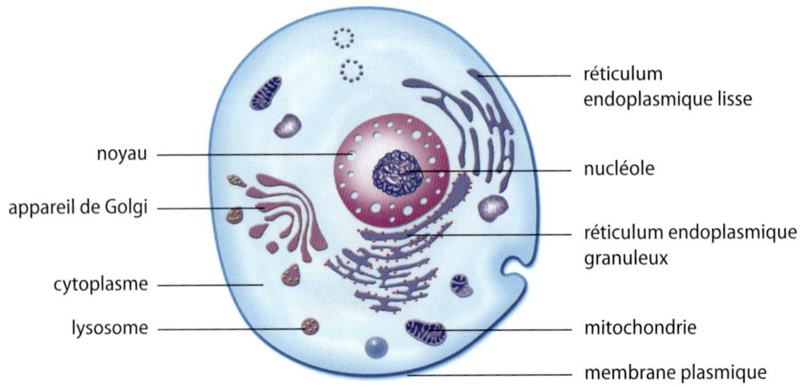

Figure 2.3 : **Structure d'une cellule.**

3 Mitose

La mitose est la division d'une cellule mère en deux cellules filles identiques qui ont le même patrimoine génétique. C'est une division asexuée : elle ne concerne pas les cellules sexuelles.

Elle permet la croissance et la réparation des tissus.

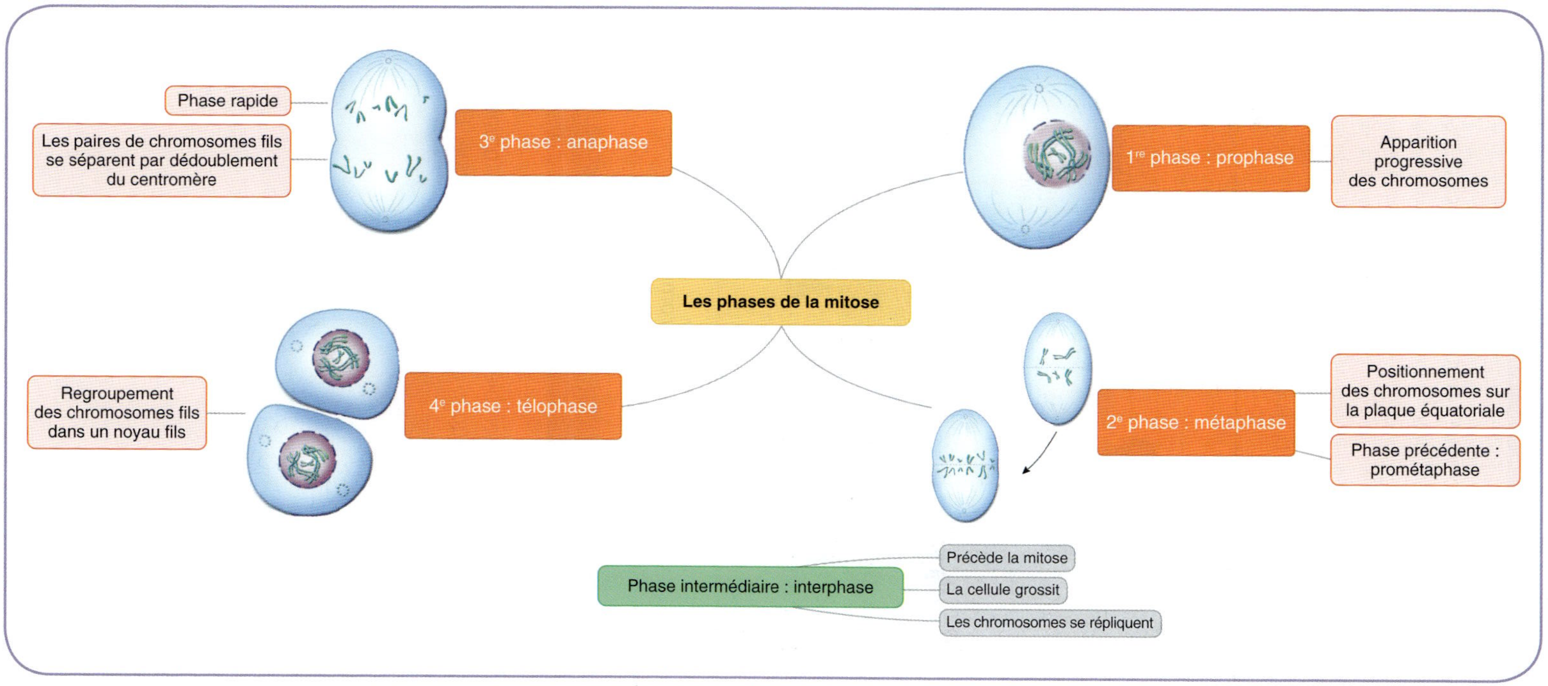

Figure 2.4 : Les phases de la mitose.

4 Chromosome

Un chromosome est une structure microscopique constituée d'ADN (acide désoxyribonucléique : présent dans chaque cellule, il contient l'information génétique).

Chaque chromosome est de forme différente.

Chaque individu possède 23 paires de chromosomes (22 paires autosomes et une paire de chromosome sexuels).

Les chromosomes sont visibles au moment de la division cellulaire.

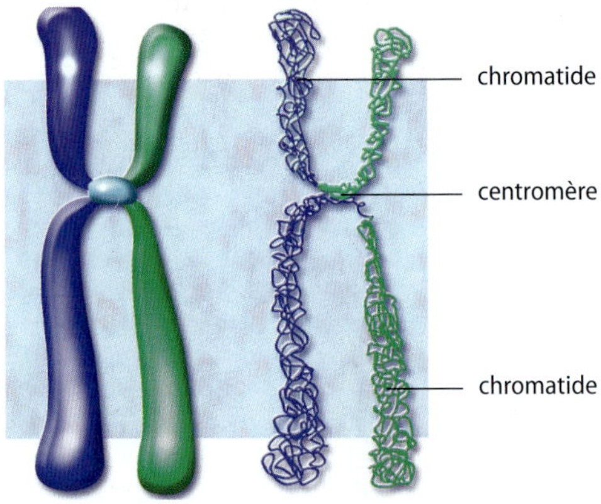

Figure 2.5 : **Le chromosome.**

5 Caryotype

C'est un examen qui permet l'étude de l'ensemble des chromosomes d'une cellule. Il permet d'identifier le génome humain et est utile pour diagnostiquer une maladie génétique. Un caryotype normal comprend 46 chromosomes : 46 xx ou 46 xy.

6 Anomalies du fonctionnement de la cellule : les cancers

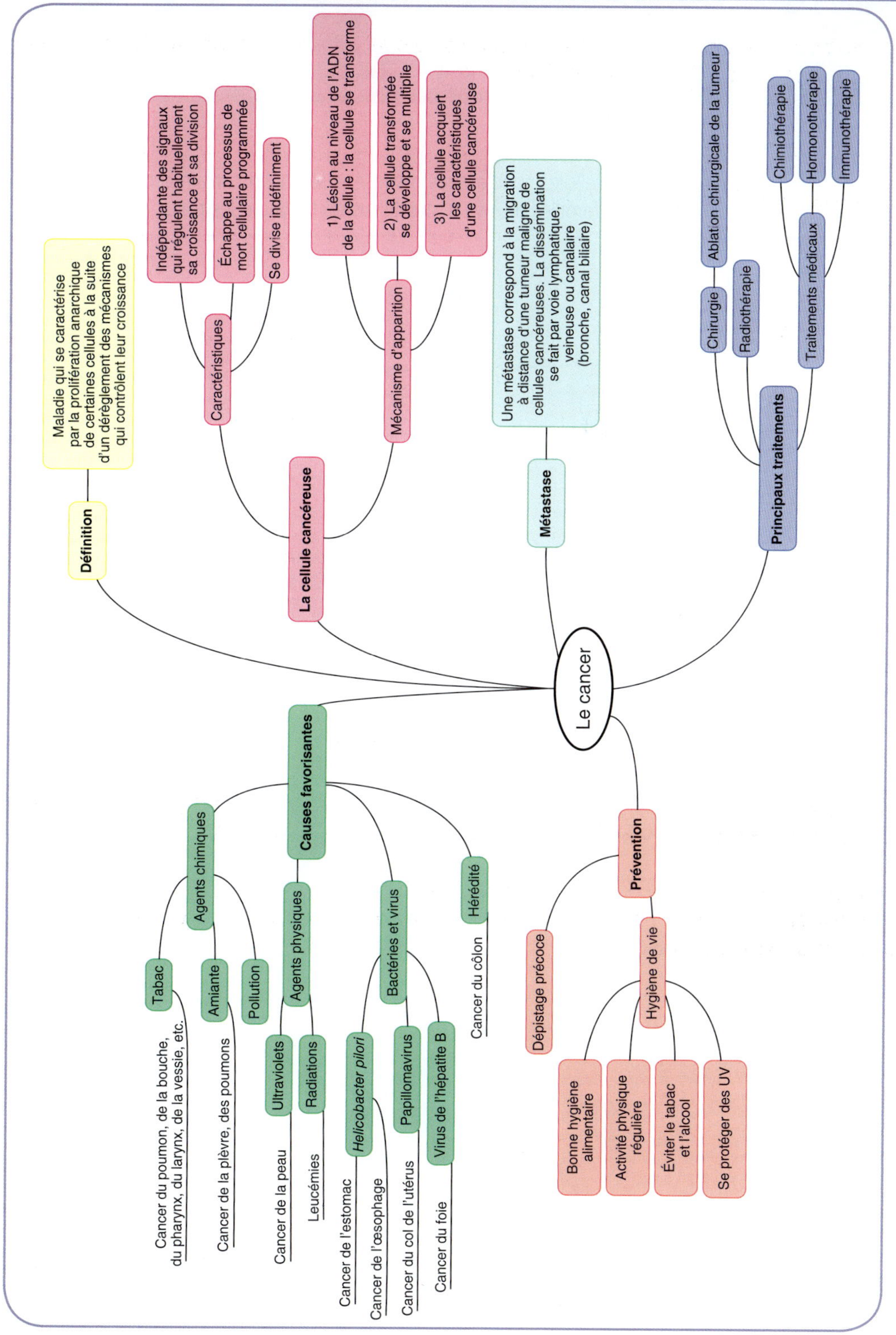

Figure 2.6 : Le cancer.

FICHE 3

Les tissus

Un tissu correspond à un ensemble de cellules spécialisées disposées selon un certain ordre pour assurer une même fonction. Il existe quatre grandes familles de tissus : les tissus épithéliaux, les tissus conjonctifs, les tissus musculaires, les tissu nerveux.

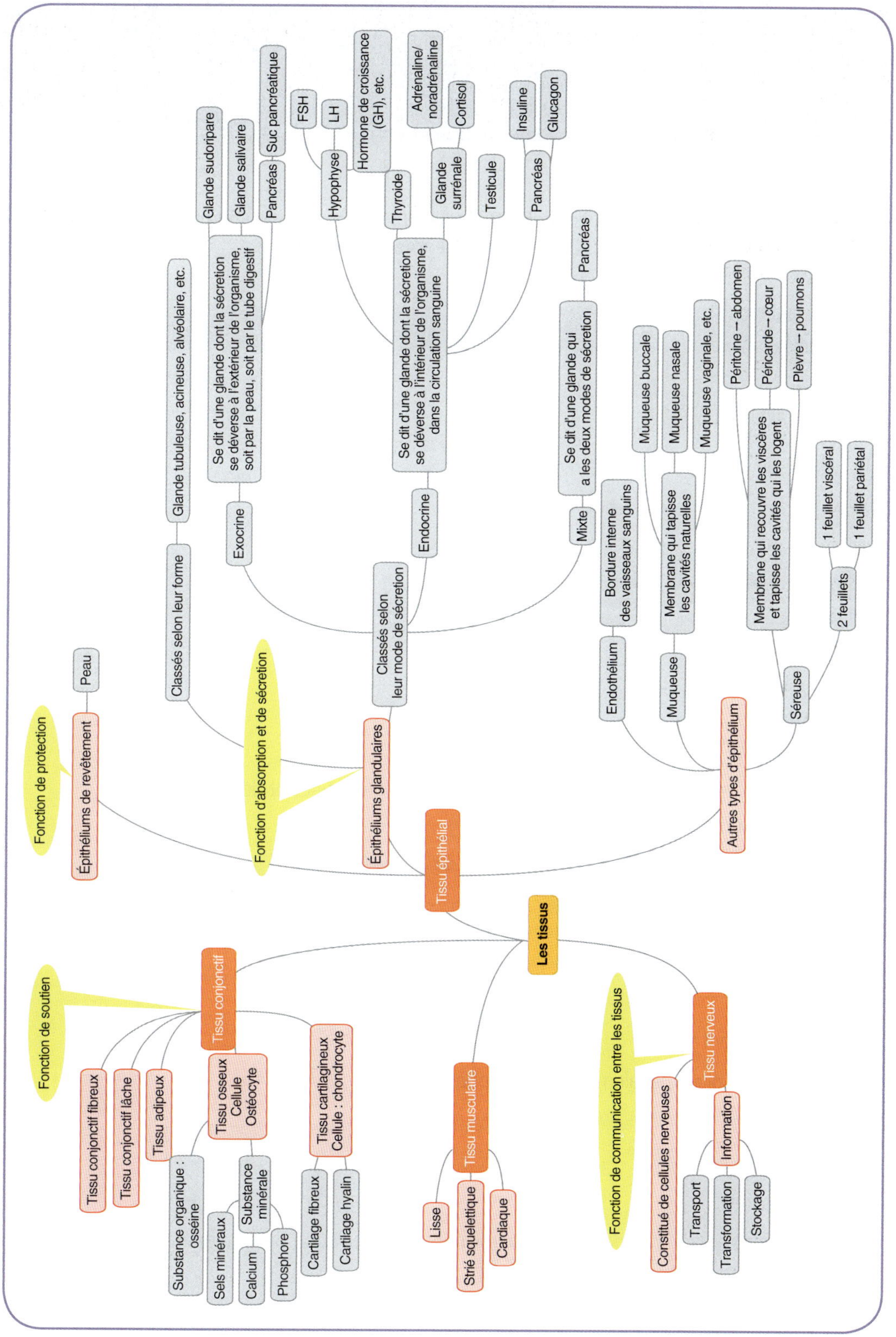

Figure 3.1 : Les tissus.

FICHE 4

La peau

La peau est une membrane souple et imperméable qui enveloppe l'ensemble du corps. Sur les parties internes du corps, elle est appelée muqueuse. On l'appelle également tégument.

1 Structure de la peau

A – Schéma de la peau

La peau est composée de trois couches principales :

- l'**épiderme** qui comprend trois couches :
  - la couche cornée (cellules mortes : squames et pellicules) ;
  - la couche vivante formée de trois types de cellules :
    - kératinocytes ;
    - mélanocytes ;
    - cellules de Langerhans.
  - la couche basale.
- le **derme** qui contient :
  - des fibroblastes qui permettent l'élasticité de la peau (fibres d'élastines et de collagène) ;
  - des récepteurs sensoriels ;
  - les glandes sébacées et sudoripares.
- l'**hypoderme** situé sous le derme.

B – Annexes de la peau

Les annexes de la peau sont :

- les poils et les follicules pileux, également appelés phanères ;
- les ongles ;
- les glandes sébacées ;
- les glandes sudoripares.

Elles protègent l'organisme des traumatismes et participent à la régulation de la température du corps.

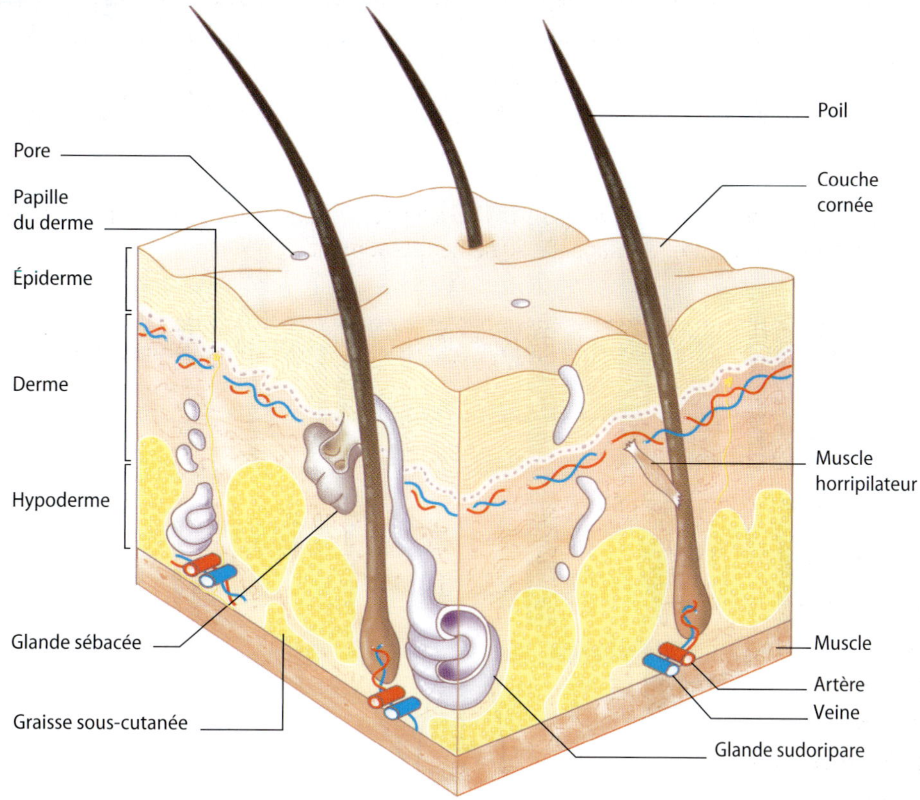

Figure 4.1 : Schéma de la peau.

2 Fonctions de la peau

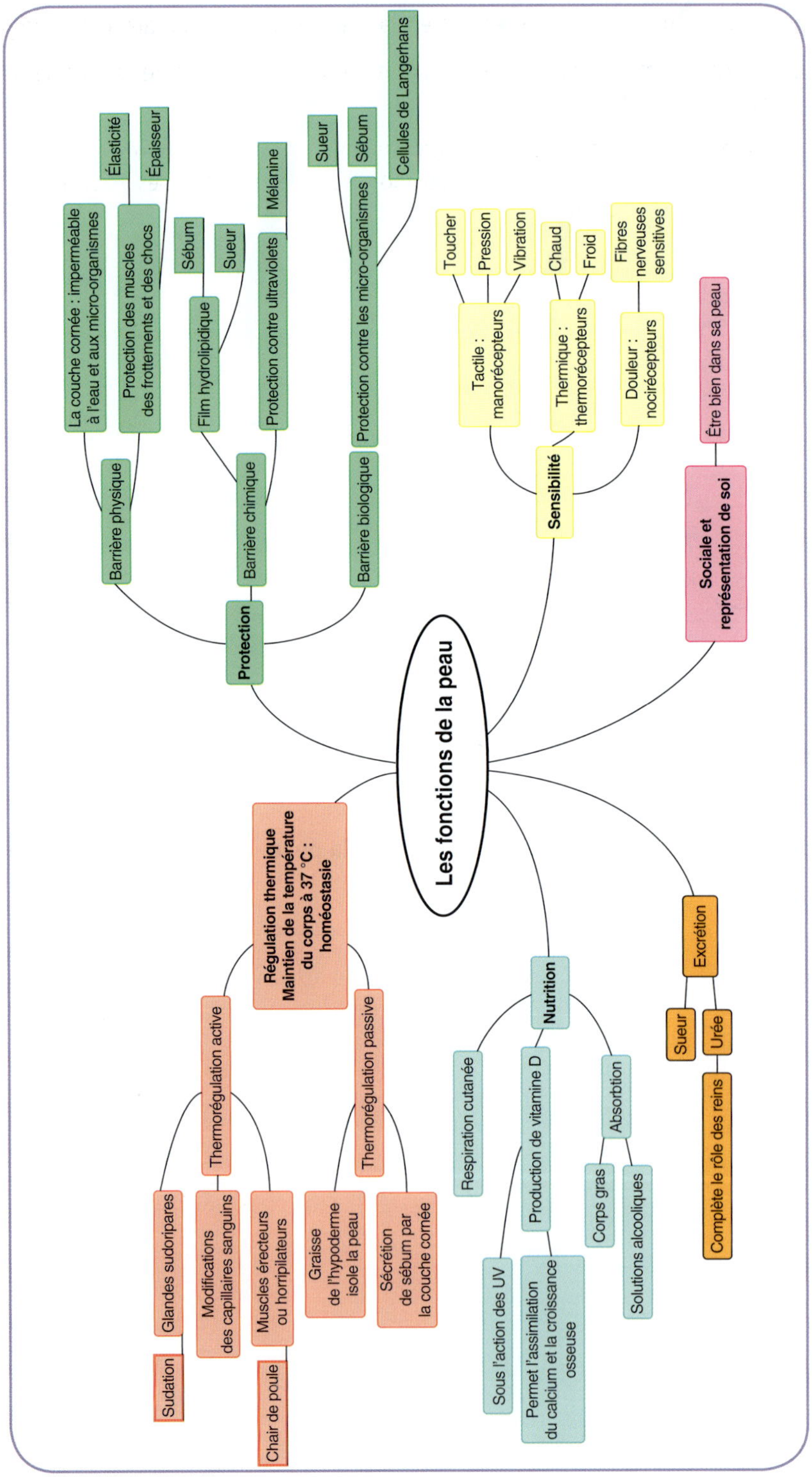

Figure 4.2 : Les fonctions de la peau.

3 Flore cutanée

La peau est recouverte d'une flore microbienne également appelée flore commensale. On distingue :

- la flore résidente composée de micro-organismes implantés de façon permanente qui résistent à la colonisation d'autres micro-organismes pathogènes ;
- la flore transitoire composée de micro-organismes pathogènes de passage qui sont rapidement éliminés par la flore résidente. Ces micro-organismes proviennent du tube digestif, de personnes infectées ou de l'environnement.

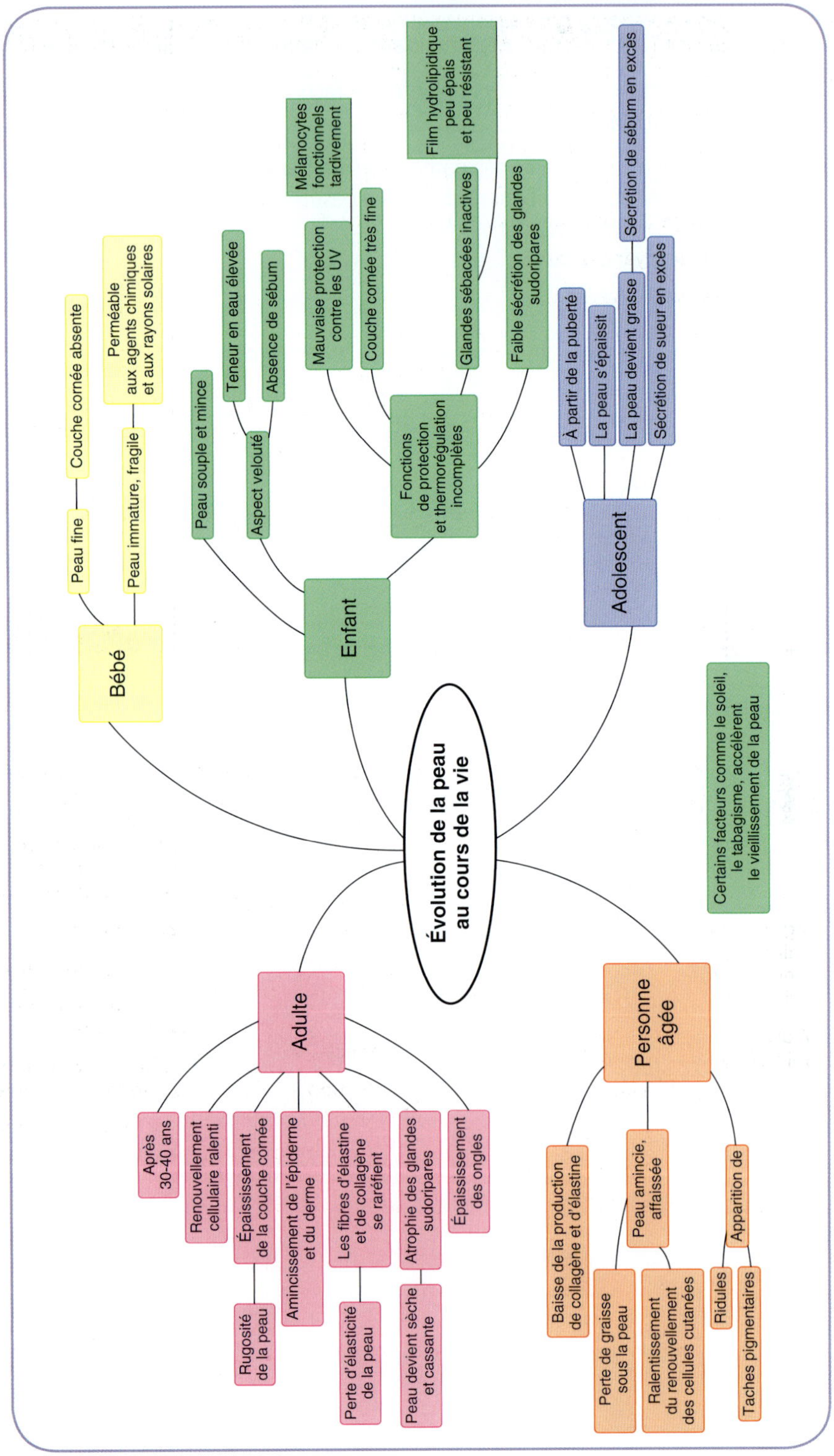

Figure 4.3 : Évolution de la peau au cours de la vie.

5 Observation de la peau

J'observe	Justifications
L'aspect	Lésions de grattage, plaies, gonflement (œdème) Élévation de la surface de la peau (vésicule, boutons, etc.) Présence de taches (hématomes, ecchymoses, etc.)
La couleur	Pâle (anémie, hémorragie, état de choc, etc.) Rouge (chaleur, allergie, irritation, etc.) Bleue (cyanose, etc.) Jaune (ictère, etc.) Grise (intoxication à l'argent, au mercure, au plomb, etc.)
La température	Chaude (hyperthermie, infections locales, etc.) Froide (hypothermie, mauvaise circulation sanguine, etc.)
L'élasticité	Souplesse Sècheresse Signes de déshydratation : pli cutané

6 Pathologies

A – Érythème fessier

Définition	Causes	Facteurs favorisants	Signes cliniques/ évolution	Traitement et moyens de prévention
Dermite* du siège du nourrisson et de la personne incontinente	Frottements par les couches Agressions chimiques (selles et urines) Flore microbienne	Chaleur Humidité Urines Selles, diarrhée Protection trop serrée Lingettes imprégnées de lotions Lessives Poussée dentaire Manque ou excès d'hygiène locale…	Signes : • rougeur de la peau des fesses et des plis de l'aine • plaques luisantes et présence de petits boutons Complications : • infection bactérienne • infection fongique	Traitement : selon protocole médical : application de crème spécifique Prévention : • siège propre et sec • utilisation de protections absorbantes • changes réguliers (5 fois par jours au minimum) • ne pas trop serrer la protection

* Inflammation du derme.

B – Plaies

Définition	Mécanisme d'apparition	Facteurs favorisants	Signes cliniques/évolution	Traitement et moyens de prévention
Lésion de la peau généralement consécutive à un traumatisme	De l'extérieur vers l'intérieur (coupure, piqûre, projectile, coup) De l'intérieur vers l'extérieur (fracture ouverte)	Coupure, abrasion, écrasement, morsure, intervention chirurgicale, etc.	Saignements, douleurs, déchirure des tissus sous-jacents, etc. Signes • plaie simple : lésion de la couche superficielle • plaie profonde : atteinte de l'épiderme, du derme, des tissus sous-jacents Risques : • hémorragie • atteintes des organes • infection bactérienne • tétanos : en l'absence de vaccination à jour	Plaie simple : nettoyer à l'eau et au savon et appliquer un antiseptique avec des compresses stériles, poser un pansement et vérifier la vaccination contre le tétanos Plaie profonde : alerter les secours. Ne jamais retirer un corps étranger d'une plaie

C – Brûlures

Définition	Mécanisme d'apparition	Facteurs favorisants	Signes cliniques/évolution	Traitement et moyens de prévention
Destruction de la peau par une agression thermique, chimique, électrique, radiologique, etc. Brûlures simples et brûlures graves (nécessitent un appel au 15)	Agression thermique : source de chaleur (flammes, liquide brûlant, etc.) Agression chimique Rayons (UV, radiothérapie) Brûlure électrique Frottement : ampoules	Contact direct avec une source de chaleur, un produit chimique Exposition prolongée au soleil (absence de protection) Choc électrique Port de chaussures neuves	Rougeur de la peau plus ou moins étendue Présence de cloques et/ou de parties grisâtres Brûlure simple : rougeur de la peau chez l'adulte ou cloques dont la surface est inférieure à celle de la moitié de la paume de la main de la victime Brûlure grave : • une ou plusieurs cloques dont la surface totale est supérieure à celle de la moitié de la paume de la main de la victime • destruction plus profonde (aspect blanchâtre ou noirâtre parfois indolore) • localisation : visage, cou, mains, articulations voisinage des orifices naturels • rougeur étendue (un coup de soleil généralisé par exemple) de la peau chez l'enfant	Soustraire la personne à la brûlure Faire les premiers gestes : arrosage de la brûlure Appeler les secours en fonction de la gravité de la brûlure

D – Gale

Définition	Agent responsable/mécanisme d'apparition	Facteurs favorisants	Signes cliniques/ évolution	Traitement et moyens de prévention
La gale ou scabiose est une affection contagieuse de la peau provoquée par un parasite	Parasite : sarcopte Le sarcopte creuse des galeries sous la peau : petits sillons visibles à l'œil nu Le sarcopte femelle pond ses œufs sous l'épiderme. L'incubation est d'environ 2 à 3 semaines	La collectivité Le linge contaminé La literie Les relations sexuelles	Les démangeaisons nocturnes Les sillons Les vésicules, les nodules dans les plis et parties génitales Les lésions dues au grattage	Éviction Traitement de l'environnement et des personnes Bain savonneux : se badigeonner le corps de solution scabicide et renouveler l'opération 24 heures après Comprimés d'antiparasitaire

E – Pédiculose

Définition	Agent responsable/mécanisme d'apparition	Facteurs favorisants	Signes cliniques/ évolution	Traitement et moyens de prévention
La pédiculose est une maladie contagieuse due à la présence de poux sur les cheveux, le corps ou le pubis	Le pou est un petit insecte (1 à 2 mm) qui se nourrit exclusivement de sang humain Il existe trois espèces : • *Pediculus humanus capitis* : pou de tête • *Pediculus humanus vestimentorum seu corporis* : pou du corps • *Phtirius inguinalis ou pubis* : pou du pubis La femelle pond des œufs : lente qui se colle au cheveu (1 semaine) La lente libère une lymphe (évolue en pou en 10 jours) Le pou peut vivre jusqu'à un mois	Contact direct ou indirect Collectivité Cheveux longs Absence de traitement	Démangeaisons persistantes Grattage du crâne ou du pubis (peut provoquer des lésions qui peuvent se surinfecter)	Information aux parents de la présence de poux afin qu'ils inspectent la tête de leurs enfants Éviter de prêter ou d'emprunter des objets : brosses, bonnets, foulards Attacher les cheveux longs Traiter la chevelure avec des sprays ou des shampoings antipoux Nettoyage de la literie et traitement de l'environnement avec des sprays et/lavage machine à laver

2 Os

Les os forment le squelette qui soutient l'ensemble du corps.

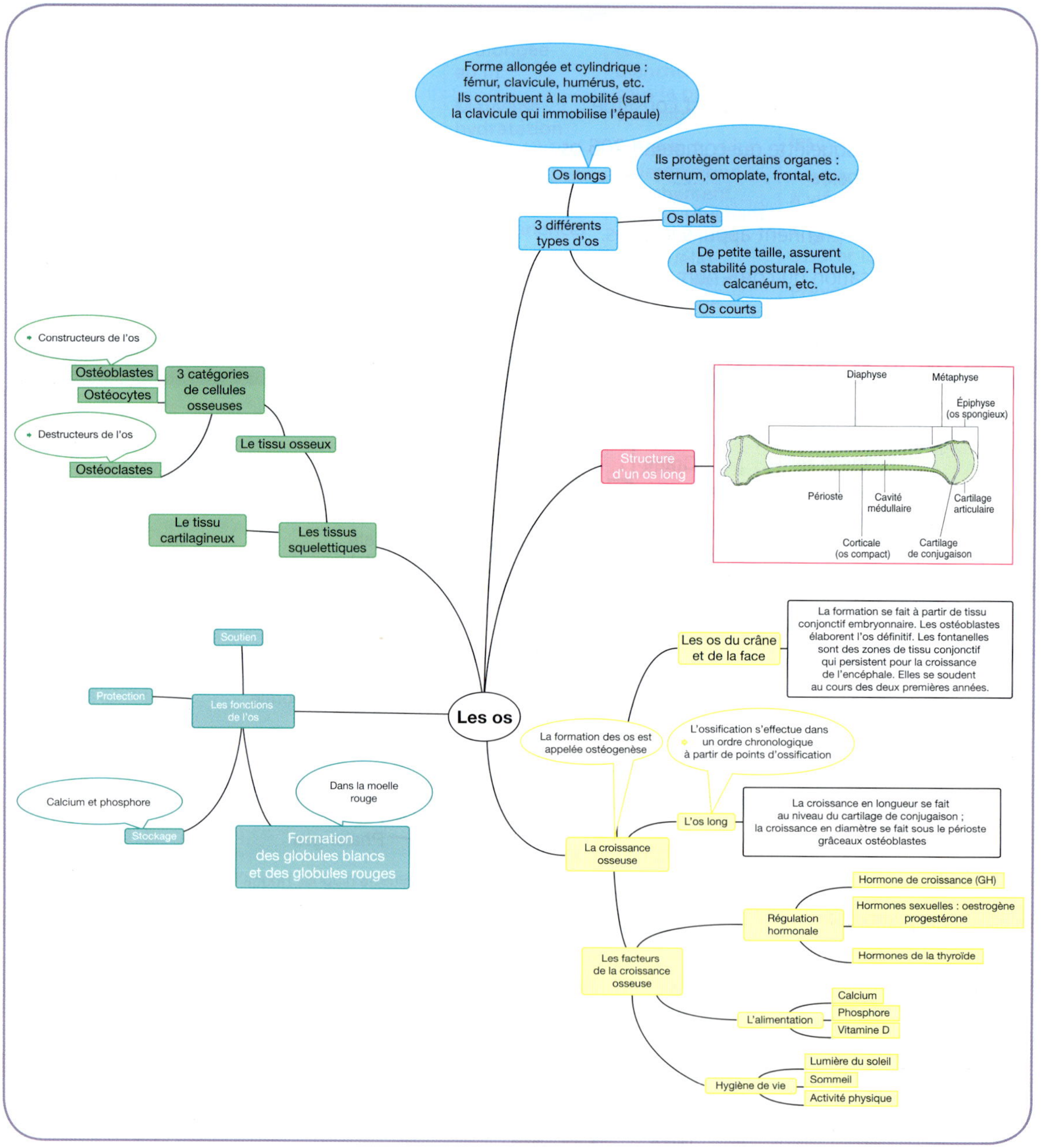

Figure 5.2 : **Les os.**

3 Muscles

L'appareil musculaire est formé de l'ensemble des muscles qui sont les organes actifs du mouvement.

A – Les différents types de muscles

Types de muscles	Rôle	Physiologie	Forme
Muscles striés squelettiques			
Ils recouvrent le squelette osseux et s'y attachent Ils sont de couleur rouge	Ce sont les muscles de la vie de relation Ils permettent le mouvement du squelette	Leur contraction est soumise au contrôle de la volonté	En fuseau (longs, allongés) (ex. : biceps) En éventail (ex. : les pectoraux) En anneaux, orbiculaires (ex. : les lèvres)
Muscles lisses			
Ils sont situés dans la paroi des viscères, les organes creux et les vaisseaux sanguins	Ce sont les muscles de la vie végétative : ils assurent le fonctionnement de nos organes internes (par exemple péristaltisme dans le système digestif)	Leur contraction échappe à la volonté ; elle dépend du système nerveux végétatif	Circulaires : paroi du tube digestif, de l'utérus) En forme d'anneaux (ex. : le pylore)
Muscle cardiaque			
Il se situe dans les parois du cœur (myocarde) Il ressemble à un muscle strié mais il a les caractéristiques d'un muscle lisse	C'est un muscle de la vie végétative non soumis à la volonté. Il permet par ses contractions régulières d'assurer la circulation sanguine	Ses contractions se déclenchent automatiquement et de manière régulière, ce qui en fait un muscle non volontaire	

B – Coupe transversale d'un muscle strié

On observe :

- une enveloppe (ou gaine) conjonctive : **aponévrose** ;
- des **cloisons de tissu conjonctif** qui divisent le muscle en compartiments :
  - à l'intérieur des compartiments : les **faisceaux musculaires** ;
  - à l'intérieur des faisceaux : les cellules du muscle ou **fibres musculaires striées** ;
- des **nerfs** (neurofibres) et des **vaisseaux sanguins** ;
- le **tendon** (tissu conjonctif) qui permet la fixation du muscle à l'os.

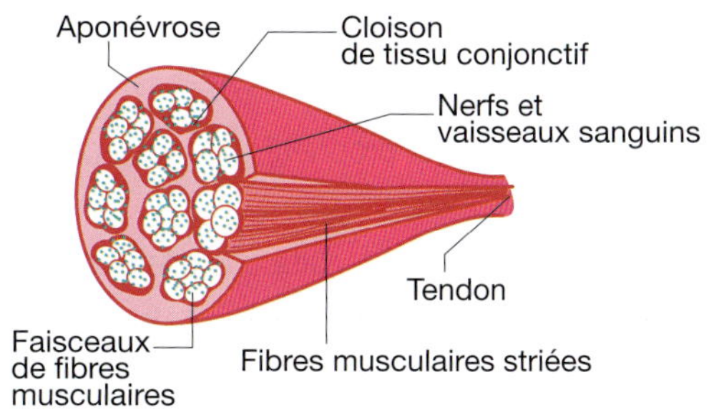

Figure 5.3 : Coupe transversale d'un muscle strié.

C – Ultrastructure de la fibre musculaire striée

Chaque fibre musculaire squelettique :

- est une longue cellule cylindrique qui renferme de nombreux **noyaux** ;
- comporte un grand nombre de **myofibrilles**.

Sur la longueur de chaque myofibrille, on remarque une **alternance de bandes foncées et claires** :

- les **bandes foncées** sont constituées d'une protéine contractile appelée **myosine** ;
- les **bandes claires** sont constituées d'une protéine contractile appelée **actine**.

La région d'une myofibrille comprise entre deux stries foncées appelées **lignes Z** successives est appelée **sarcomère**.

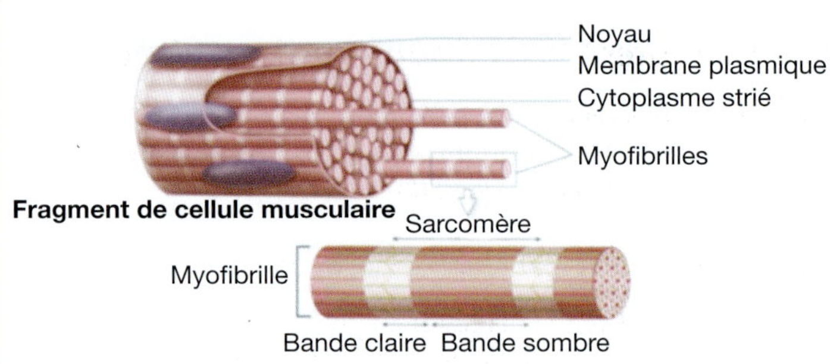

Figure 5.4 : **Ultrastructure de la fibre musculaire striée.**

D – Contraction musculaire et rôle de l'actine et de la myosine

Lors de la contraction d'une fibre musculaire :

- des phénomènes mécaniques, chimiques, énergétiques et électriques se produisent ;
- les 2 groupes de filaments (actine et myosine) glissent les uns contre les autres ;
- les fibres musculaires se raccourcissent

E – Propriétés du muscle strié

Ces propriétés sont les suivantes :

- l'**excitabilité** : c'est la propriété que possède le muscle de répondre par une contraction à toute excitation portée sur lui ;
- la **contractilité** : c'est la faculté que possède le muscle de se raccourcir ;
- l'**élasticité** : c'est la propriété que possède le muscle de se laisser allonger par traction et de revenir ensuite à sa position première ;
- la **tonicité** : c'est la propriété que possède le muscle d'être en état permanent de tension ; cet état est appelé tonus musculaire.

4 Articulations

On distingue trois grands types d'articulations.

Synarthroses (ou fibreuses) : immobiles

Les articulations fibreuses sont constituées de tissu conjonctif dense. Elles sont immobiles à l'âge adulte et assurent la cohésion entre les os. C'est le cas des articulations des os du crâne, appelées sutures, ou bien de l'articulation entre le tibia et le péroné.

Amphiarthroses (ou cartilagineuses) : semi-mobiles

Les articulations cartilagineuses sont constituées de tissu cartilagineux. Elles sont semi-mobiles et permettent des mouvements de faible amplitude. C'est le cas de l'articulation entre deux vertèbres, de la symphyse pubienne et de la première côte avec le sternum.

Diarthroses (ou synoviales) : mobiles

Les articulations synoviales représentent la majeure partie des articulations de notre corps. Très mobiles, elles assurent une grande amplitude de mouvements (par exemple genoux, coudes et chevilles).

Elles peuvent relier :

- soit une cavité articulaire et l'épiphyse d'un os long (par exemple cavité cotyloïde de l'os iliaque et tête fémorale) ;
- soit les extrémités épiphysaires d'os longs (par exemple le genou, la cheville).

Les **ligaments** maintiennent solidement l'articulation.

Les articulations synoviales sont unies par une **capsule articulaire** qui les entoure et détermine une cavité articulaire.

Le **cartilage articulaire** permet d'éviter l'usure des extrémités osseuses en contact.

Les mouvements sont facilités par le **liquide synovial**, substance visqueuse et produite par la membrane synoviale qui tapisse la face interne de la capsule articulaire. Le liquide synovial permet également la nutrition du cartilage.

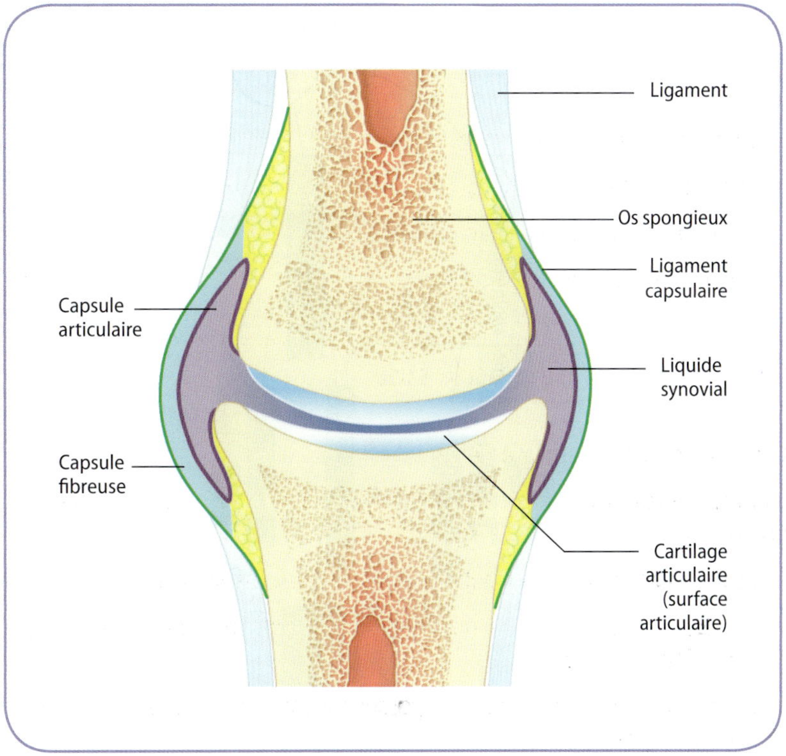

Figure 5.5 : **Structures principales d'une articulation synoviale.**

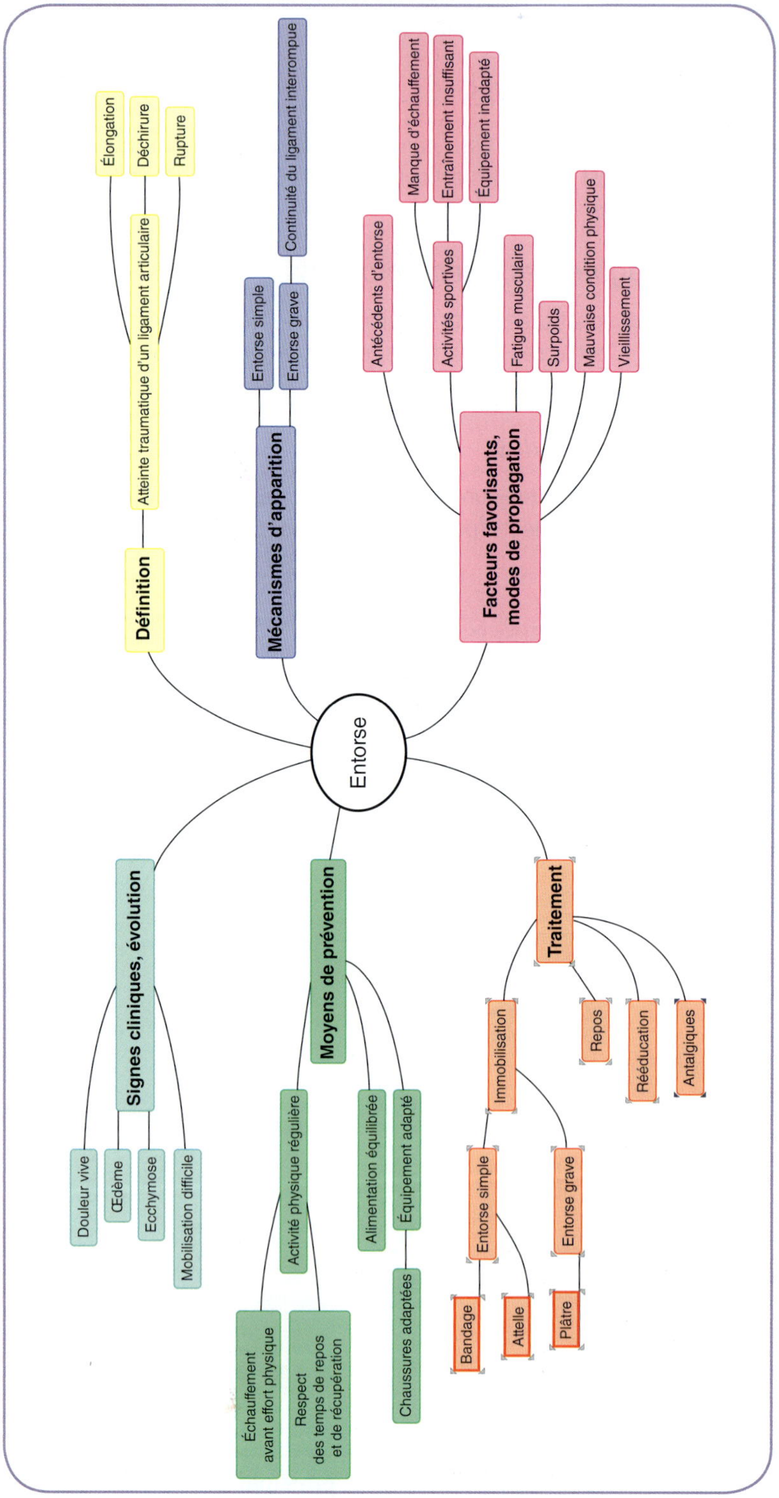

Figure 5.6 : **Entorse.**

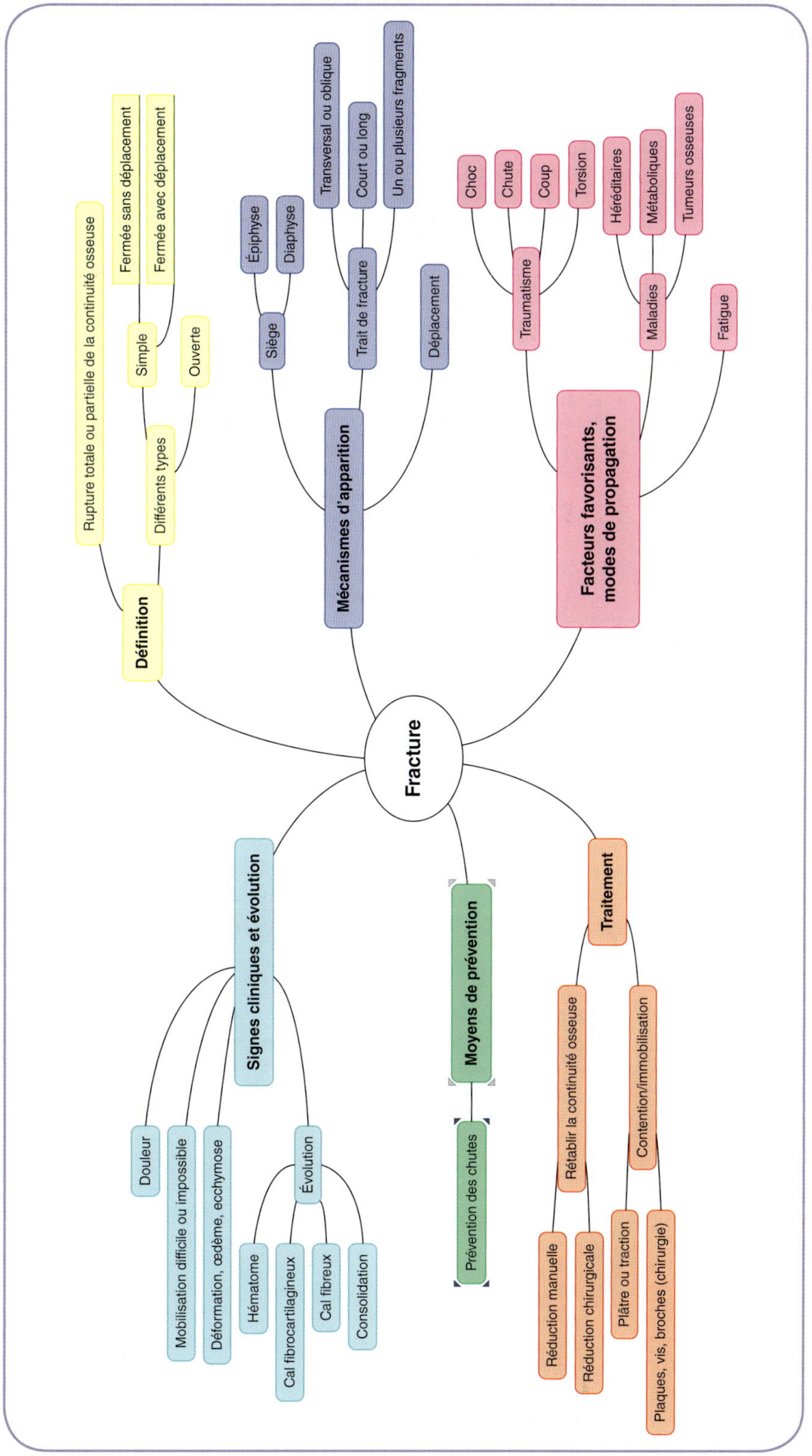

Figure 5.7 : **Fracture.**

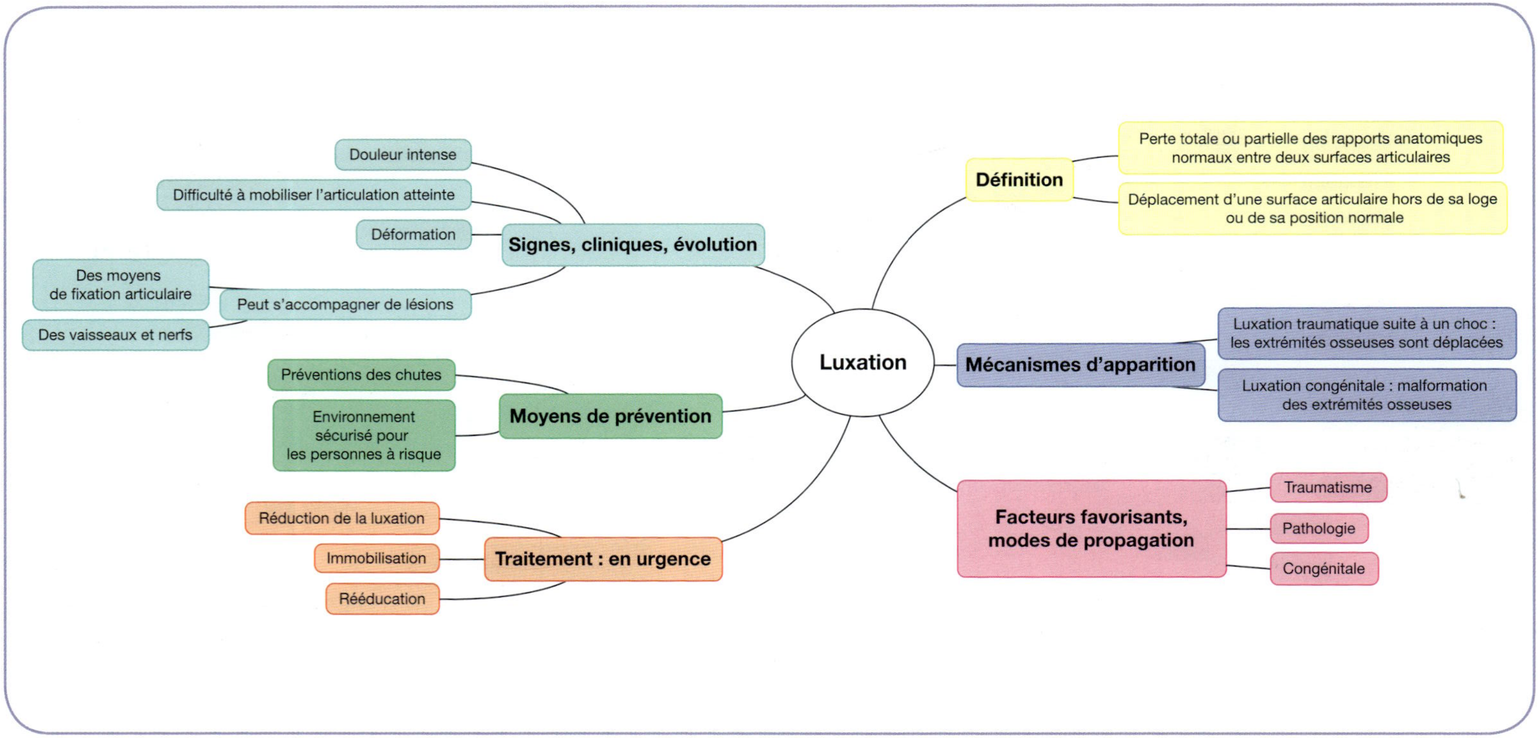

Figure 5.8 : Luxation.

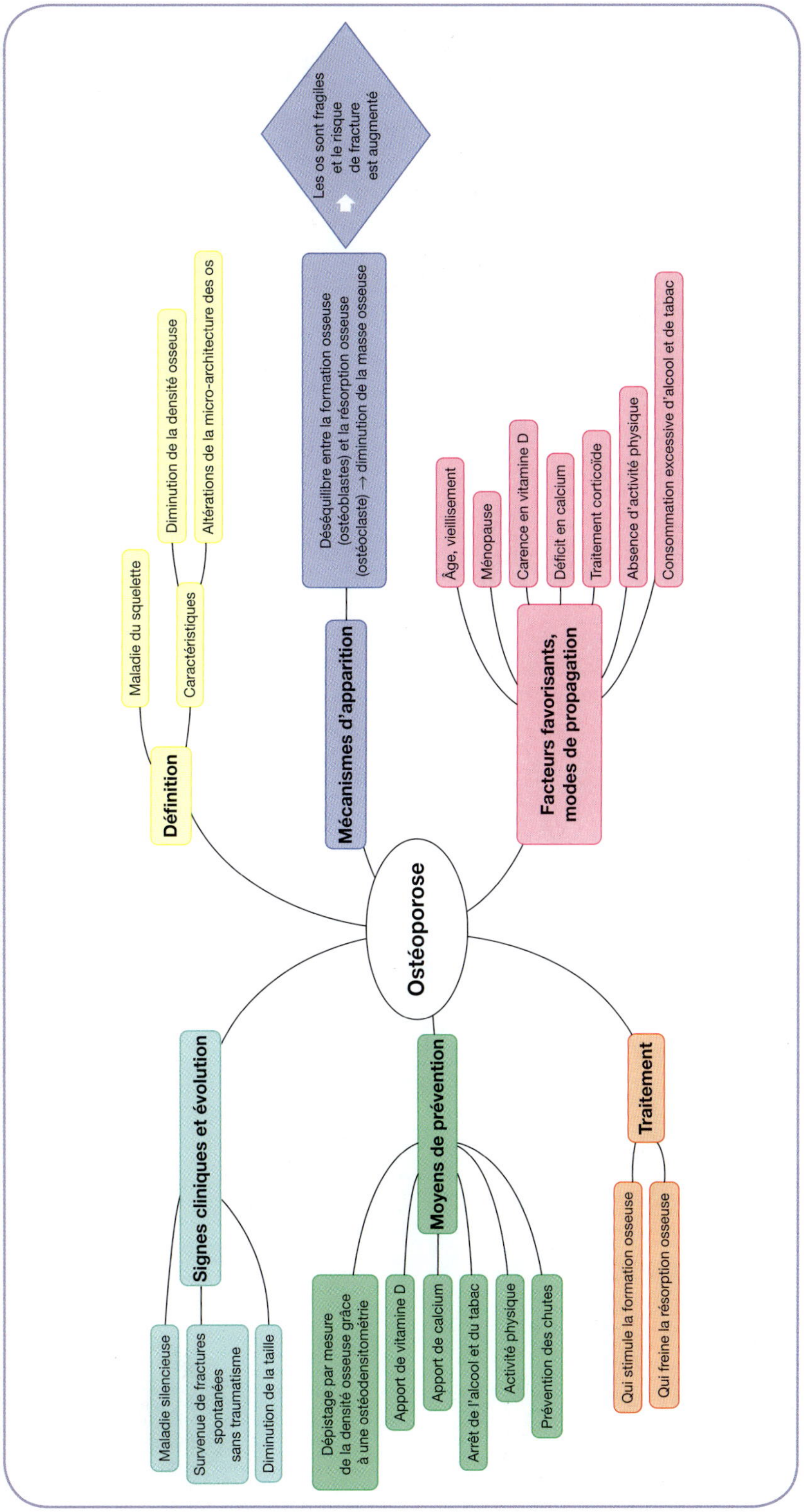

Figure 5.9 : **Ostéoporose.**

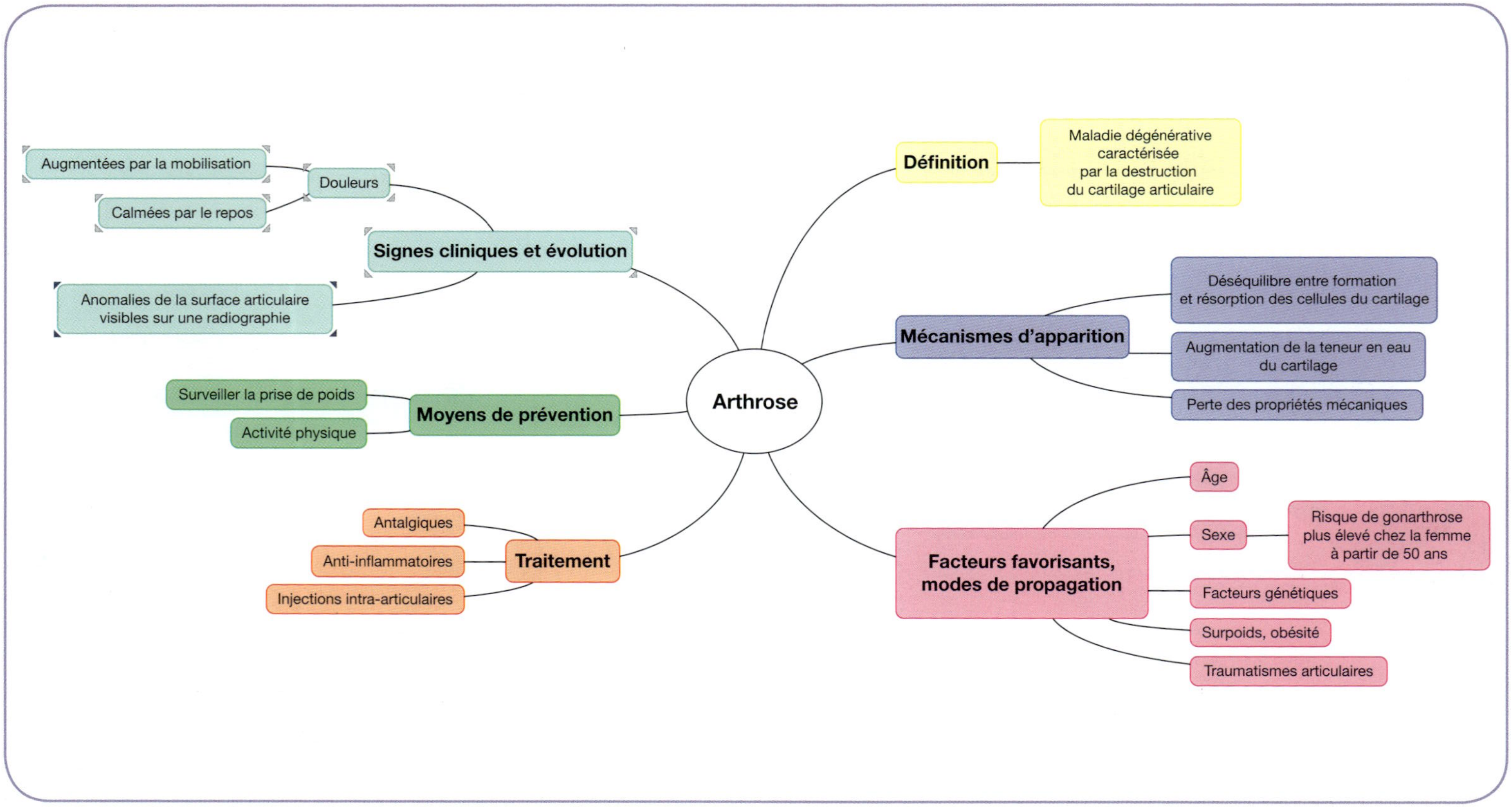

Figure 5.10 : **Arthrose.**

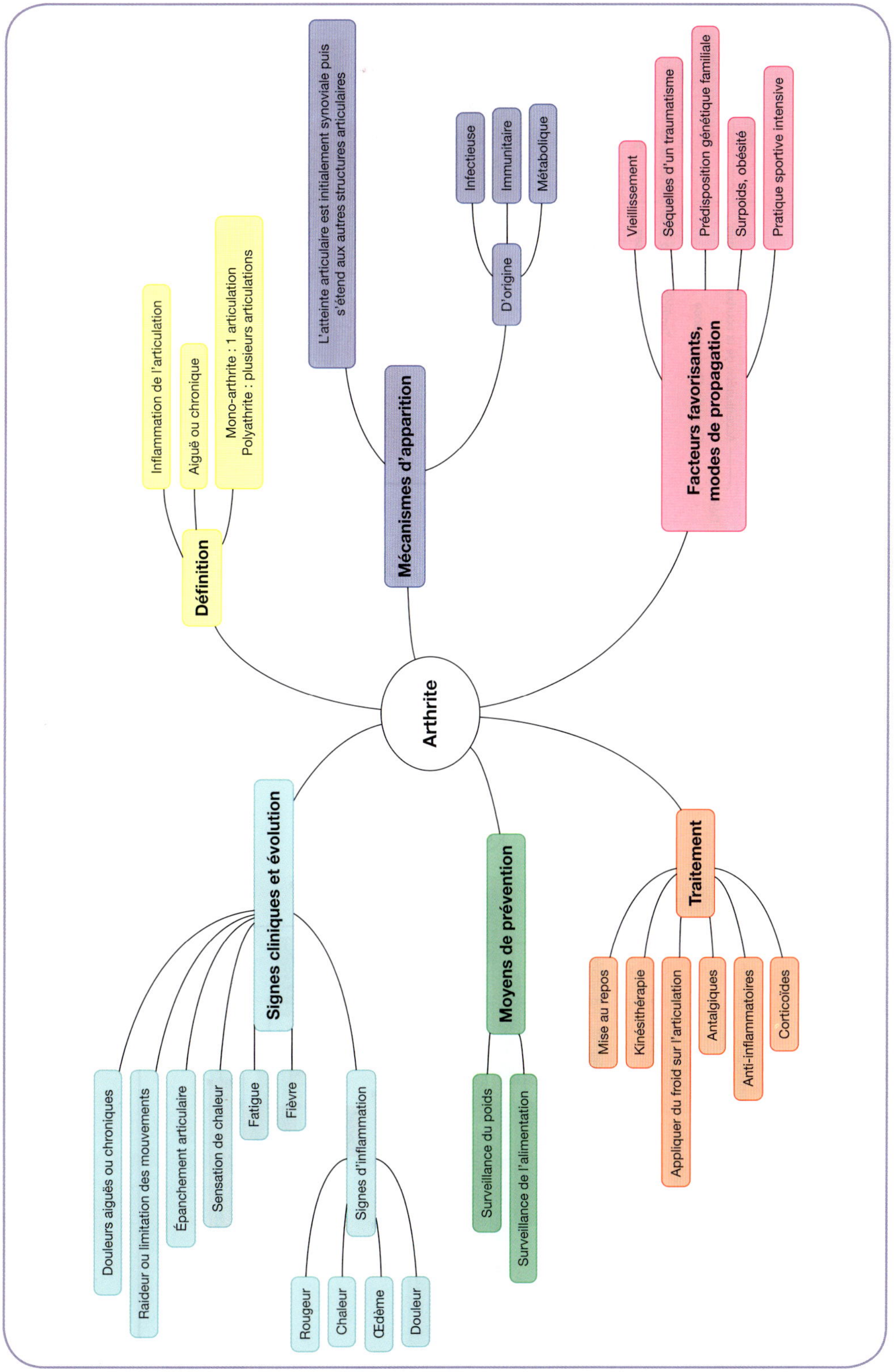

Figure 5.11 : **Arthrite.**

FICHE 6

Appareil cardiovasculaire

L'appareil cardiovasculaire apporte aux cellules du corps humain le dioxygène et les nutriments dont il a besoin et les débarrasse du dioxyde de carbone et des déchets.

L'appareil cardiovasculaire est composé du cœur, des vaisseaux sanguins, du sang et de la lymphe.

1 Anatomie du cœur et des vaisseaux

Le cœur est situé dans la cage thoracique entre les deux poumons. C'est un muscle qui se contracte régulièrement pour propulser le sang dans l'organisme grâce aux vaisseaux sanguins : les artères qui transportent le sang du cœur vers les organes et les veines qui transportent le sang des organes vers le cœur.

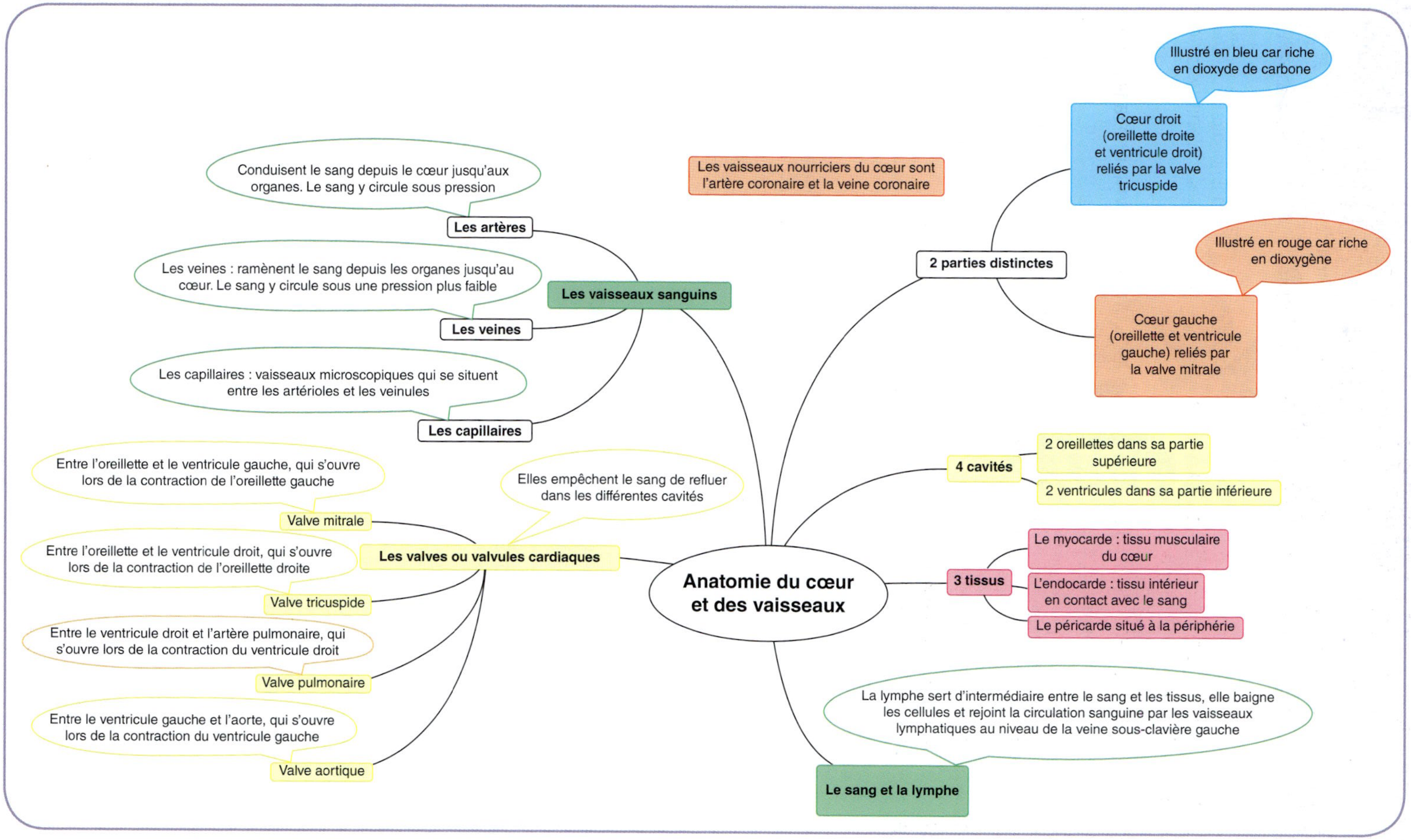

Figure 6.1 : **Anatomie du cœur et des vaisseaux.**

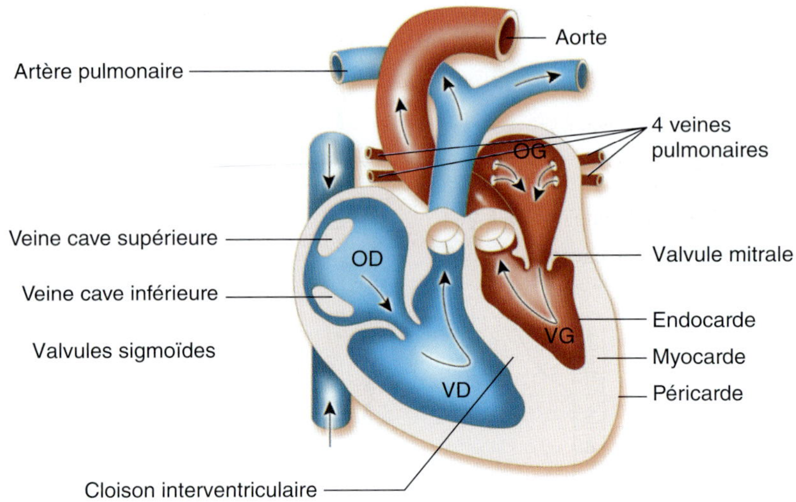

Figure 6.2 : **Schéma du cœur.**

2 Circulation sanguine

A – Circulation systémique : grande circulation

Cœur → organes → cœur

Ventricule gauche → aorte → cellules

Cellules → veines caves → oreillette droite

B – Circulation pulmonaire : petite circulation

Cœur → poumon → cœur

Ventricule droit → artère pulmonaire → poumons

Poumon → veines pulmonaires → oreillette gauche

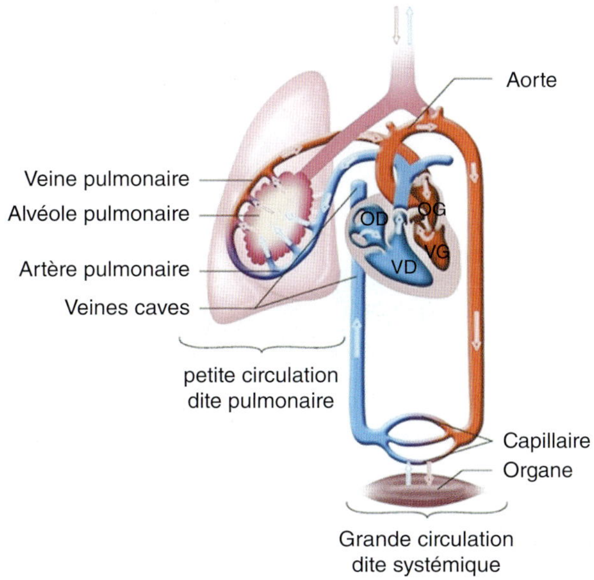

Figure 6.3 : **Schéma de la circulation sanguine.**

3 Les étapes de la contraction cardiaque

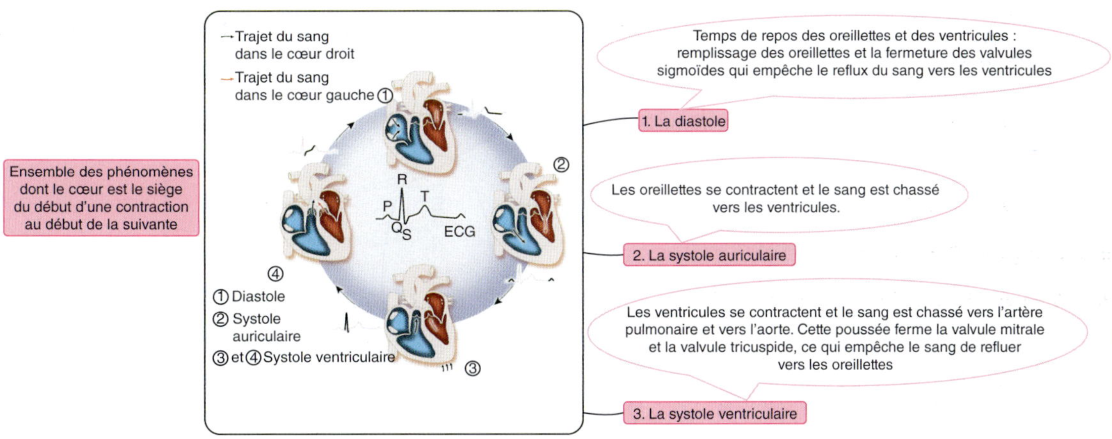

Figure 6.4 : **Les étapes de la contraction cardiaque.**

4 Composition du sang

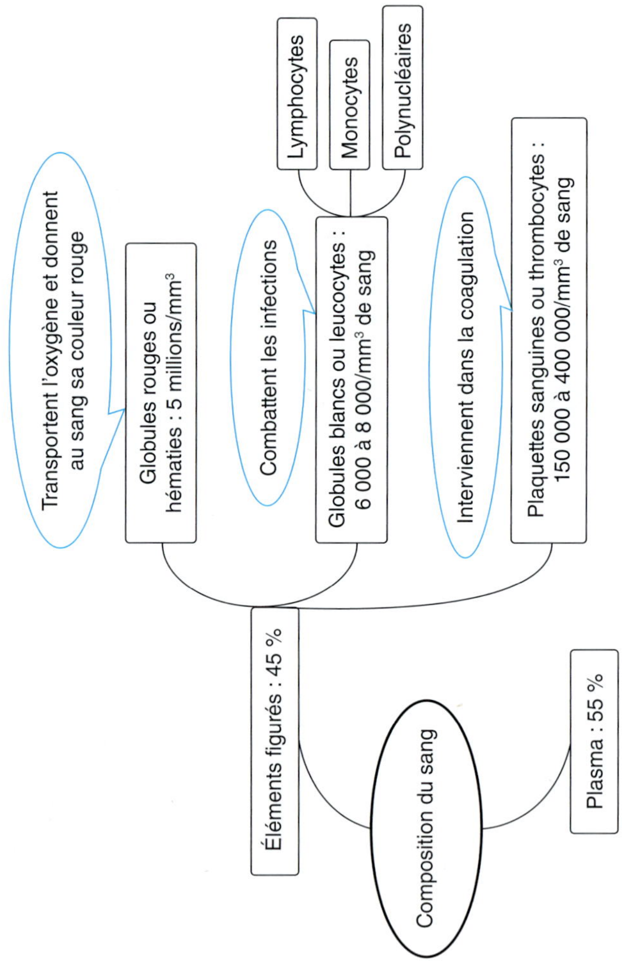

Figure 6.5 : Composition du sang.

5 Examens de l'appareil cardiovasculaire

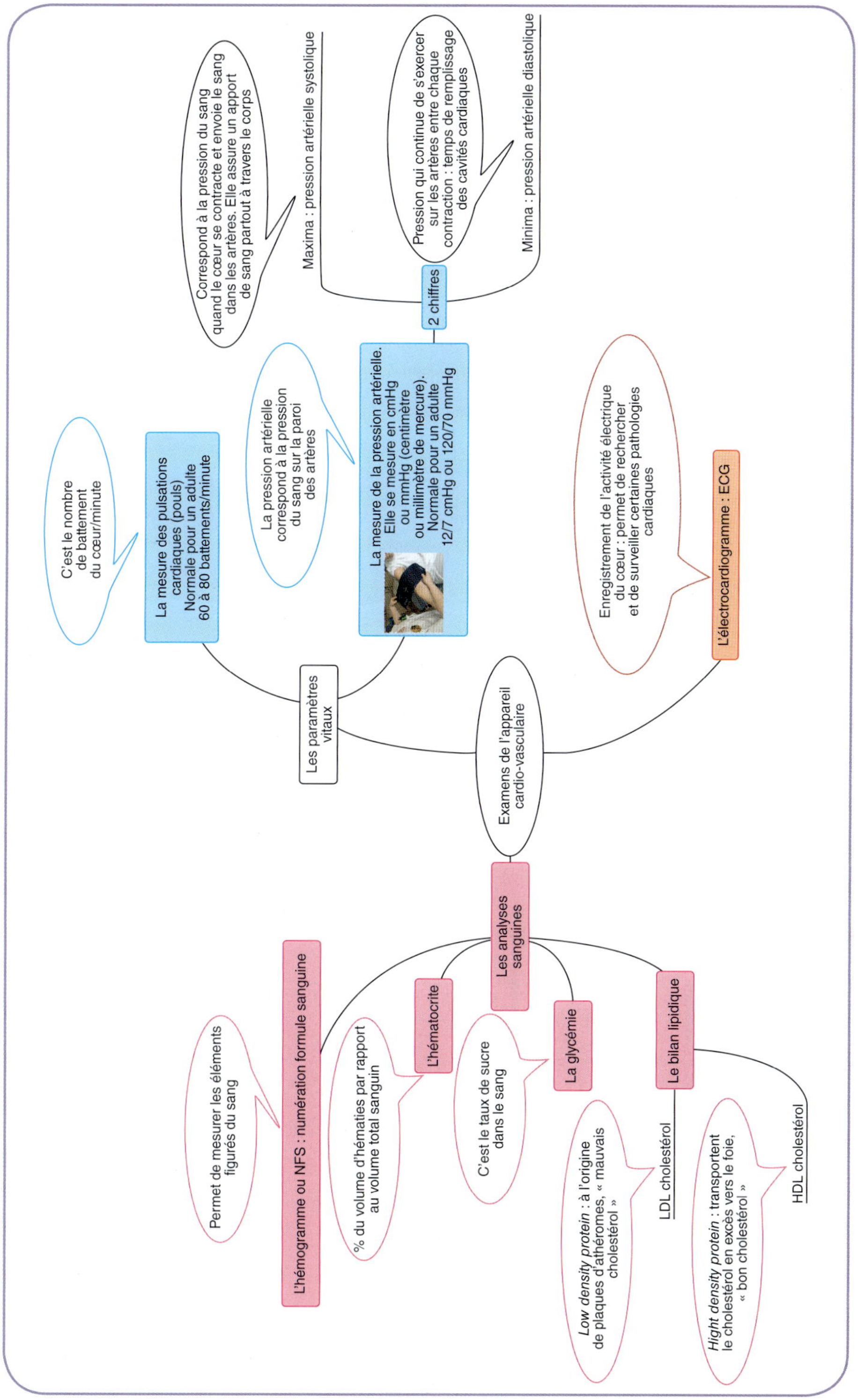

Figure 6.6 : Examens de l'appareil cardiovasculaire.

6 Pathologies du système cardiovasculaire

Les maladies cardiovasculaires sont la première cause de décès chez les femmes et la deuxième chez les hommes. Les accidents cardiovasculaires sont des urgences absolues avec nécessité d'alerter au plus vite le 15.

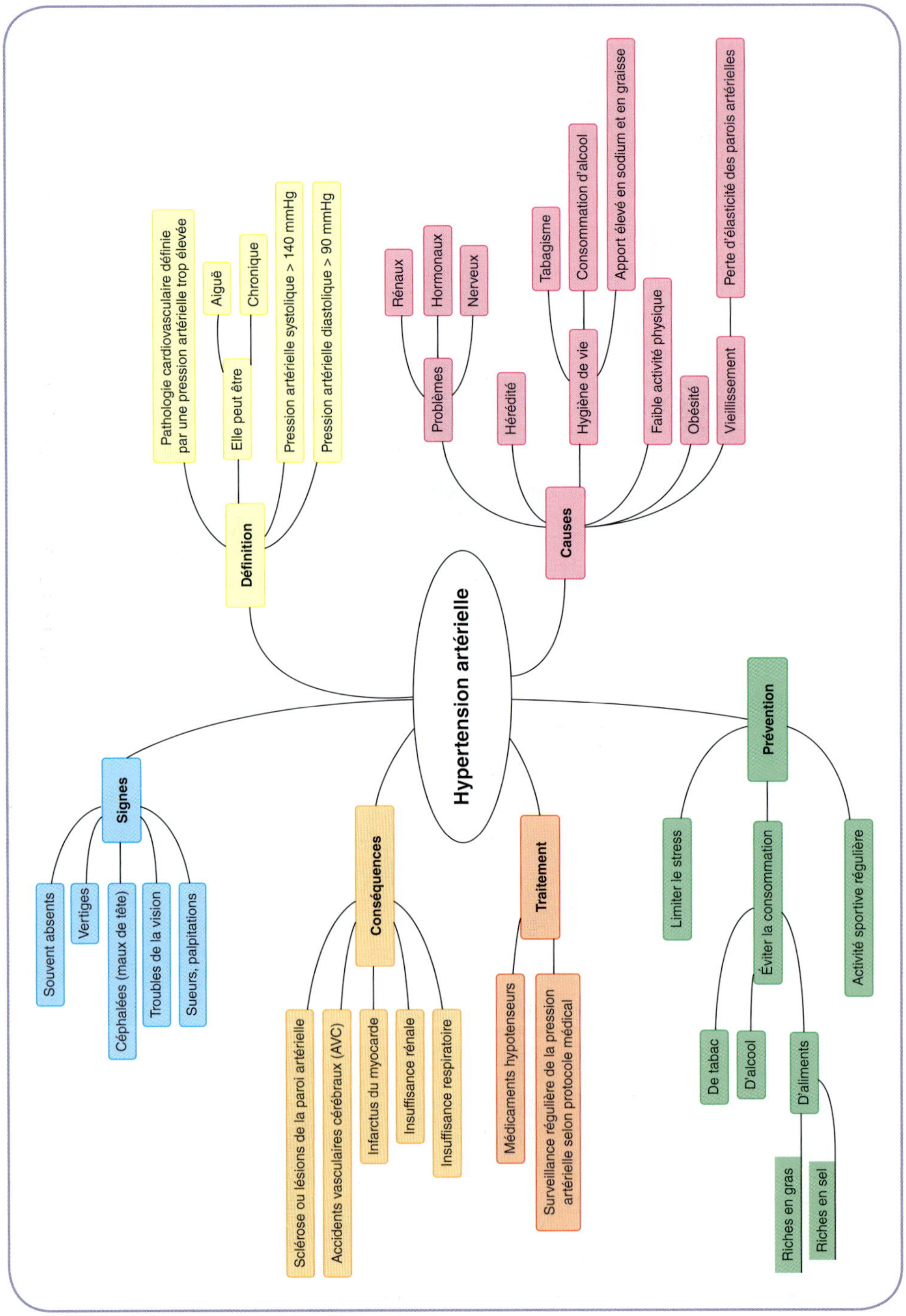

Figure 6.7 : Hypertension artérielle.

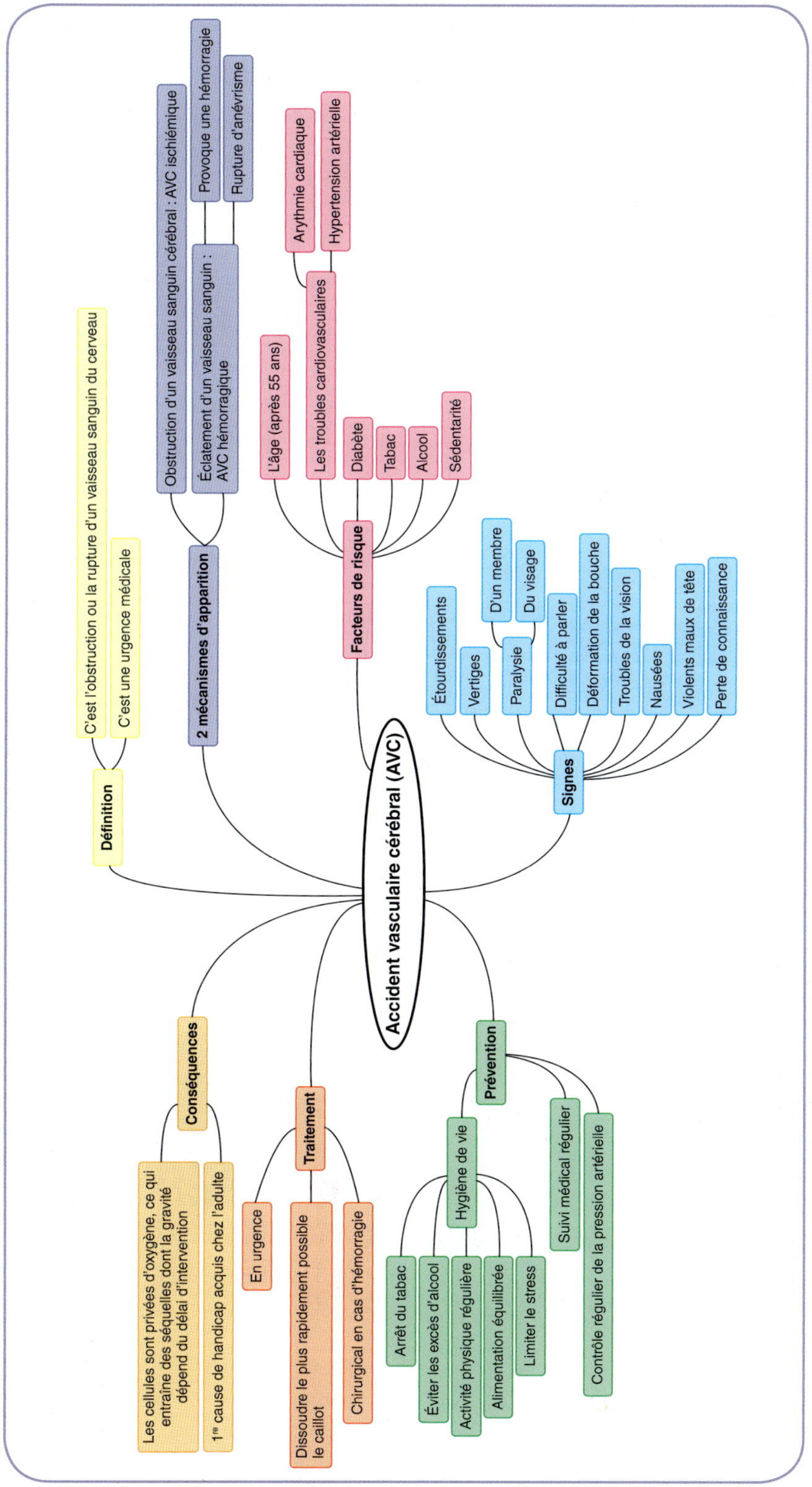

Figure 6.8 : **Accident vasculaire cérébral.**

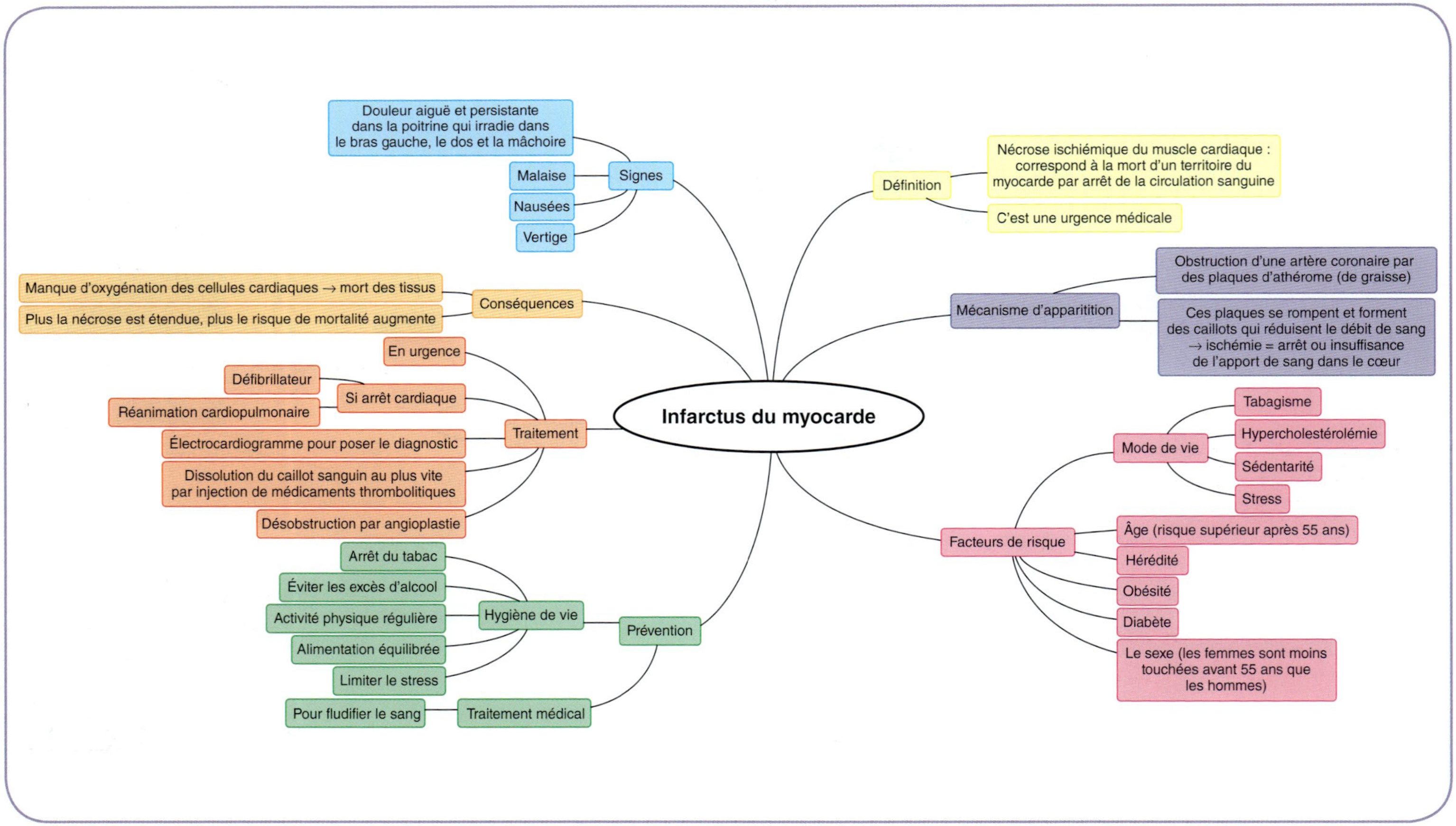

Figure 6.9 : **Infarctus du myocarde.**

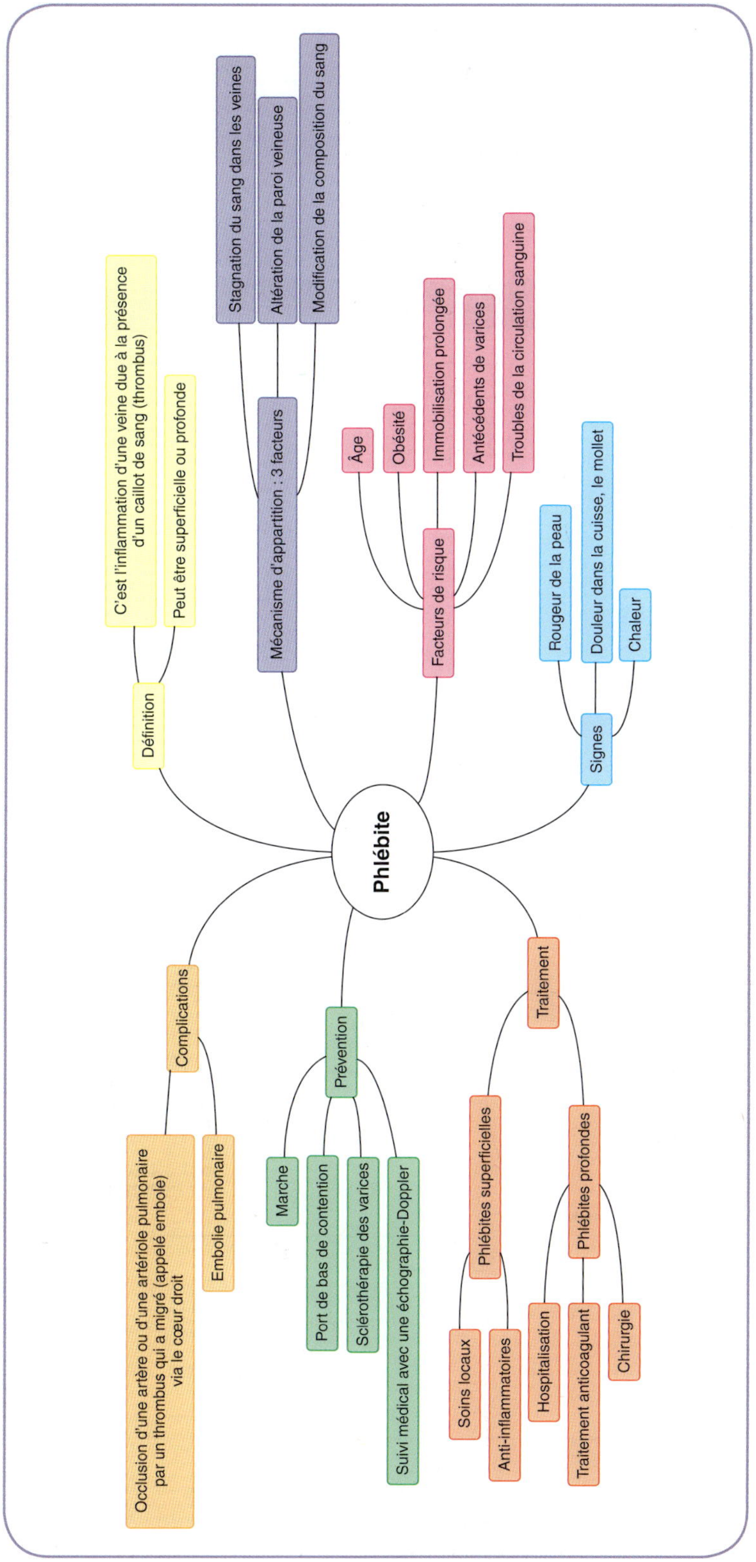

Figure 6.10 : **Phlébite.**

FICHE 7

Appareil respiratoire

1 Anatomie

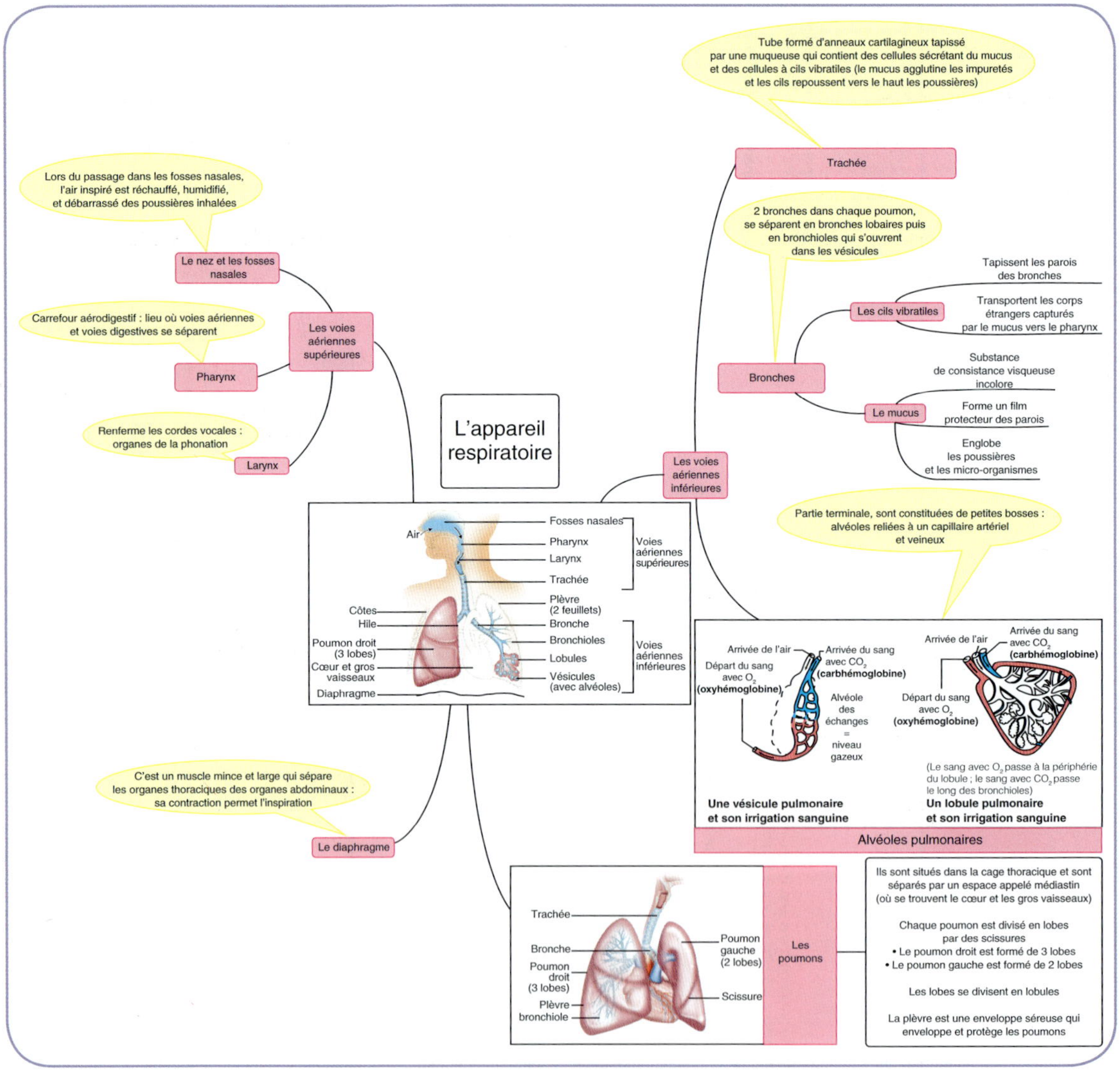

Figure 7.1 : **Appareil respiratoire.**

L'appareil respiratoire permet d'assurer l'hématose : le sang veineux pauvre en dioxygène et riche en dioxyde de carbone est réoxygéné au niveau des alvéoles pulmonaires.

L'appareil respiratoire comprend :

- les voies aériennes ;
- les poumons ;
- les organes de la mécanique respiratoire.

2 Mécanique ventilatoire

La ventilation est un phénomène mécanique qui comprend deux phases :

- l'**inspiration** : phase active qui apporte de l'air riche en dioxygène jusqu'aux alvéoles pulmonaires ;
- l'**expiration** : phase passive qui rejette de l'air riche en dioxyde de carbone et pauvre en dioxygène ;

1 inspiration + 1 expiration = 1 cycle respiratoire

Chez l'adulte au repos, la fréquence respiratoire est comprise entre 12 et 18 mouvements respiratoires par minute.

Les mouvements respiratoires normaux sont automatiques, indépendants de la volonté.

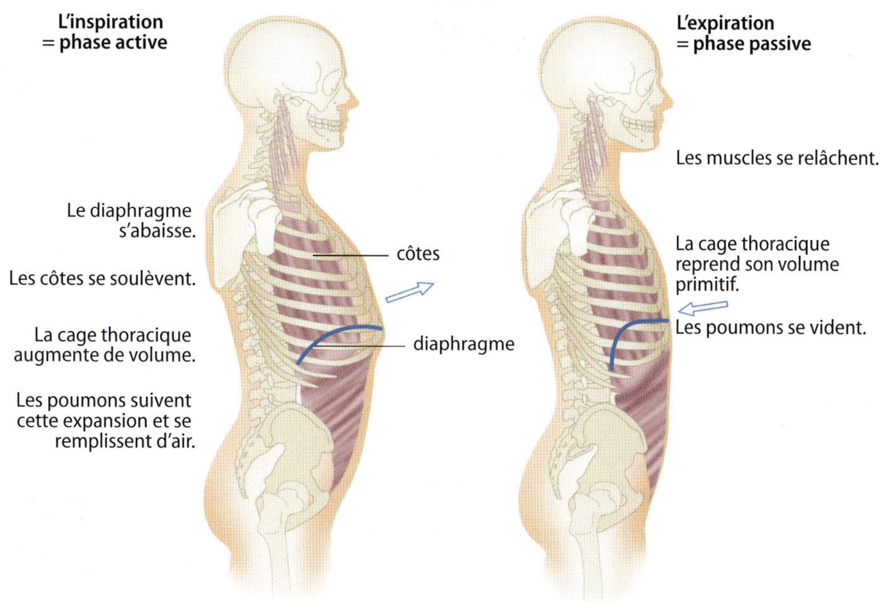

Figure 7.2 : **Mécanique ventilatoire.**

La respiration peut subir des variations selon :

- la volonté : la personne peut accélérer ou ralentir sa respiration ;
- la pression atmosphérique : la dépression accélère la respiration, la surpression la ralentit ;
- la chaleur, l'émotion, le stress, le travail musculaire, la position debout : ils augmentent le rythme respiratoire ;
- le sommeil : il diminue le rythme respiratoire ;
- l'âge : le rythme respiratoire est plus accéléré chez l'enfant.

Âge	Fréquence respiratoire (mouvements respiratoires/minutes)
Nouveau-né	40 à 45 mouvements par minute
Enfant	26 à 30 mouvements par minute
Adulte	12 à 18 mouvements par minute
Personne âgée	15 à 25 par minute

- **Bradypnée** = ralentissement de la fréquence respiratoire < 12 mouvements respiratoires/minute.
- **Tachypnée** = accélération de la fréquence respiratoire : > 18 mouvements respiratoires/minute.

À noter

Une coloration bleutée de la peau et des extrémités (cyanose) indique une insuffisance en oxygène des tissus.

3 Échanges gazeux

La fonction principale de l'appareil respiratoire est de fournir à l'organisme du dioxygène et de le débarrasser du dioxyde de carbone.

Les échanges gazeux comprennent trois étapes :

1. **Échanges gazeux au niveau pulmonaire ou hématose :**

- échanges par simple diffusion des gaz de part et d'autre de la membrane ;
- le dioxygène passe des alvéoles pulmonaires dans les capillaires sanguins ;
- le dioxyde de carbone quitte le sang veineux pour être expulsé lors de l'expiration.

2. **Transport des gaz par le sang :**

- le dioxygène est transporté dans le sang par l'hémoglobine des hématies ;
- le dioxyde de carbone est transporté sous trois formes :
  - dissous dans le plasma ;
  - lié à l'hémoglobine ;
  - sous forme de bicarbonates.

3. **Les échanges gazeux au niveau des cellules :**

- les cellules absorbent l'O_2 dissous dans le sang et rejettent le CO_2 dans le sang.

4 Conséquences du tabagisme sur l'appareil respiratoire

Le tabagisme se définit par une intoxication chronique par le tabac. On distingue le tabagisme actif (la personne fume) du tabagisme passif (inhalation de la fumée provoquée par d'autres fumeurs).

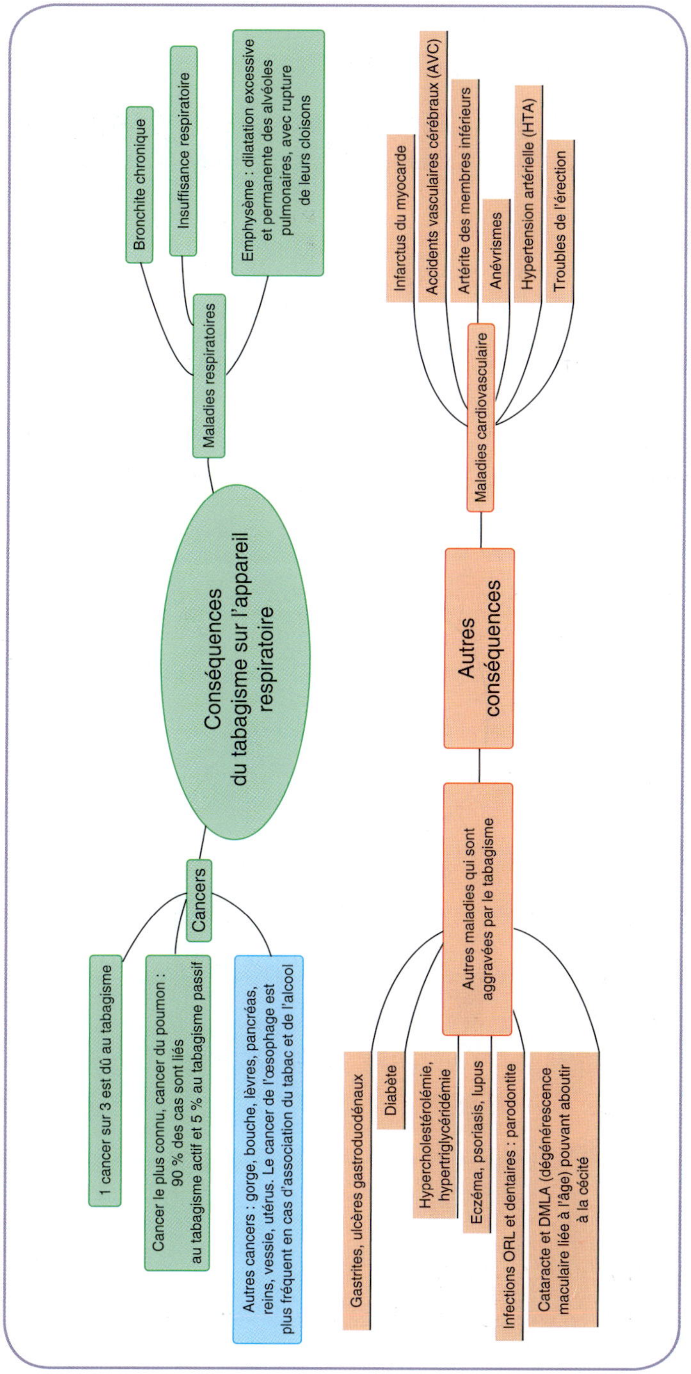

Figure 7.3 : Conséquences du tabagisme sur l'appareil respiratoire.

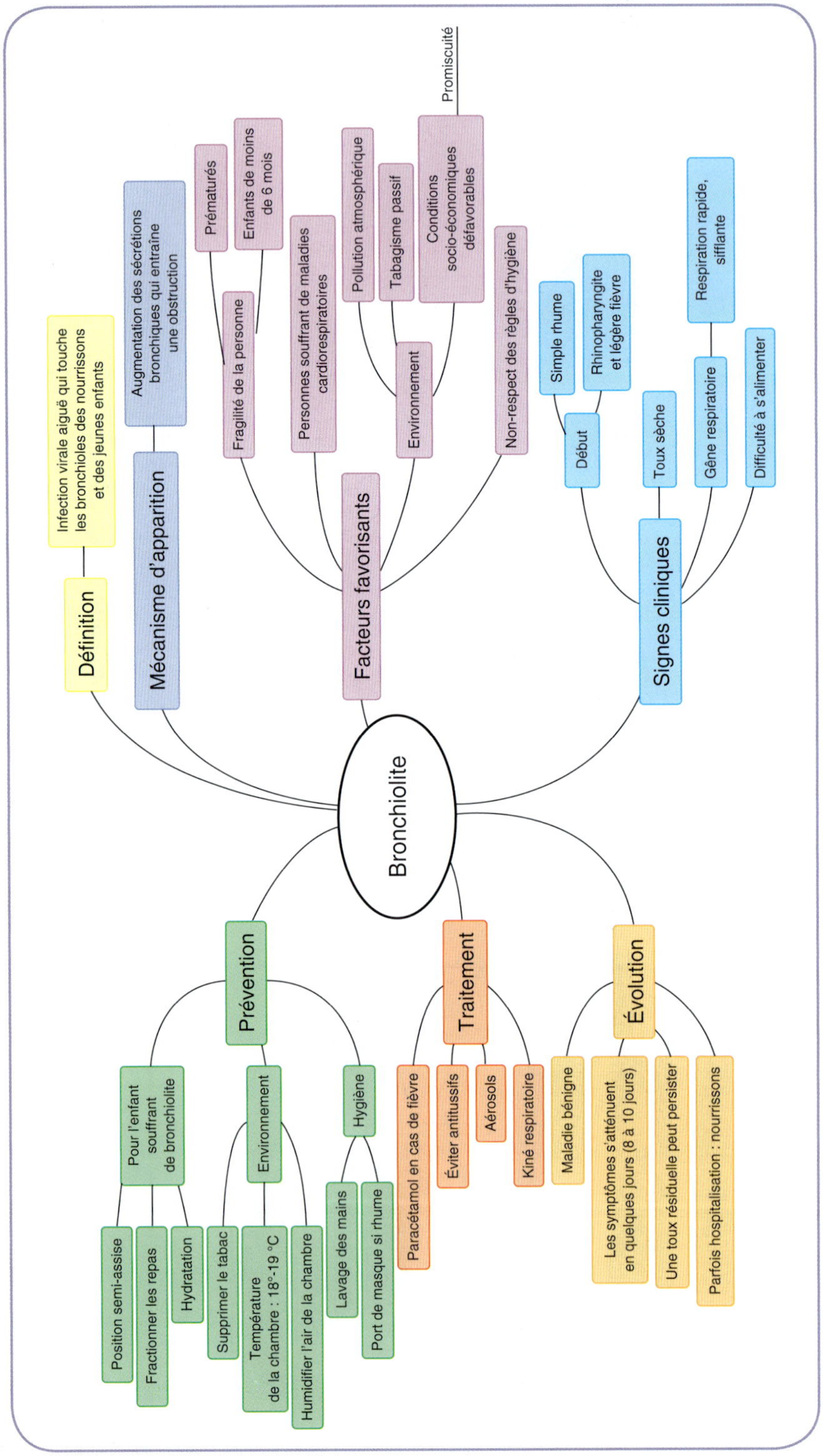

Figure 7.4 : **Bronchiolite.**

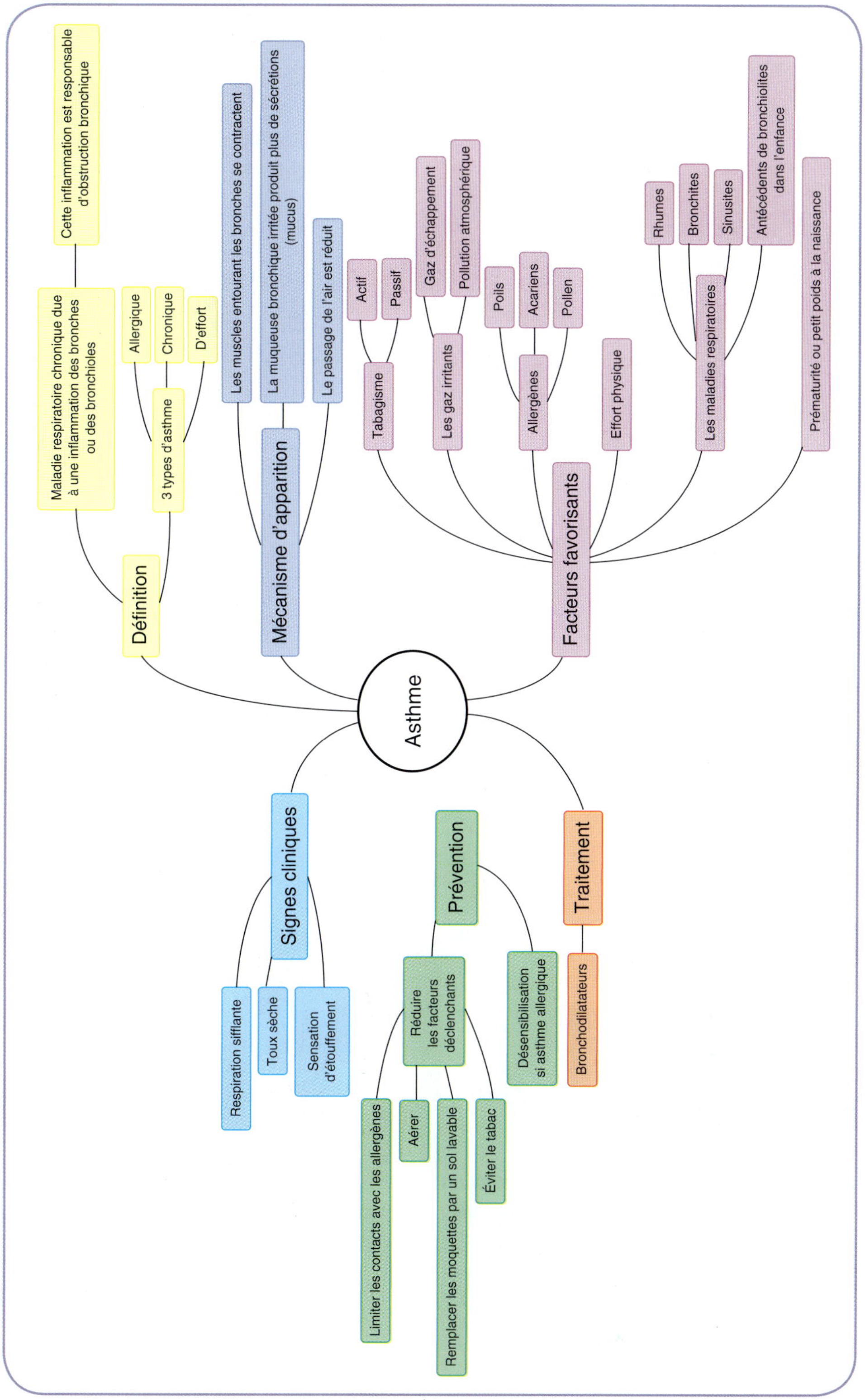

Figure 7.5 : Asthme.

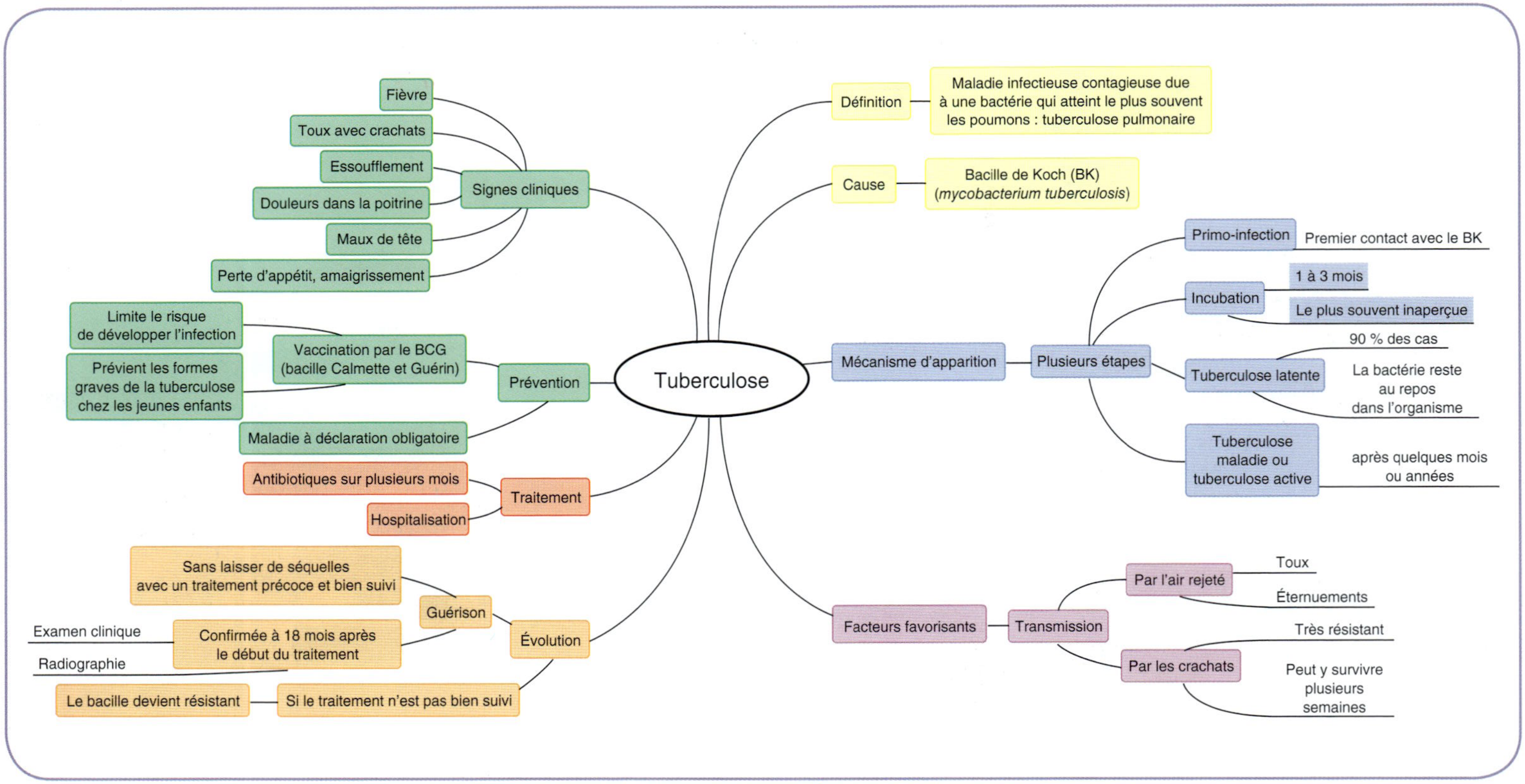

Figure 7.6 : **Tuberculose.**

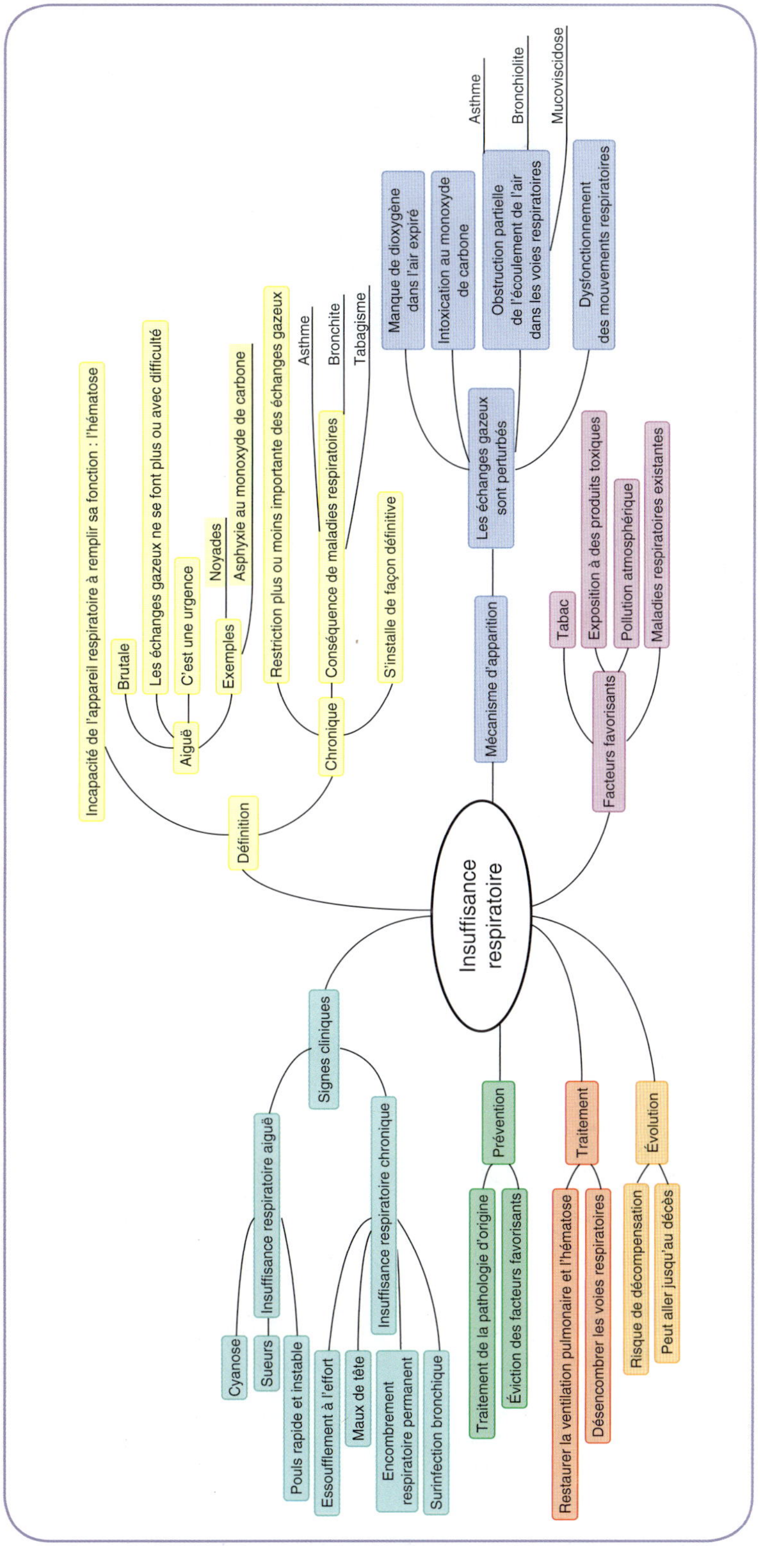

Figure 7.7 : Insuffisance respiratoire.

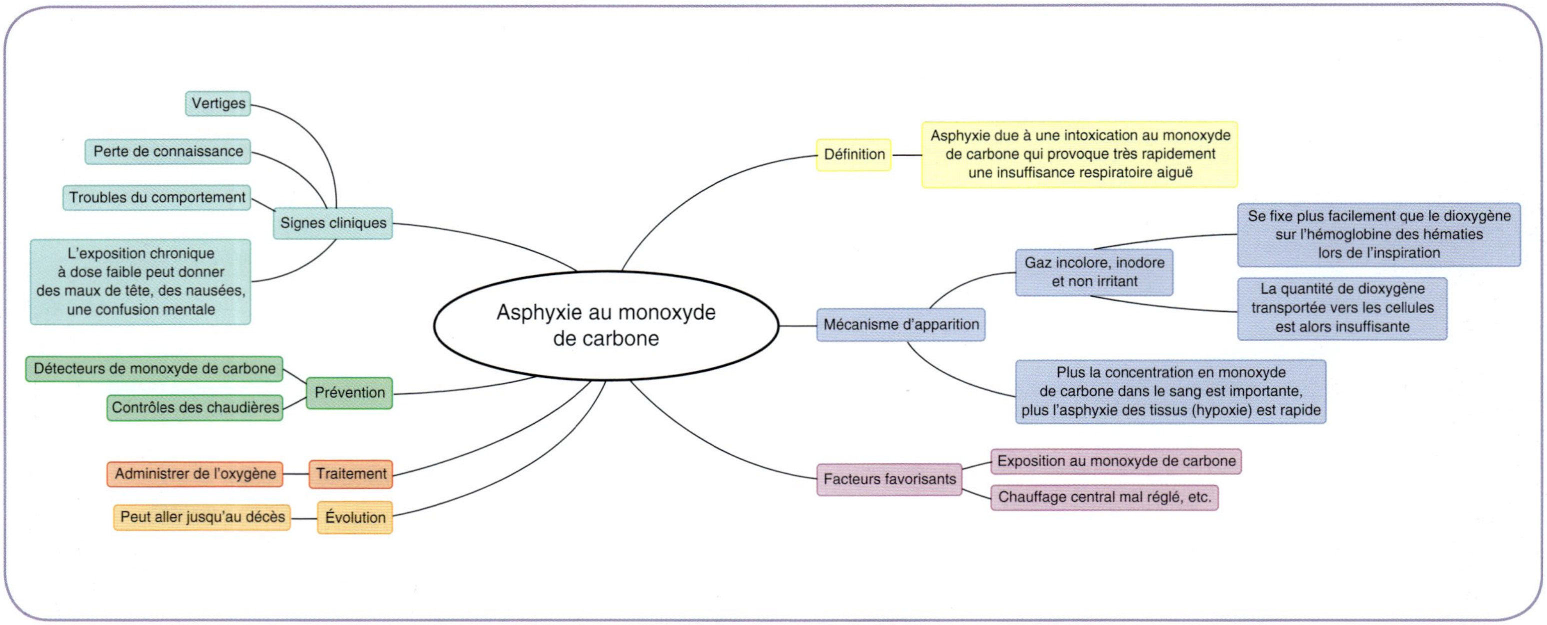

Figure 7.8 : **Asphyxie au monoxyde de carbone.**

CHE 8

Appareil digestif

1 Anatomie et étapes de la digestion

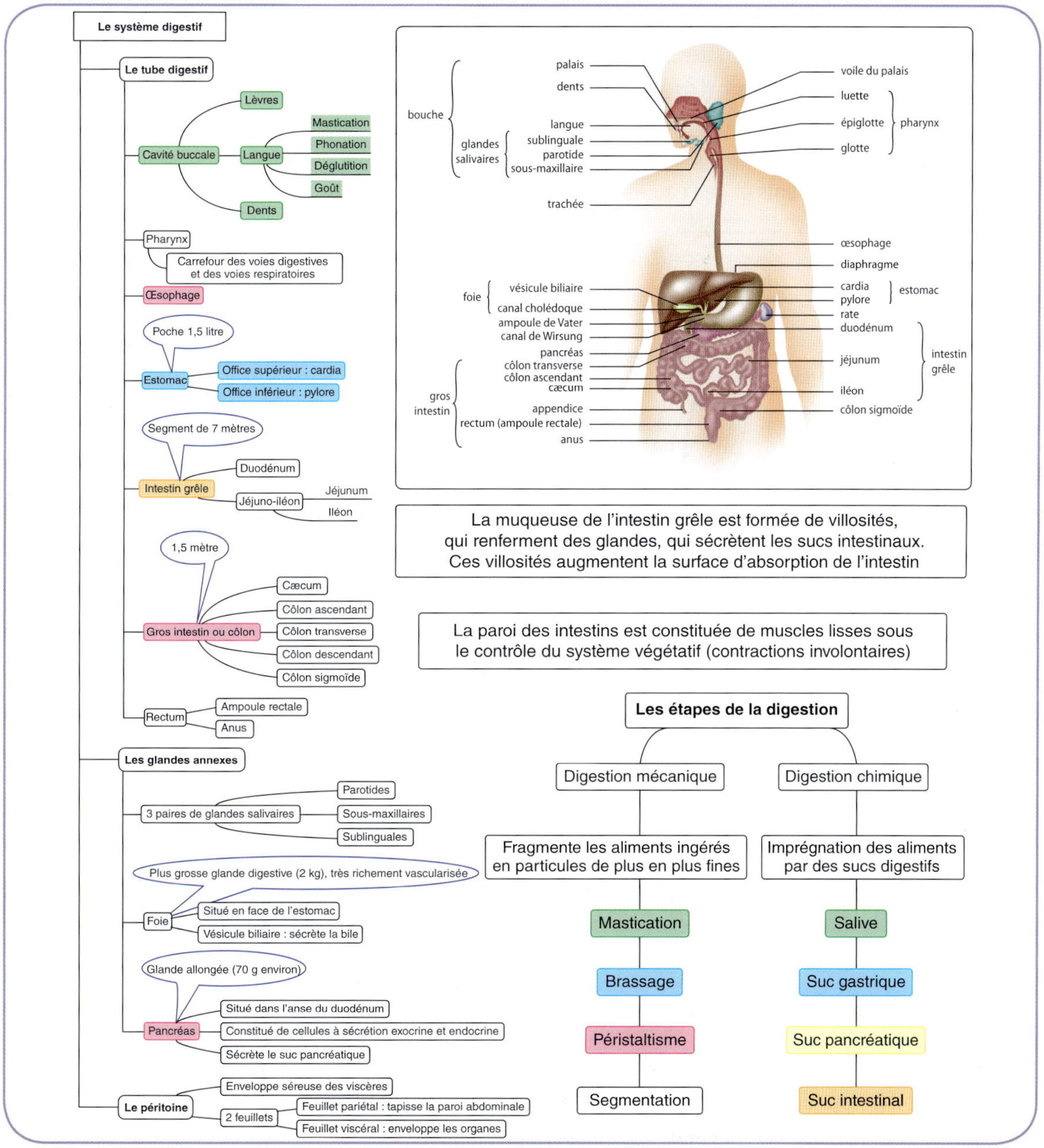

Figure 8.1 : **Le système digestif.**

2 Digestion

A – Bilan de la digestion pour les différentes biomolécules

La digestion chimique permet la transformation des aliments en nutriments. Ce sont des molécules simples qui pourront être assimilées à travers les muqueuses des villosités intestinales : glucides → oses ; lipides → acides gras ; protides → acides aminés ; substances minérales ; vitamines. Les aliments non utilisés seront transformés en déchets.

B – Villosité intestinale et mécanique d'absorption

Le passage dans le sang des nutriments issus de la digestion s'effectue par des mécanismes actifs et passifs. La majeure partie des nutriments et de l'eau est absorbée dans l'intestin grêle.

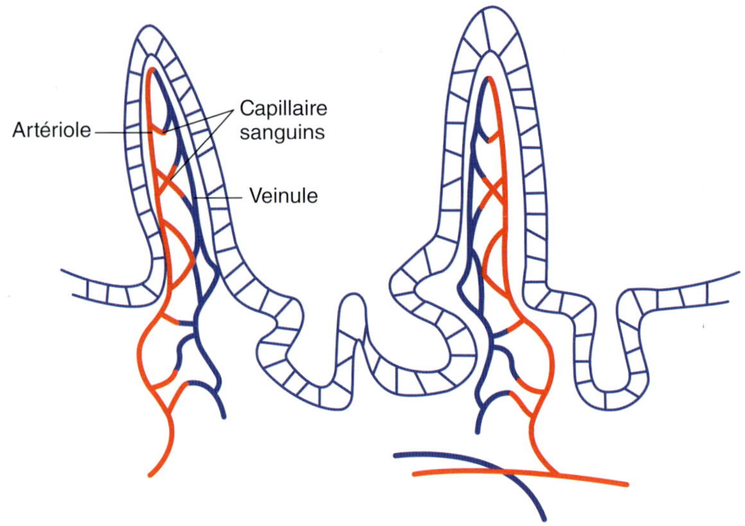

Figure 8.2 : **Villosité intestinale.**

3 Dentition et hygiène buccodentaire

A – Denture et dentition

La **denture** est l'ensemble des dents naturelles. On distingue la denture supérieure et la denture inférieure.

La **dentition** correspond à la formation et à l'apparition des dents sur les arcades dentaires.

La **dentition temporaire** est la première dentition ou dentition de lait. Les premières dents percent vers l'âge de 6 mois.

Ordre chronologique de l'apparition des dents : les incisives → les premières molaires → les canines → les deuxièmes molaires.

- 6 à 8 mois : deux premières incisives du bas
- 8 à 10 mois : deux premières incisives du haut
- 10 à 12 mois : deux secondes incisives du haut
- 10 à 14 mois : deux premières molaires du bas, deux premières molaires du haut
- 20 à 30 mois : deux secondes molaires du bas, deux secondes molaires du haut

Les **dents temporaires** sont au nombre de 20. La **denture temporaire** est complète à 30 mois. C'est à partir de 6 ans que les dents temporaires tombent et sont progressivement remplacées par les dents définitives. Durant cette période, on parle de **denture mixte**. Lorsque toutes les dents de lait sont tombées, la denture est dite définitive.

La **dentition permanente ou définitive** comporte 32 dents. Les deux dernières molaires correspondent aux dents de sagesse qui émergent vers l'âge de 15 à 18 ans.

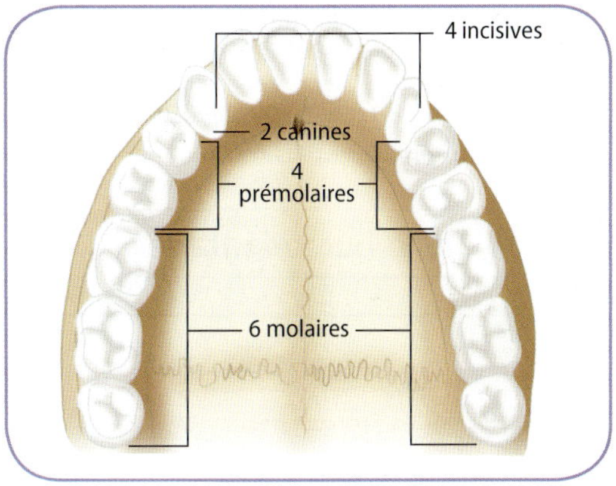

Figure 8.3

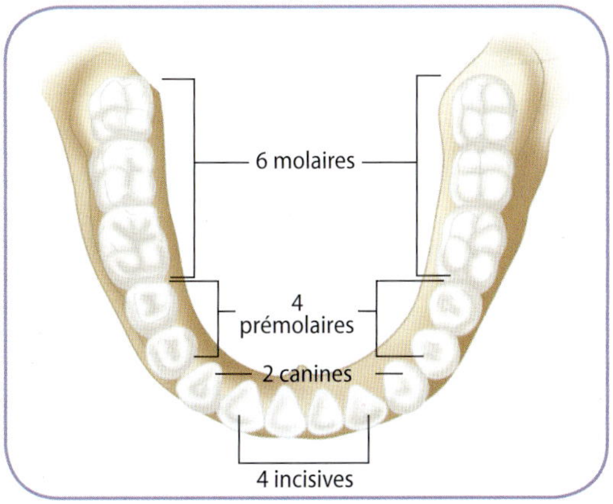

Figure 8.4

B – Structure de la dent

Chaque dent comprend trois parties :

- une **racine** : partie invisible dans l'os maxillaire ;
- un **collet** ;
- une **couronne** : partie visible et non vascularisée.

L'**ivoire** ou dentine est le tissu plis épais de la dent.

La **pulpe dentaire** est la partie vivante de la dent située sous l'ivoire. C'est un tissu conjonctif lâche irrigué par les vaisseaux sanguins et un nerf.

Le **cément** recouvre l'ivoire de la racine. Il assure la fixation solide de la dent aux parois de l'alvéole osseuse avec le ligament alvéolodentaire.

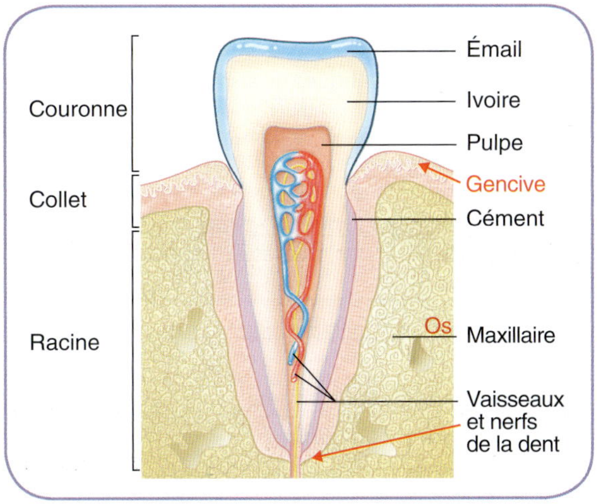

Figure 8.5 : **La structure de la dent.**

C – Plaque dentaire et carie

La **plaque dentaire** est un enduit mou et collant constitué de salive, de dépôts alimentaires et de bactéries qui adhère à la dent et à la gencive. Si elle n'est pas éliminée par le brossage, elle se transforme en tartre et est à l'origine des caries.

La **carie** est une affection infectieuse de la dent qui se caractérise par une déminéralisation progressive : émail → dentine → pulpe → nerf → os.

D – Hygiène buccodentaire

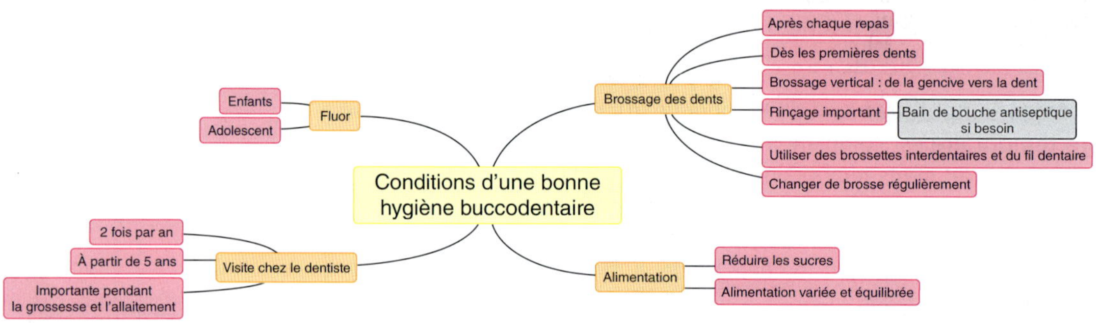

Figure 8.6 : **Hygiène buccodentaire.**

4 Appareil digestif chez l'enfant et la personne âgée

Spécificités de l'appareil digestif de l'enfant	Conséquences
Pas de dents	Mastication impossible : alimentation liquide ou semi-liquide
Glandes salivaires non fonctionnelles	Pas de digestion de l'amidon avant 5 à 6 mois
Œsophage court	Régurgitations
Mouvements péristaltiques retardés	Nécessité du renvoi d'air (rot)
Petits volumes	Repas fréquents et en petite quantité
Cardia mal fermé	Régurgitations fréquentes

Spécificités de l'appareil digestif de la personne âgée	Conséquences
Mauvaise dentition	Difficulté à mastiquer
Sensation de soif diminuée	Risque de déshydratation
Appétit diminué	Risque de dénutrition
Ralentissement du péristaltisme	Difficulté à digérer
Diminution des sucs digestifs	Digestion lente
Fragilité de la flore intestinale	Risque d'intoxication alimentaire et de pathologies digestives

5 Troubles digestifs

Vomissements				
Définition	**Agent responsable/ mécanisme d'apparition**	**Facteurs favorisants/modes de propagation**	**Signes cliniques, conséquences évolutions potentielles**	**Moyens de prévention et traitements**
Rejet par la bouche du contenu de l'estomac (partiel ou en totalité)	Après la nausée, les muscles abdominaux se contractent (involontaire), les sphincters se relâchent et le contenu de l'estomac remonte dans la bouche	Pathologies : • digestives • neurologiques • infectieuses Début de la grossesse Mal des transports Effets secondaires de certains médicaments, etc.	Nausées Risque de déshydratation	Traitement médicamenteux

Diarrhée				
Définition	**Agent responsable/ mécanisme d'apparition**	**Facteurs favorisants/modes de propagation**	**Signes cliniques, conséquences évolutions potentielles**	**Moyens de prévention et traitements**
Émission d'au moins trois selles molles ou liquides par jour	Le plus souvent, cause infectieuse, bactéries, virus ou parasites Éruption dentaire chez l'enfant Alimentation Effet secondaire des médicaments	Consommation d'eau ou d'aliments contaminés Transmission d'une personne à l'autre du fait d'une mauvaise hygiène (des mains)	Dénutrition, Déshydratation La diarrhée sévère peut être mortelle, en particulier chez les enfants en bas âge et les personnes malnutries ou immunodéprimées	Hygiène des mains Hydratation : eau Éviter les fibres, les aliments trop gras et les laitages Favoriser des aliments tels que le riz les carottes, la pomme cuite Traitement médicamenteux antidiarrhéique

Constipation				
Définition	**Agent responsable/ mécanisme d'apparition**	**Facteurs favorisants/modes de propagation**	**Signes cliniques, conséquences évolutions potentielles**	**Moyens de prévention et traitements**
Difficulté ou retard à l'émission de selles qui deviennent dures après un séjour prolongé dans le gros intestin	Le transit intestinal est ralenti	Certaines maladies Alimentation pauvre en fibres Alitement prolongé Problème psychologique	Peut évoluer vers un fécalome ou une occlusion intestinale	Régime alimentaire Augmenter la consommation de fruits et légumes Bonne hydratation Traitement médicamenteux : laxatifs

Gastro-entérite				
Définition	Agent responsable/ mécanisme d'apparition	Facteurs favorisants/modes de propagation	Signes cliniques, conséquences évolutions potentielles	Moyens de prévention et traitements
Inflammation des muqueuses gastriques et intestinales, due à un micro-organisme pathogène, après une contamination le plus souvent alimentaire	Virus : rotavirus, entérovirus, norovirus Bactérie : *Salmonella*, staphylocoques, etc.	Changement de régime alimentaire Mauvaise hygiène Séjours dans les pays tropicaux	Diarrhées Douleurs abdominales Vomissements	Réhydratation Régime alimentaire Antidiarrhéique Anti-infectieux Antibiotiques

CHE 9

Régulation de la glycémie

1 Régulation de la glycémie

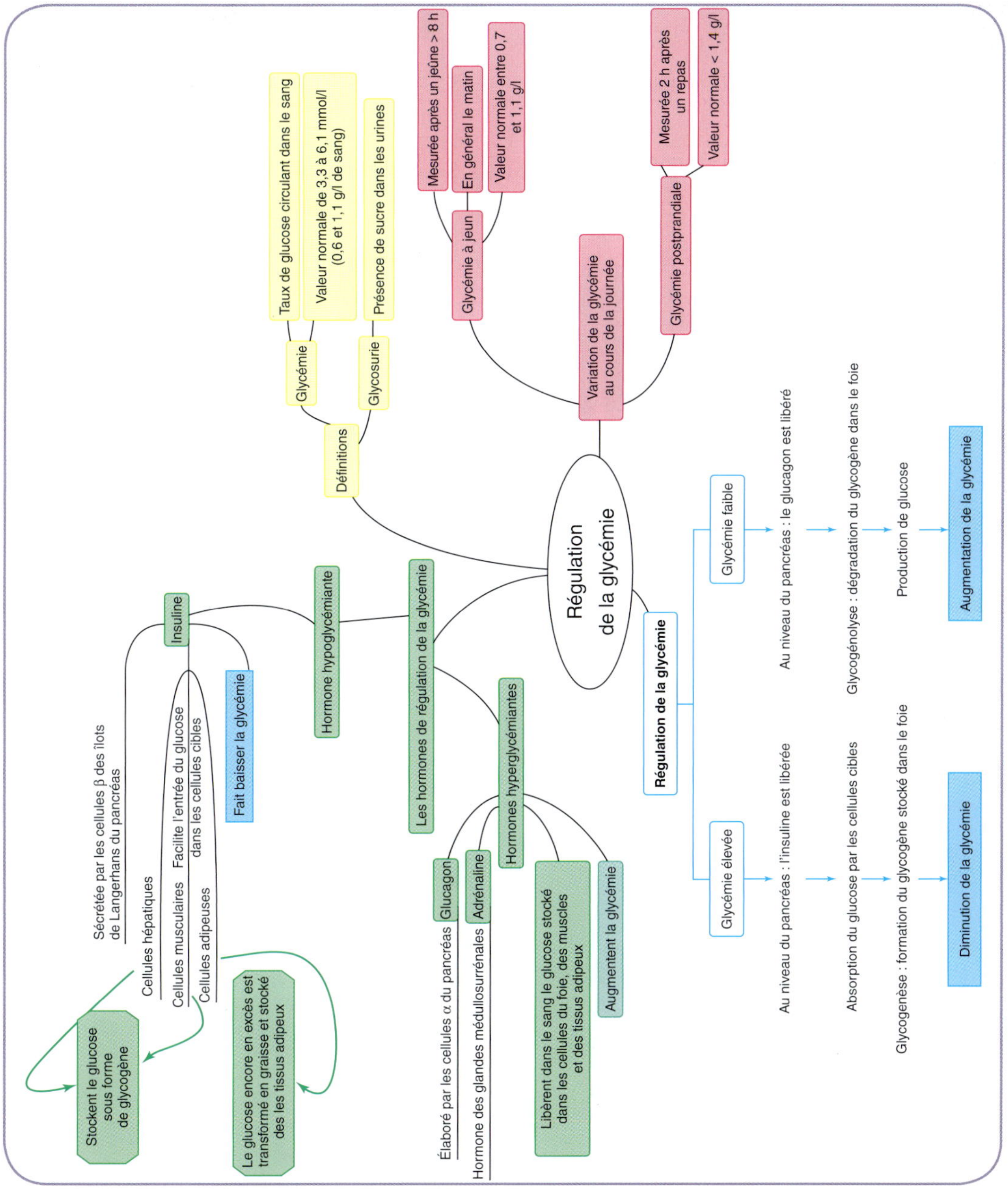

Figure 9.1 : Régulation de la glycémie.

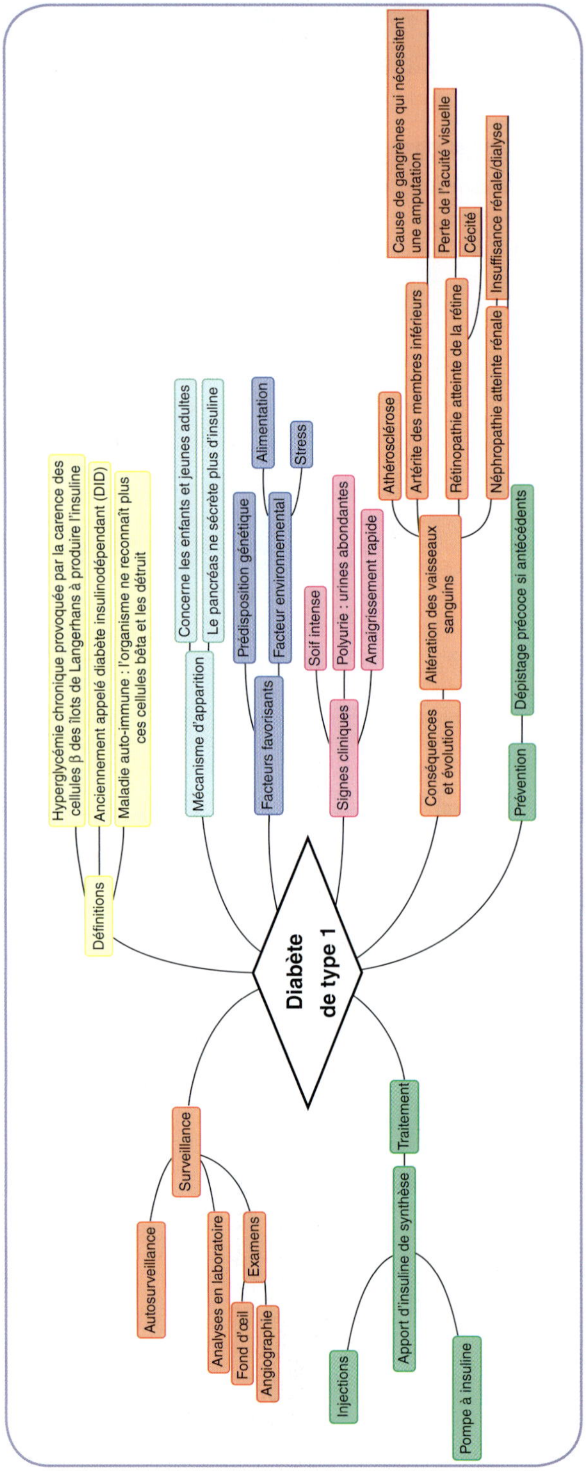

Figure 9.2 : Diabète de type 1.

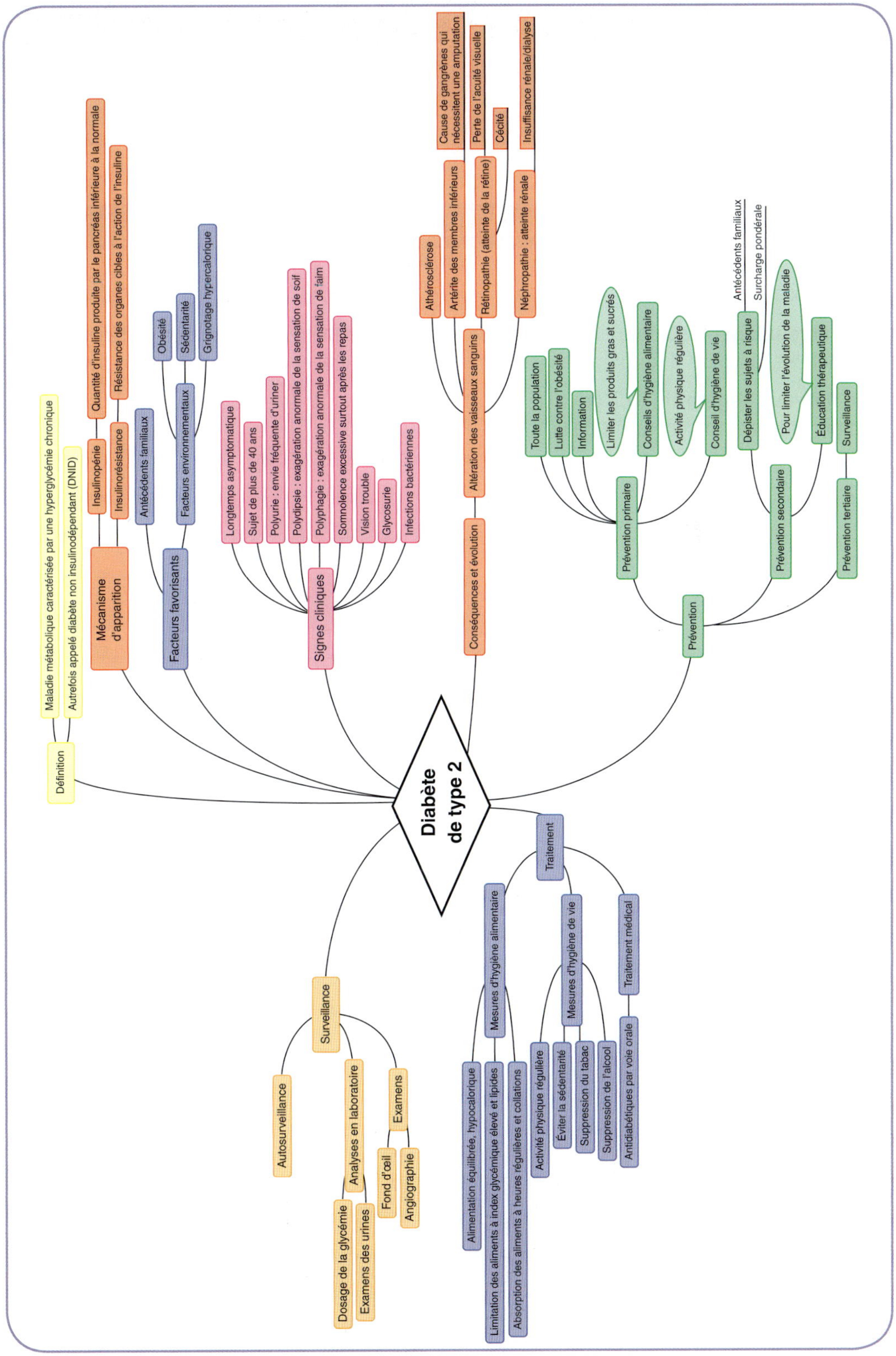

Figure 9.3 : Diabète de type 2.

FICHE 10

Système nerveux

1 Organisation du système nerveux

Le système nerveux comprend :

• le **système nerveux cérébrospinal** : il assure la vie de relation, nous met en relation avec l'extérieur et avec les sensations corporelles (douleur). Il se compose du système nerveux central et du système nerveux périphérique ;

• le **système nerveux végétatif** : il dirige la vie végétative (vie des organes et des appareils du corps humain dont le fonctionnement est indépendant de la volonté).

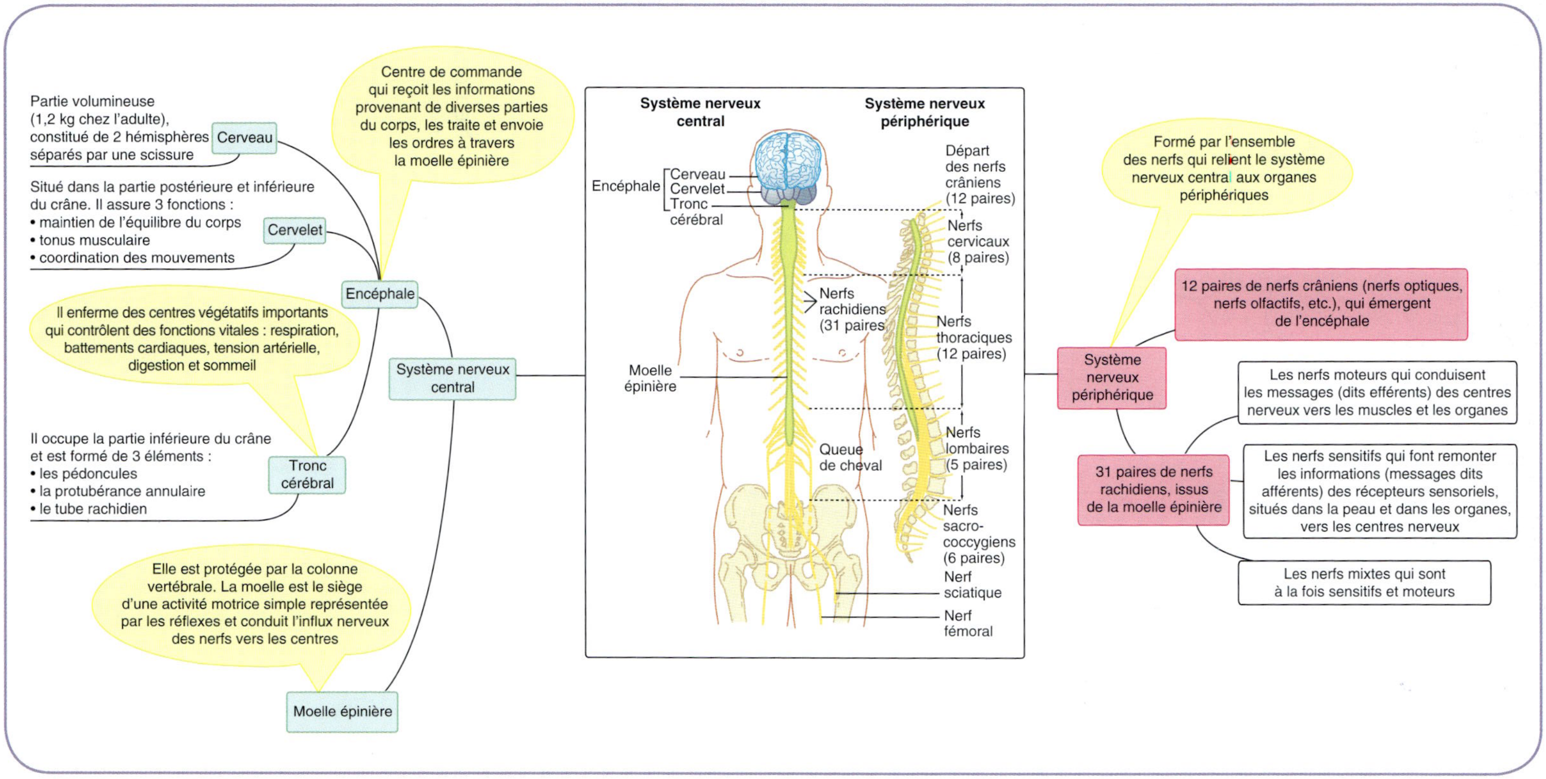

Figure 10.1 : Le système nerveux cérébrospinal.

2 Neurones et nerfs

Un neurone est une cellule nerveuse. Il comporte :

- un **corps cellulaire** ;
- un **axone** qui transmet l'influx nerveux (la gaine de myéline permet une conduction plus rapide de l'influx nerveux) ;
- des **dendrites**.

Les axones forment la substance blanche.

Les corps cellulaires forment la substance grise.

- Les **nerfs moteurs** conduisent les messages efférents des centres nerveux vers les muscles et les organes.
- Les **nerfs sensitifs** font remonter les informations (messages afférents) des récepteurs sensoriels, situés dans la peau et dans les organes, vers les centres nerveux.
- Les **nerfs mixtes** sont à la fois sensitifs et moteurs.

Les deux propriétés des neurones sont :

- l'**excitabilité** : capacité du neurone à réagir à un stimulus et à le convertir en influx nerveux ;
- la **conductibilité** : capacité du neurone à transmettre l'influx nerveux (dans le même sens : dendrite → corps cellulaire ; corps cellulaire → axone.

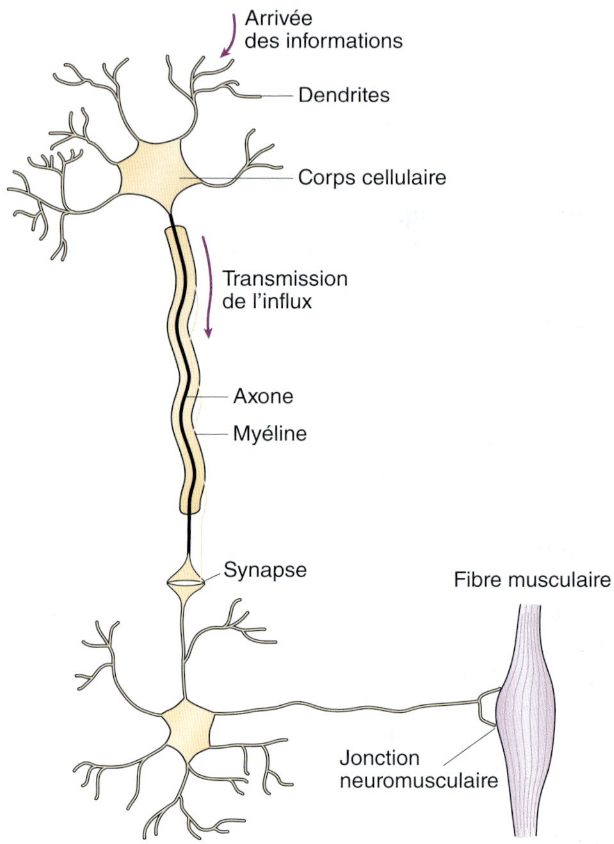

Figure 10.2 : **Neurone.**

3 Synapse

Une **synapse** est une zone de connexion entre deux terminaisons de cellules nerveuses. Elle permet la transmission de l'influx nerveux d'un neurone à un autre (synapse neuronale) ou d'un neurone à une cellule (exemple cellule musculaire).

Il existe deux types de synapses :

- les **synapses chimiques** (les plus importantes) qui utilisent les neurotransmetteurs pour transmettre l'influx nerveux ;
- les **synapses électriques** où le signal est transmis électriquement.

Dans une synapse chimique, le neurone d'où arrive l'influx nerveux est appelé présynaptique ; celui où vont se fixer les neurotransmetteurs est appelé post-synaptique.

Les **neurotransmetteurs** ou neuromédiateurs sont des molécules chimiques libérées par les terminaisons de l'axone sous forme de vésicules dans l'espace intersynaptique (fente synaptique). Le neuromédiateur va exciter les dendrites du neurone suivant, ce qui recrée un influx jusqu'à la synapse suivante. Certains neurotransmetteurs accélèrent l'information, d'autres la freinent. Des exemples de neurotransmetteurs sont : l'acétylcholine, la dopamine, la noradrénaline, la sérotonine, l'endorphine.

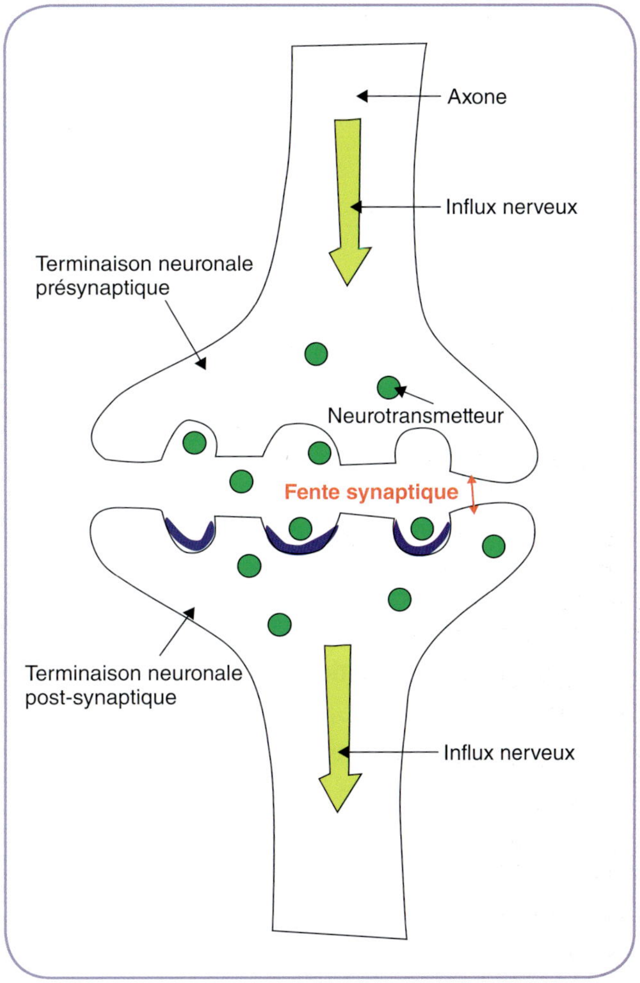

Figure 10.3 : **Synapse.**

4 Activité réflexe

« Un réflexe est une réponse involontaire motrice ou sécrétoire à une stimulation du système nerveux sensitif ou sensoriel[1]. »

L'arc réflexe correspond au trajet parcouru par l'influx nerveux qui aboutit à la production du réflexe : stimulation → nerfs sensitifs → moelle épinière → nerfs moteurs.

1. *Dictionnaire de l'Académie de médecine.*

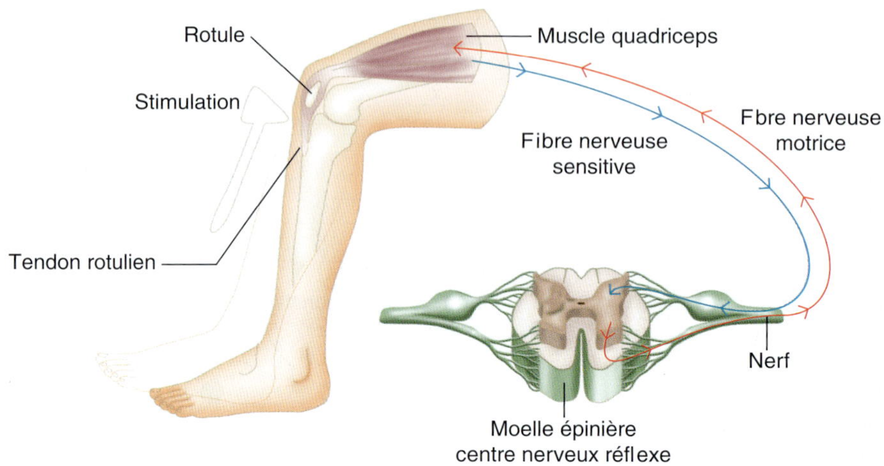

Figure 10.4 : **Un exemple d'arc réflexe : le réflexe rotulien.**

Le **réflexe inné** est une réaction héréditaire de l'organisme qui se produit d'une manière identique chez les individus de la même espèce (réflexes archaïques, réflexe de déglutition, de marche, de succion, etc.).

Le **réflexe acquis ou conditionné** résulte de la répétition et d'un apprentissage (contrôle des sphincters, marche, lecture, etc.).

L'**activité volontaire** correspond à un mouvement résultant d'une action voulue et consciente qui suppose un processus complexe : phase d'initiation → phase de programmation → phase d'exécution du mouvement.

5 Examens du système nerveux

L'**électro-encéphalogramme** est un examen qui permet de mesurer l'activité électrique du cerveau qui est retranscrite sur un tracé par l'intermédiaire d'électrodes placées sur le cuir chevelu.

6 Pathologies du système nerveux

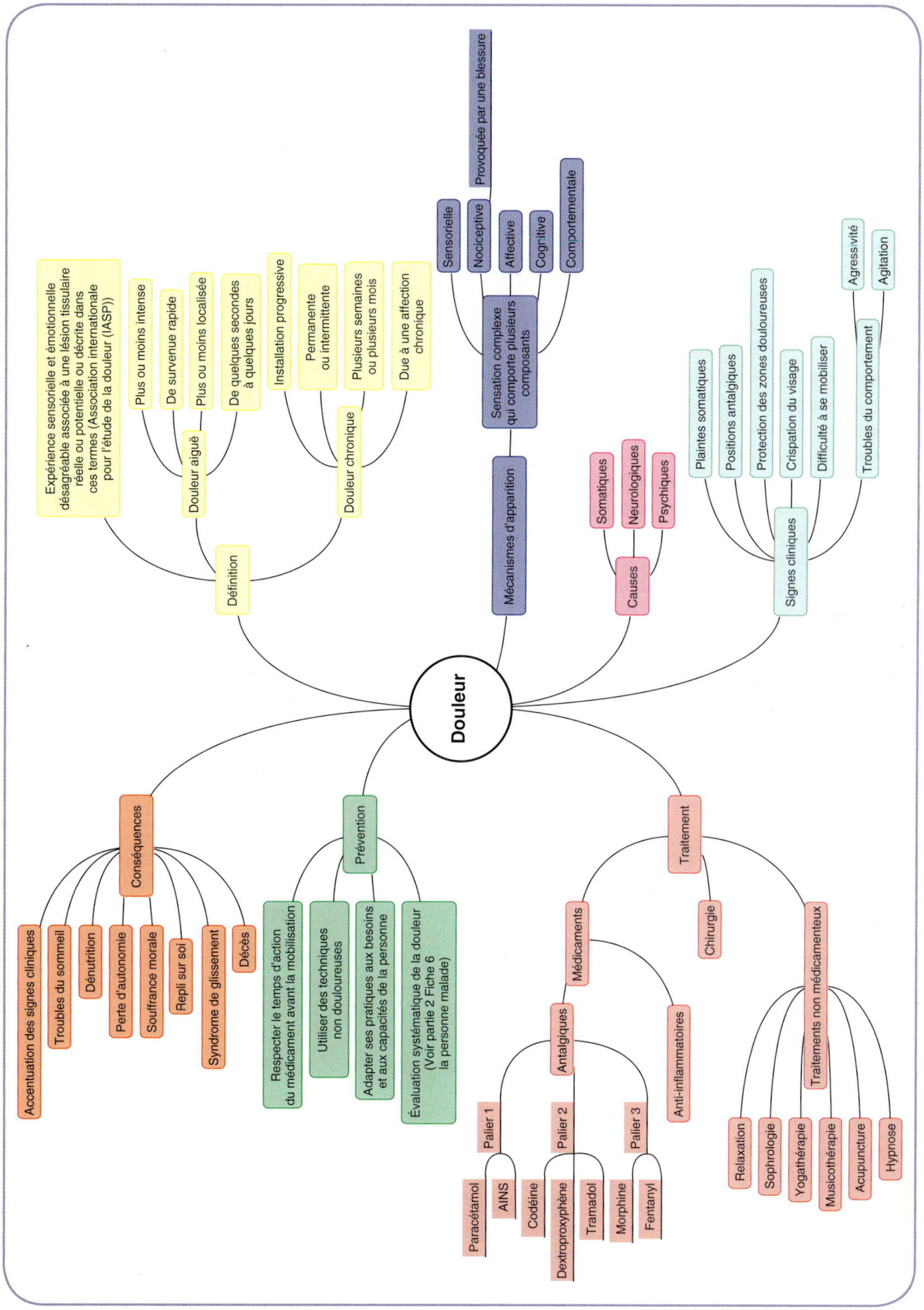

Figure 10.5 : La douleur.

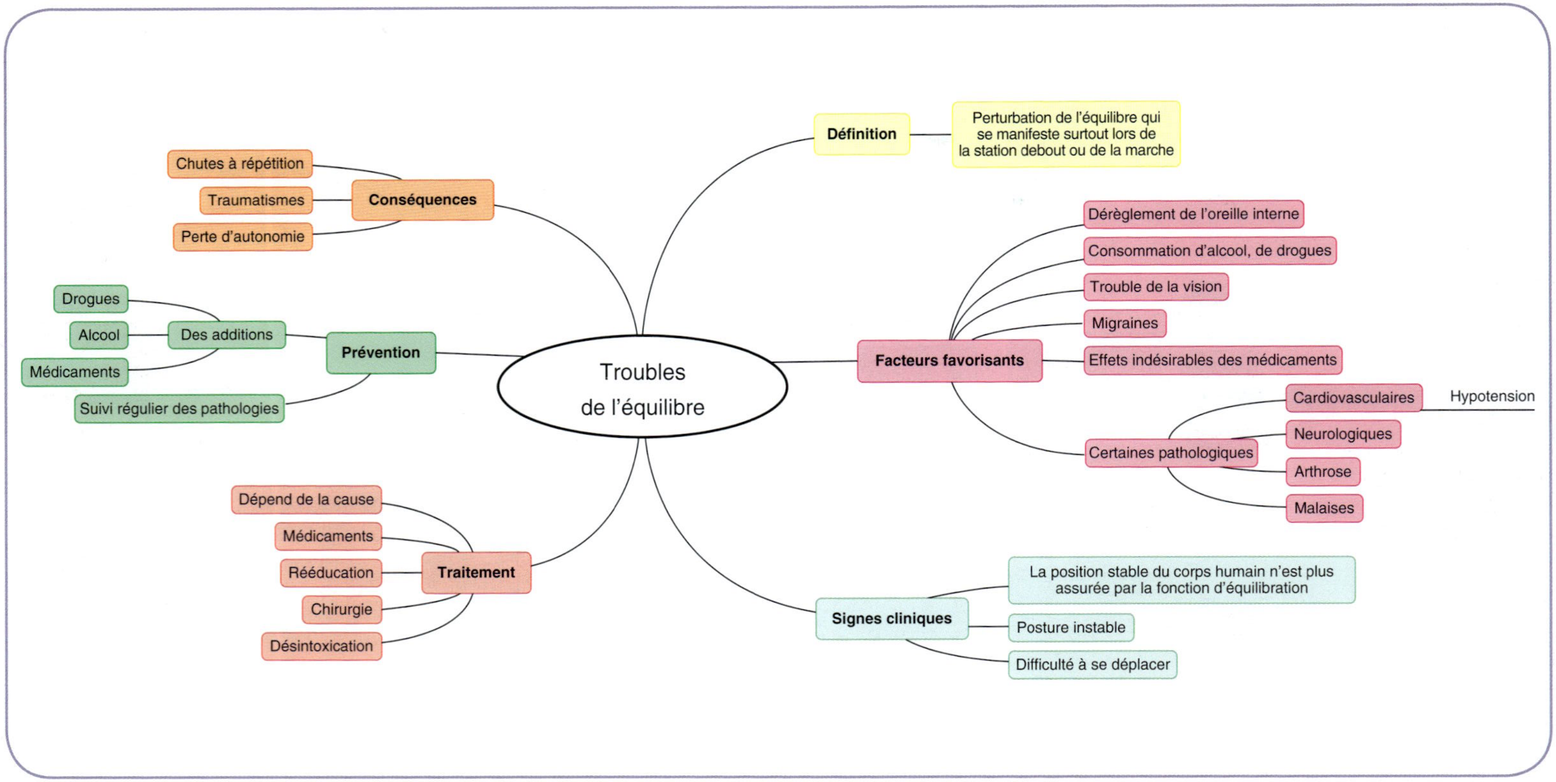

Figure 10.6 : **Les troubles de l'équilibre.**

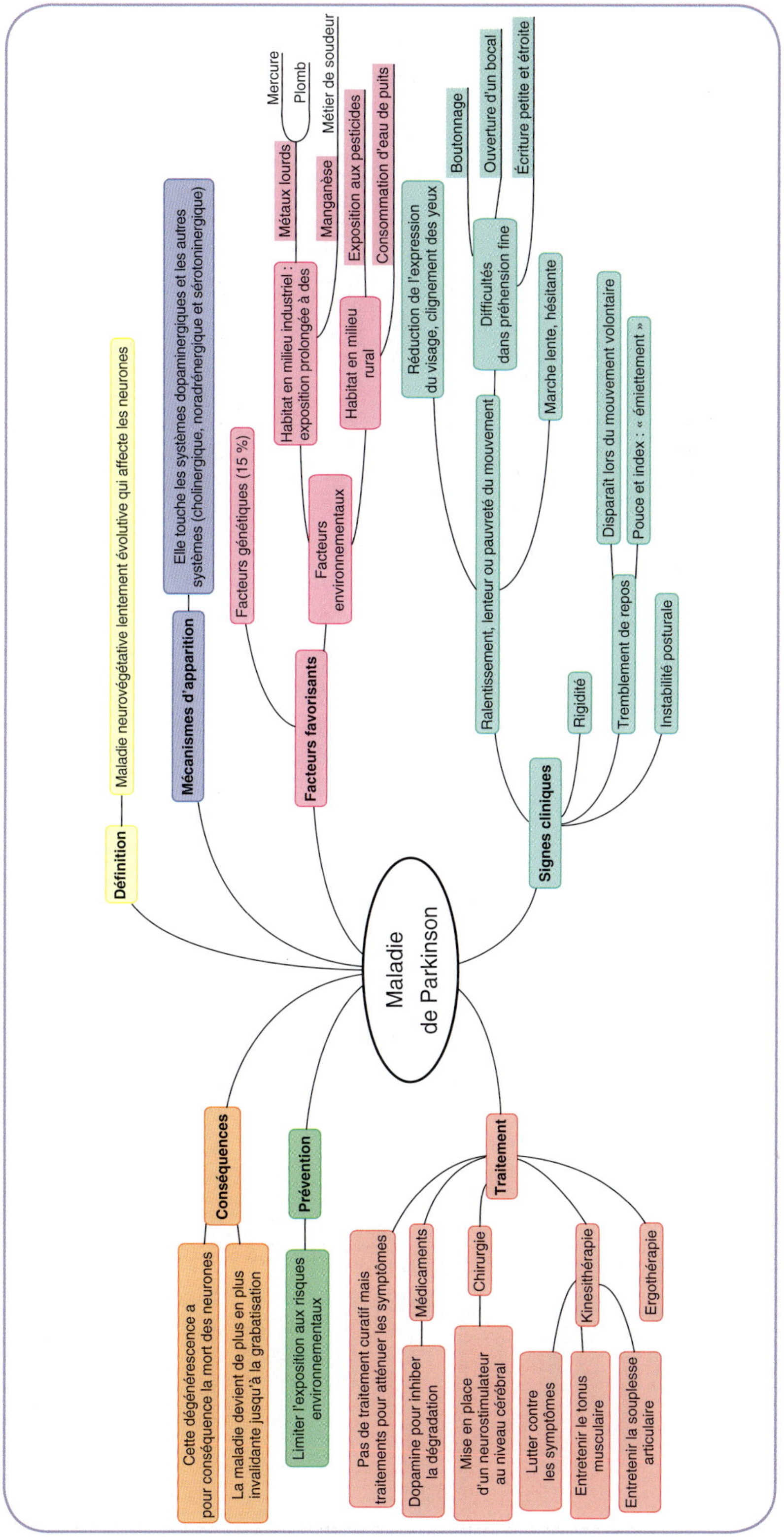

Figure 10.7 : La maladie de Parkinson.

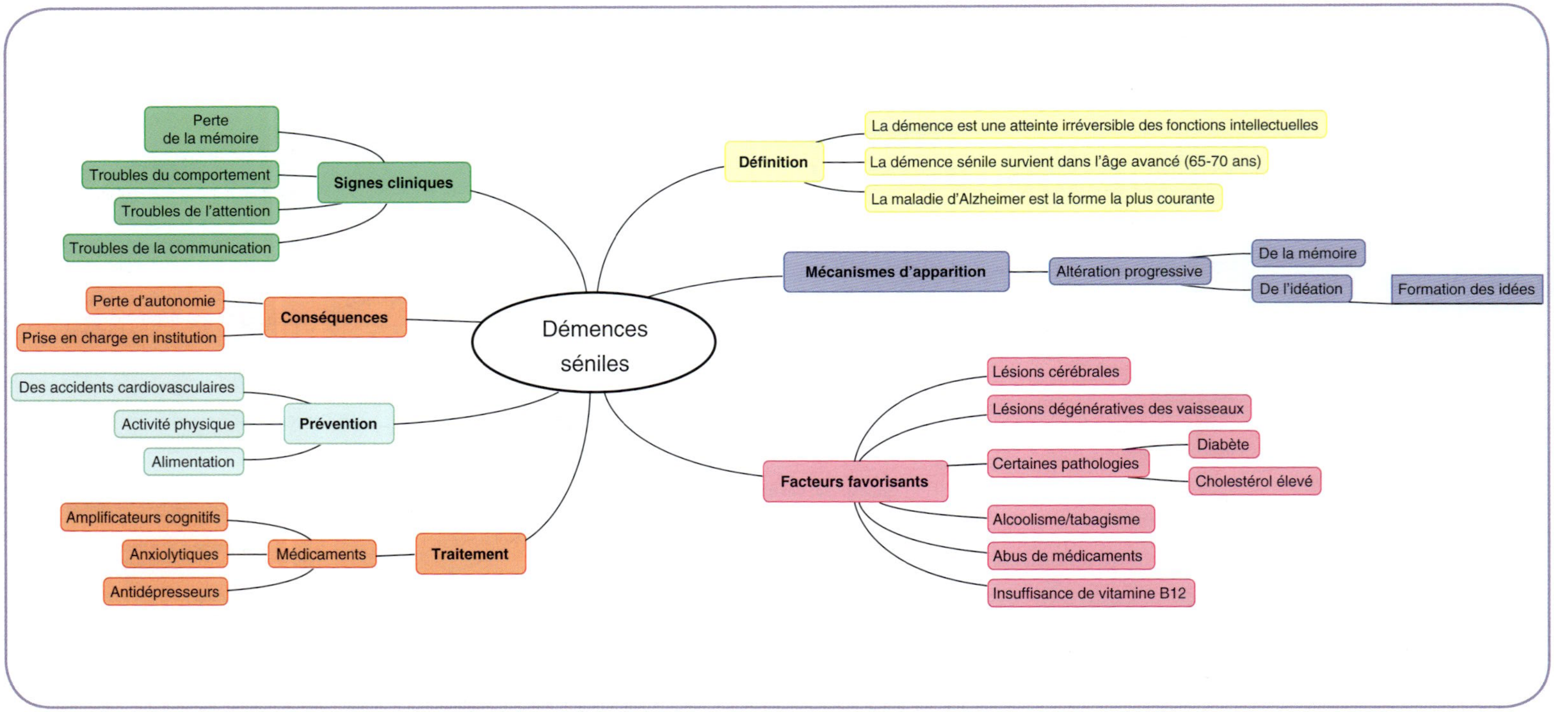

Figure 10.8 : **Les démences séniles,**

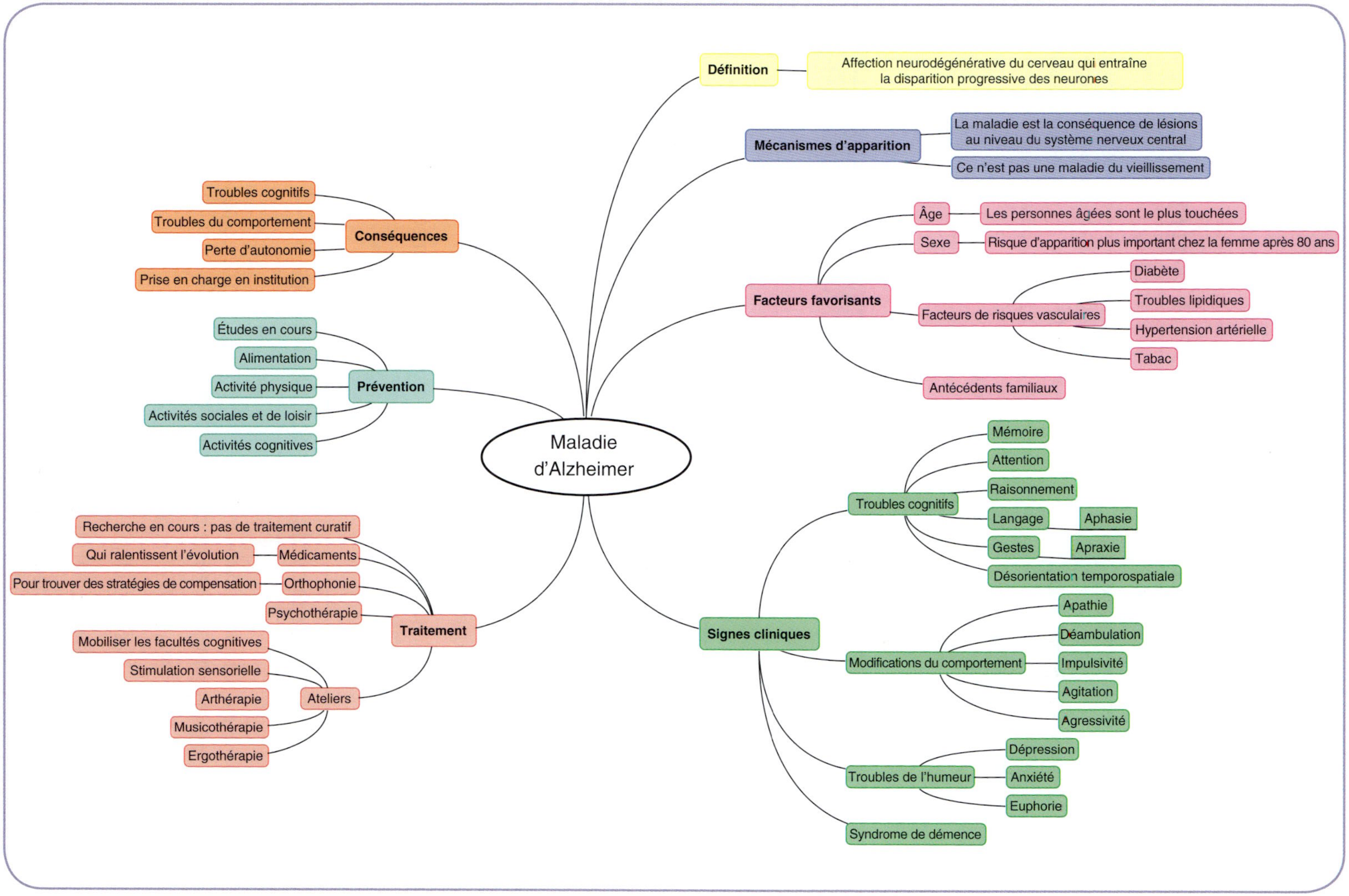

Figure 10.9 : **La maladie d'Alzheimer.**

L'**épilepsie** est une affection du système nerveux qui se caractérise par des décharges brusques et excessives d'influx nerveux (signaux électriques) dans le cerveau, parcourant plusieurs neurones.

Conduite à tenir face à une crise d'épilepsie

- Allonger la personne sur le côté et ménager de l'espace autour d'elle.
- Protéger sa tête en la plaçant sur un objet souple (par exemple coussin, vêtement plié).
- Desserrer ses vêtements au niveau de la ceinture ou du col.
- Laisser la personne au même endroit pendant toute la durée de la crise, sauf en cas de danger immédiat.
- Ne pas tenter d'empêcher les mouvements convulsifs.
- Ne rien mettre dans la bouche de la personne et ne pas lui donner à boire.

Appeler le 15.

7 Toxicomanie

A – Définitions

- **Toxicomanie** : consommation compulsive de certaines substances licites ou illicites :
  - euphorisantes : cannabis, cocaïne, opium ;
  - enivrantes : alcool ;
  - excitantes : tabac, amphétamines ;
  - hallucinogènes.
- **Dépendance :** mode de consommation inapproprié d'une substance qui entraîne une détresse ou un dysfonctionnement cliniquement significatif, caractérisé par la présence d'au moins trois des sept manifestations indiquées dans la figure au cours d'une période de 12 mois.
- **Accoutumance :** diminution progressive de la sensibilité de l'organisme à un médicament ou à un toxique et qui se traduit par la nécessité d'augmenter la dose pour obtenir le même effet.

B – Dysfonctionnements consécutifs à l'usage de drogues

La structure moléculaire d'une substance psychoactive ressemble à celle d'un neuromédiateur produit naturellement par l'organisme. Elle agit sur le système de transmission de l'information au niveau de la synapse :

- la morphine s'installe dans les récepteurs à endorphine ;
- la nicotine, dans les récepteurs à acétylcholine.

Certaines substances augmentent la sécrétion ou la concentration d'un neuromédiateur naturel.

Certaines substances bloquent les récepteurs d'un neuromédiateur naturel : l'alcool bloque les récepteurs activés par le glutamate et la glycine (essentiels pour la mémoire et la plasticité des synapses).

La cocaïne bloque le système de recapture de la dopamine dans la synapse. Cela entraîne, entre les neurones, une surconcentration de dopamine.

Cela provoque une information altérée entre les neurones :

- les perceptions sont modifiées ;
- les sensations sont aiguisées ou atténuées ;
- l'humeur est exaltée ou tranquillisée.

Toutes les zones du cerveau sont concernées ainsi que les fonctions que chaque zone active (raisonnement, mémoire, sensations, vision, coordination, douleur, etc.).

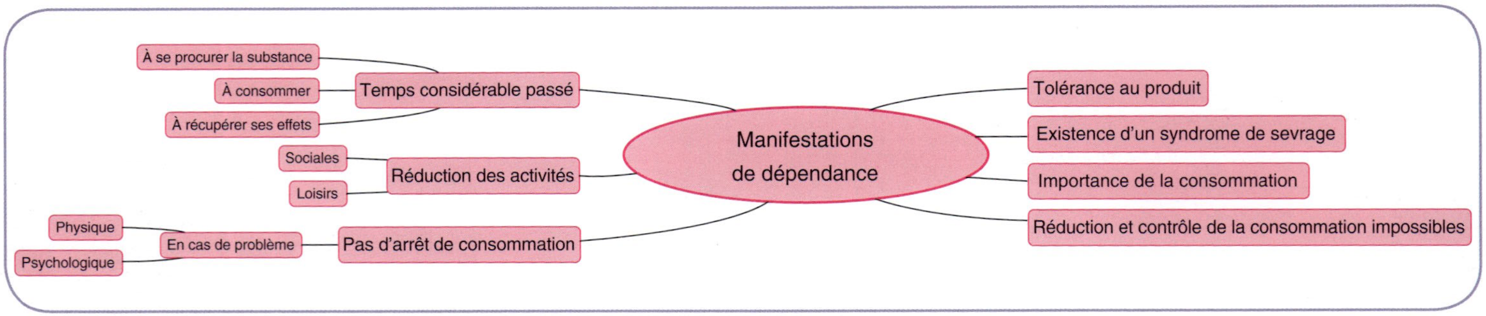

Figure 10.10 : **Manifestations de la dépendance.**

C – Effets des substances à long terme et à court terme sur l'organisme

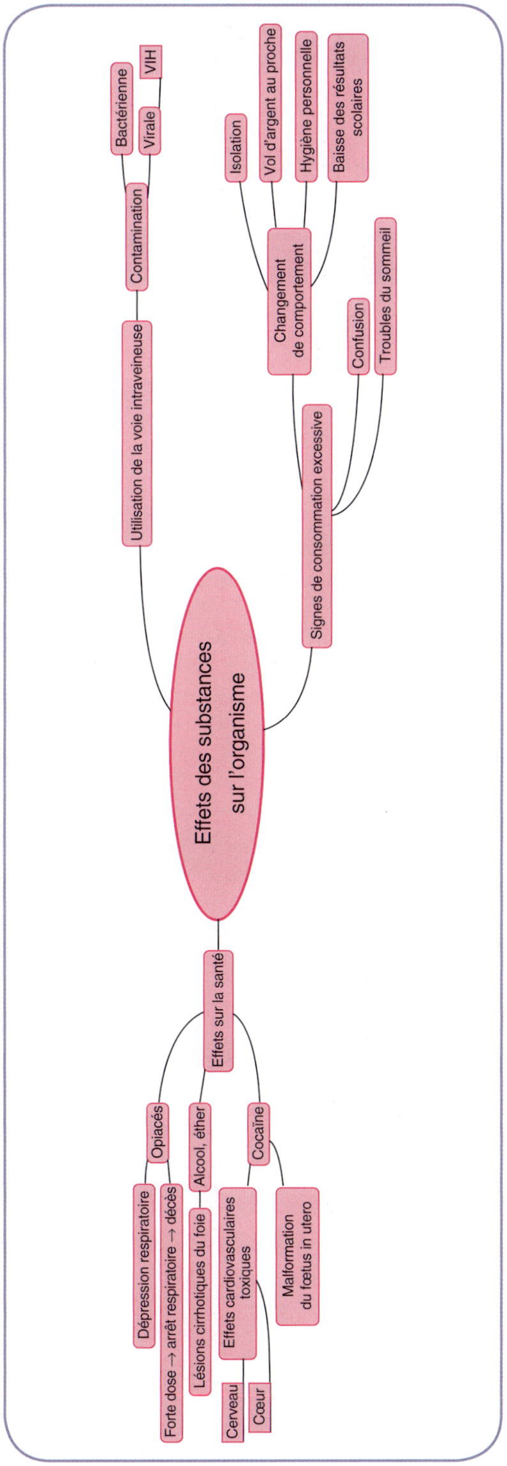

Figure 10.11 : **Effets des substances sur l'organisme.**

FICHE 11

Organes des sens

Les organes des sens sont des systèmes récepteurs sensibles aux stimulations de l'environnement.

1 Œil

A – Anatomie de l'œil

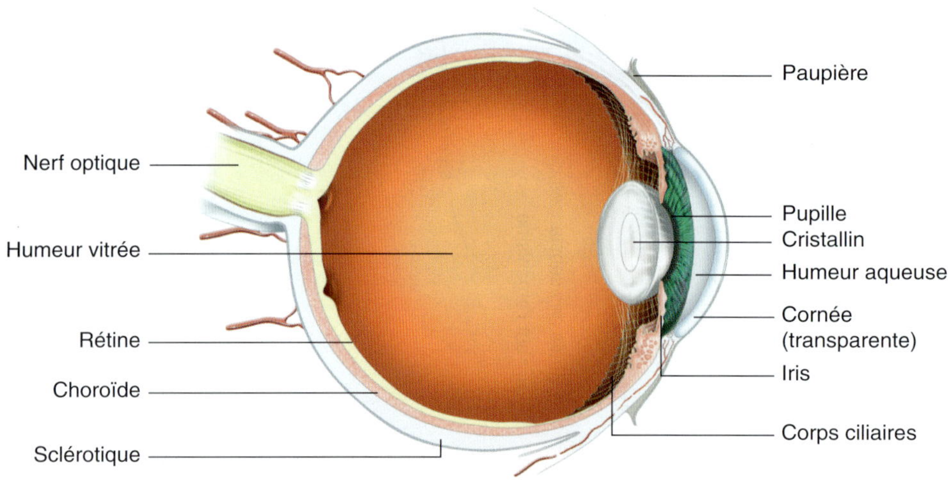

Figure 11.1 : **Anatomie de l'œil.**

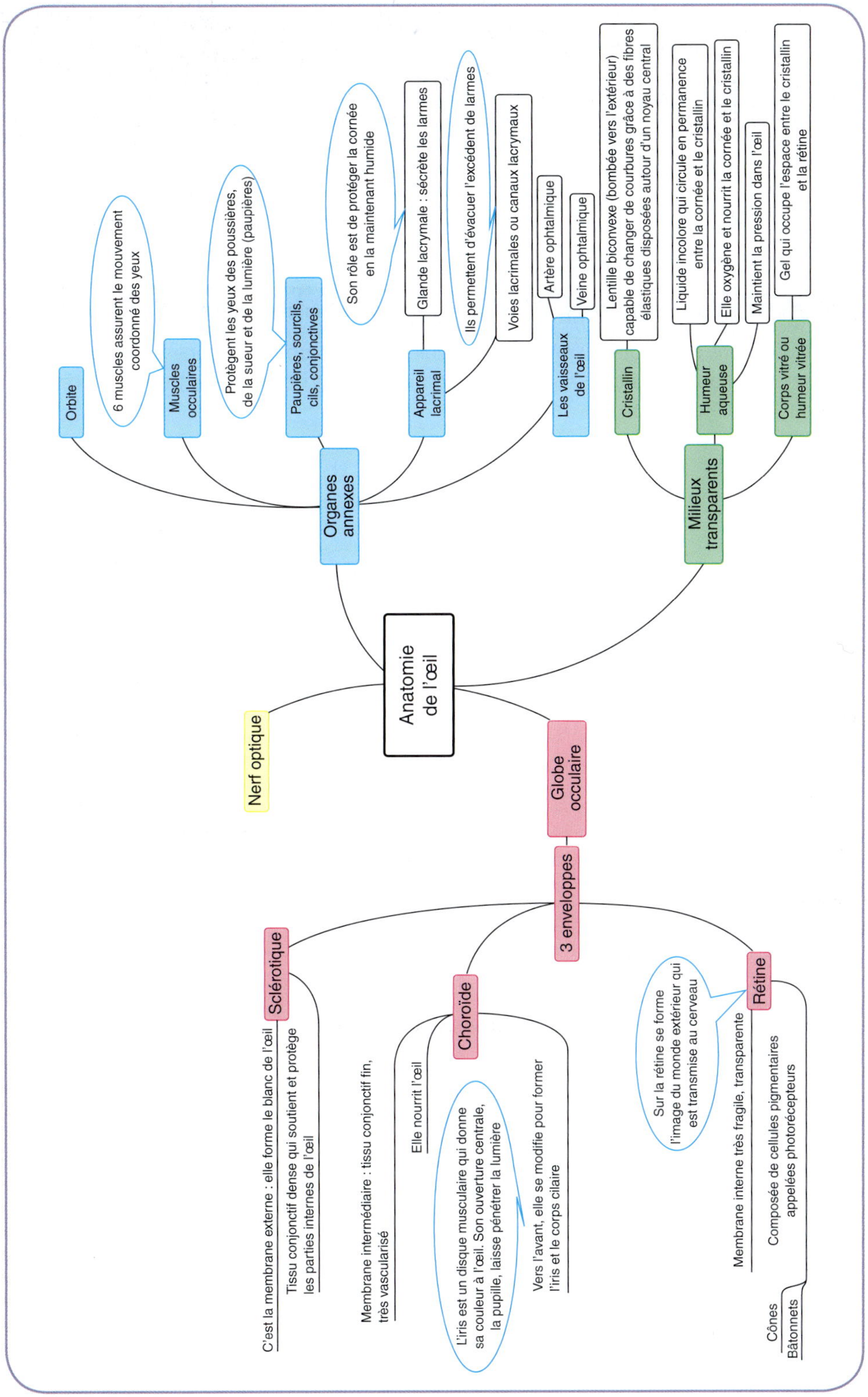

Figure 11.2 : Anatomie de l'œil.

B – Vision : perception et transmission des images

Formation de l'image sur la rétine

La lumière traverse les milieux transparents de l'œil (cornée → humeur aqueuse → cristallin → corps vitré) et forme une image inversée et plus petite sur la rétine.

La quantité de lumière qui pénètre dans l'œil est contrôlée par l'ouverture de la pupille.

Influx nerveux visuel et transmission au cerveau

L'intensité lumineuse se transforme ensuite en influx nerveux afin que l'image puisse être interprétée :

Lumière → rétine → réactions chimiques au niveau des cellules photoréceptrices : cônes et bâtonnets → création de l'influx nerveux (signaux électriques) → propagation dans le nerf optique → transmission au cerveau (cortex visuel occipital) → interprétation des images.

C – Pathologies de l'œil

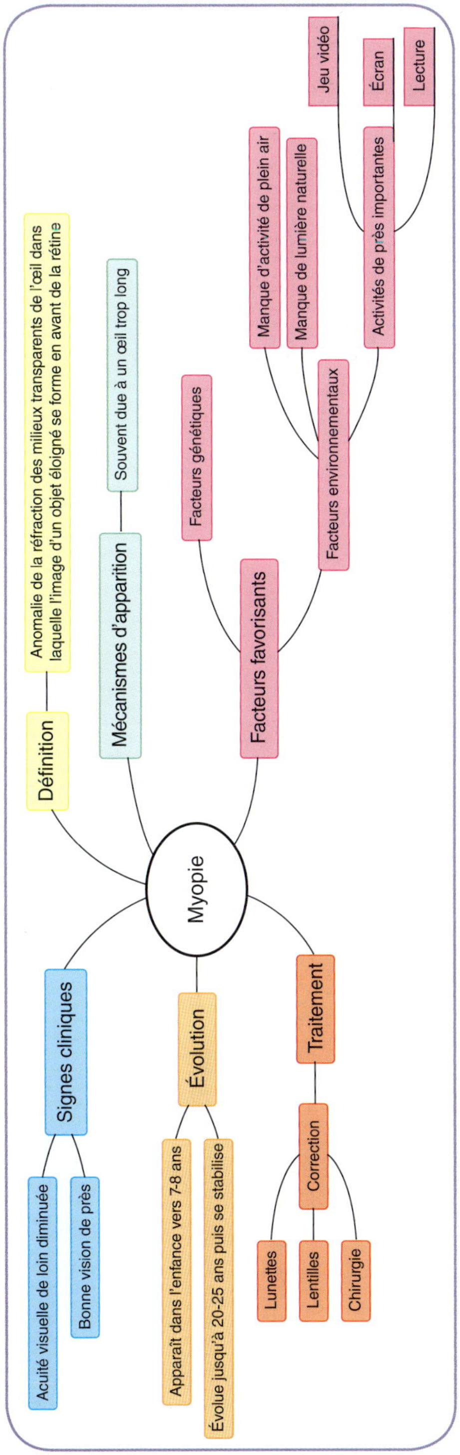

Figure 11.3 : **La myopie.**

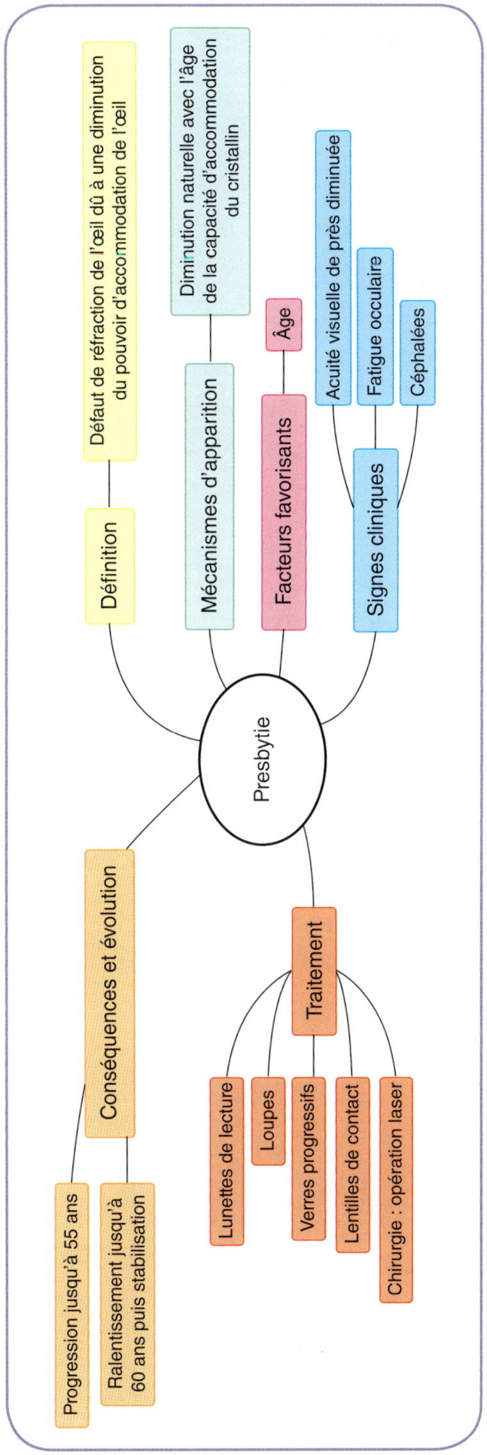

Figure 11.4 : **La presbytie.**

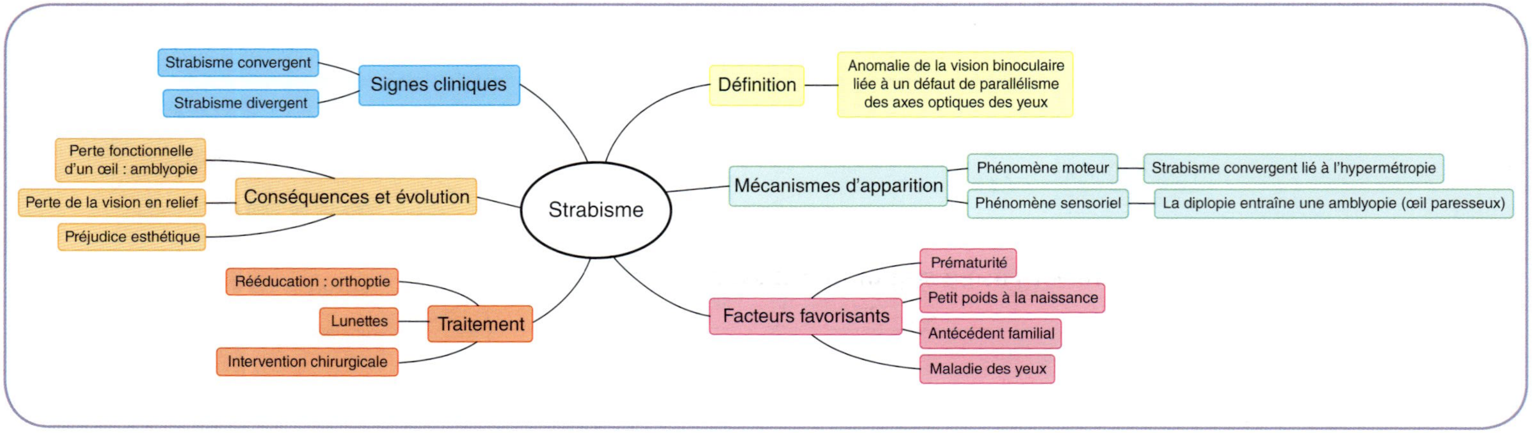

Figure 11.5 : **Le strabisme.**

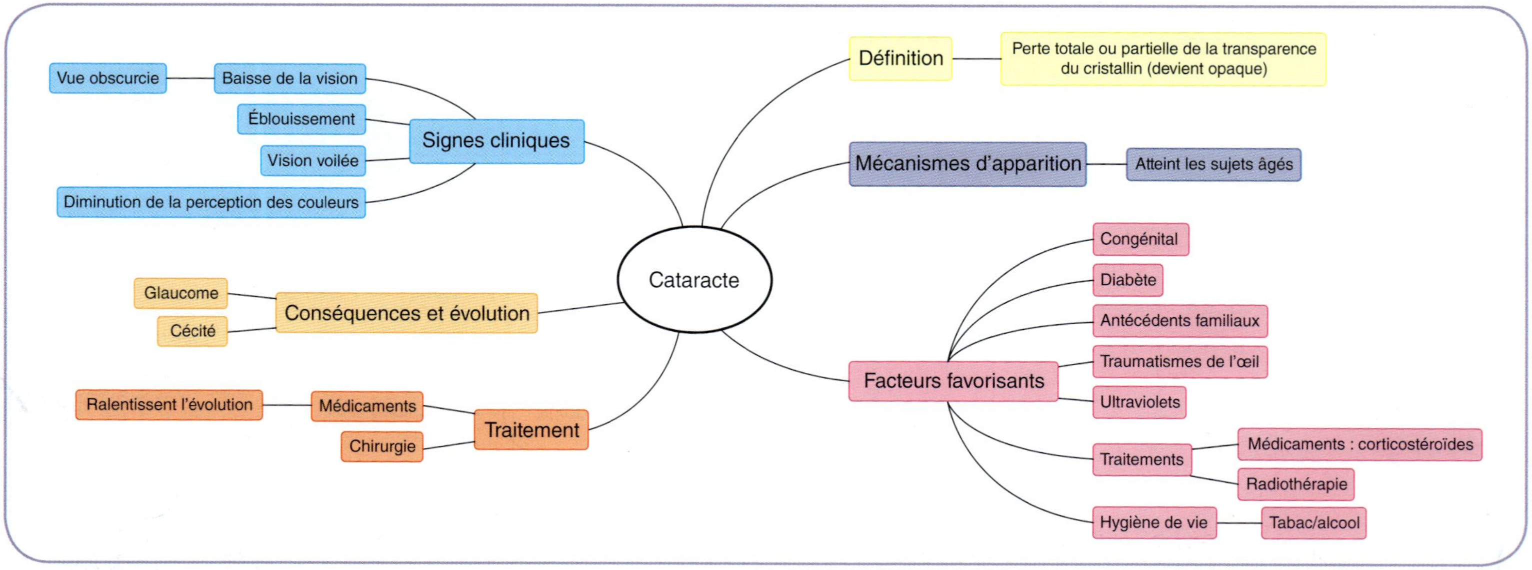

Figure 11.6 : **La cataracte.**

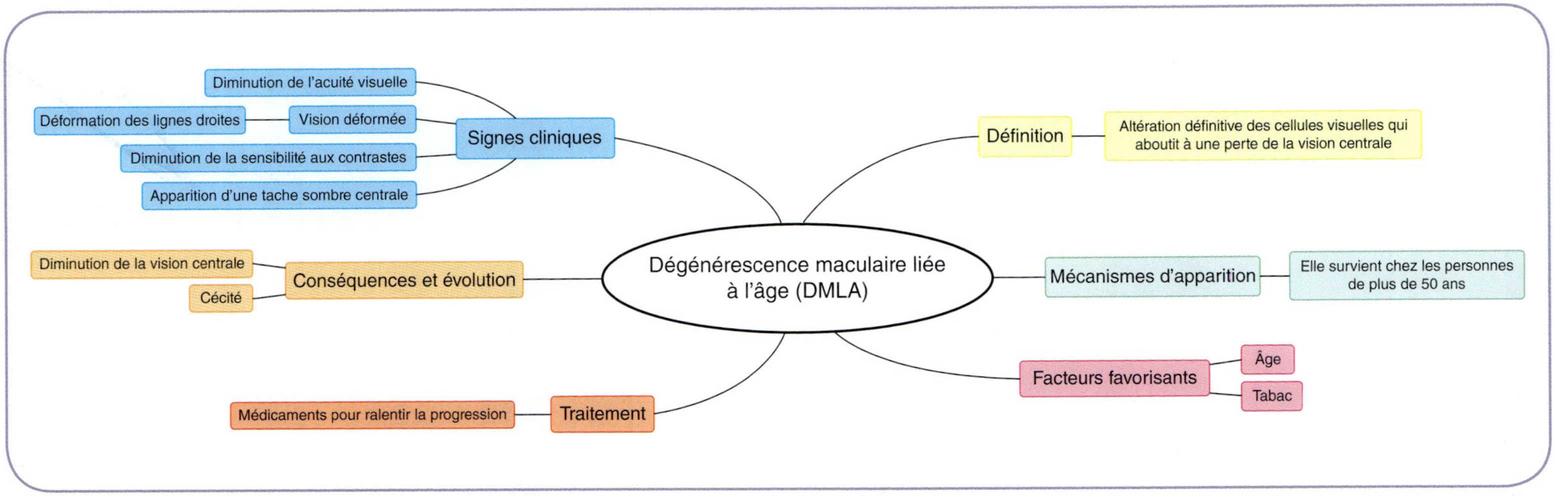

Figure 11.7 : **La dégénérescence maculaire liée à l'âge (DMLA).**

2 Oreilles

A – Anatomie de l'oreille

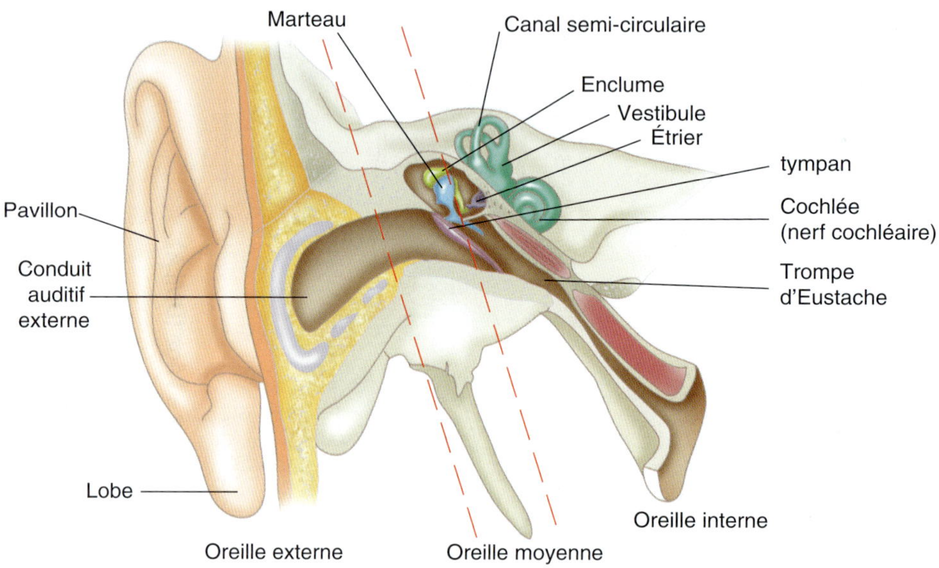

Figure 11.8 : **Anatomie de l'oreille.**

B – Audition : perception et transmission des sons. Équilibre

Oreille externe	Oreille moyenne	Oreille interne
Pavillon de l'oreille : capte les sons Conduit auditif externe : amplifie et transmet le son à l'oreille moyenne Le mouvement du son fait vibrer le tympan	Les vibrations sont transmises aux osselets : marteau, enclume, étrier Joue un rôle de piston qui comprime le liquide de l'oreille interne	Cochlée : renferme entre 15 000 et 20 000 cellules ciliées qui détectent les vibrations du liquide et génèrent l'influx nerveux qui est acheminé vers le cerveau par le nerf auditif
Les aires auditives du cerveau interprètent les sons. L'influx nerveux est analysé selon l'intensité (nombre de cellules ciliées activées) et la hauteur des sons (graves ou aigus). Il est interprété en paroles, musiques ou bruits		

C – Pathologies de l'oreille

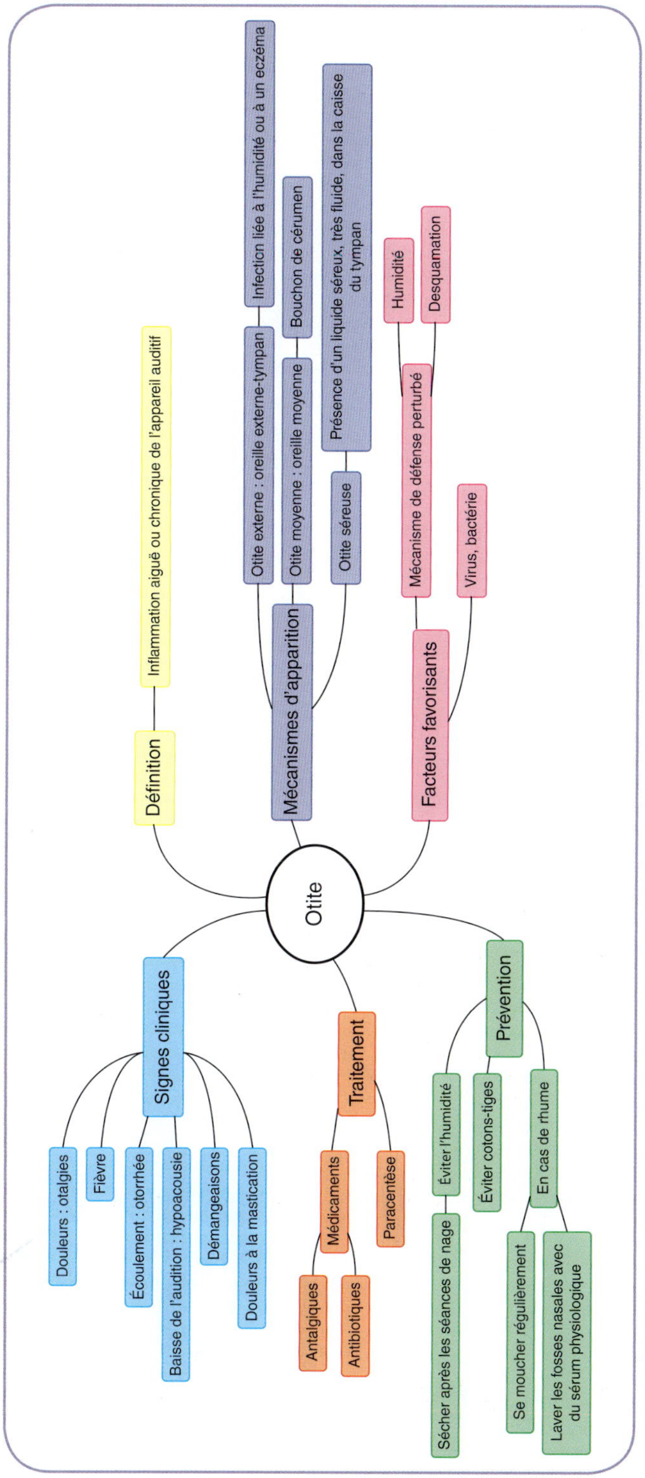

Figure 11.9 : **Otite.**

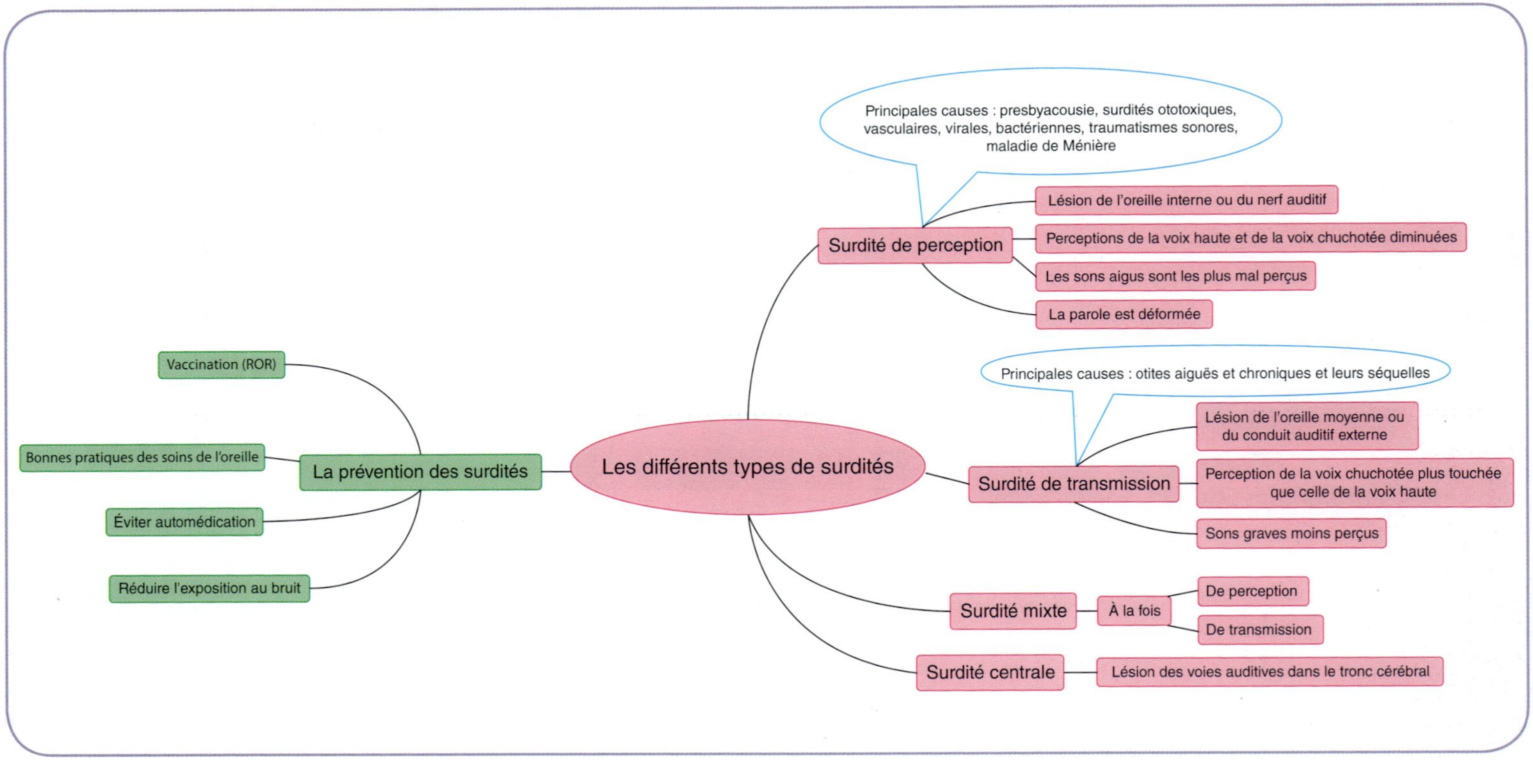

Figure 11.10 : **Les différents types de surdité.**

Appareil excréteur

1 Anatomie

A – Appareil excréteur

L'**appareil excréteur** est situé dans l'abdomen. L'appareil excréteur est également appelé appareil ou système urinaire Il est formé de deux organes excréteurs, les **reins**, qui élaborent l'urine, et les **voies excrétrices urinaires** qui transportent l'urine vers l'extérieur de l'organisme.

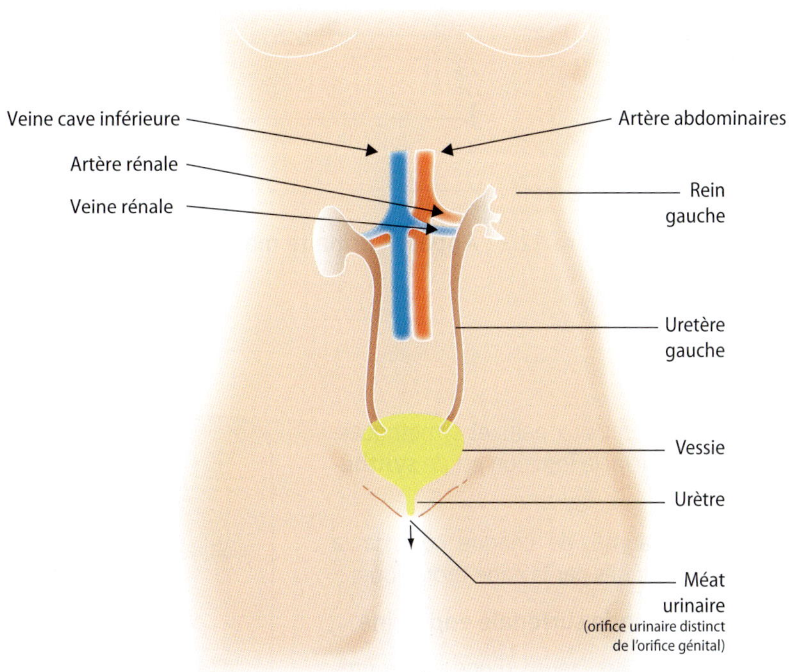

Figure 12.1 : **Appareil urinaire féminin.**

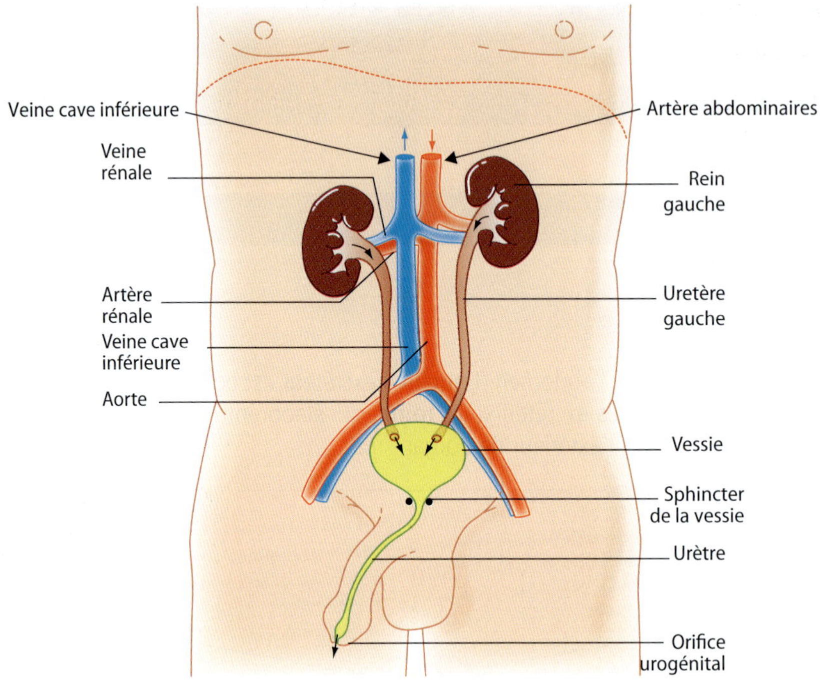

Figure 12.2 : **Appareil urinaire masculin.**

B – Rein

Les reins sont des organes abdominaux pairs et symétriques, en forme de haricot dont la principale fonction est de **synthétiser l'urine**.

Ils sont situés sous le diaphragme, de chaque côté de la colonne vertébrale. Ils sont protégés par la cage thoracique.

Ils sont coiffés chacun d'une **glande surrénale endocrine**.

Le bord interne de chaque rein est creusé d'une cavité profonde, le **sinus du rein**, avec un orifice appelé le **hile** où passent les vaisseaux sanguins et des voies excrétrices de l'urine.
Le rein est constitué de différentes parties :

- une **capsule fibreuse** : mince et résistante, qui protège les reins ;
- la **zone corticale périphérique** ;

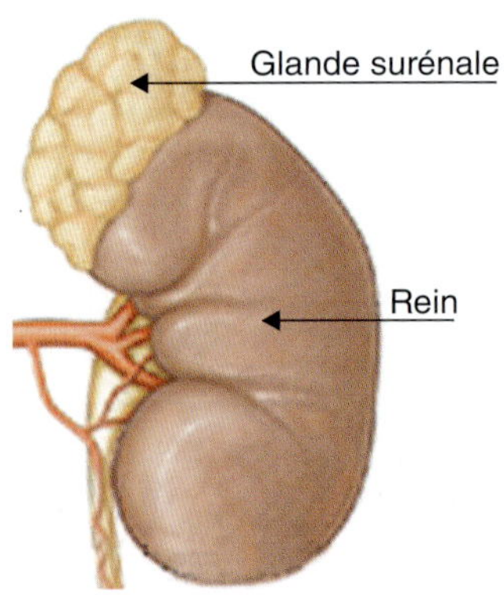

Figure 12.3 : **Anatomie du rein.**

• la **zone médullaire** ou **medulla,** formée de 8 à 12 pyramides de Malpighi ; le sommet interne de ces pyramides est la **papille**. Chaque papille répond à une cavité, le **calice**.

Le **sinus rénal** comprend :

• les **calices** : les petits calices recueillent l'urine émise par les pyramides de Malpighi. L'union des petits calices forme les grands calices. Il y a trois grands calices par rein, et ceux-ci se rejoignent pour former le bassinet ;

• le **bassinet** vers lequel convergent les calices. Il est formé par la réunion des grands calices. Il a un rôle de réservoir, mais il est aussi contractile et participe à la progression de l'urine dans l'uretère ;

• l'**uretère** qui fait suite au bassinet.

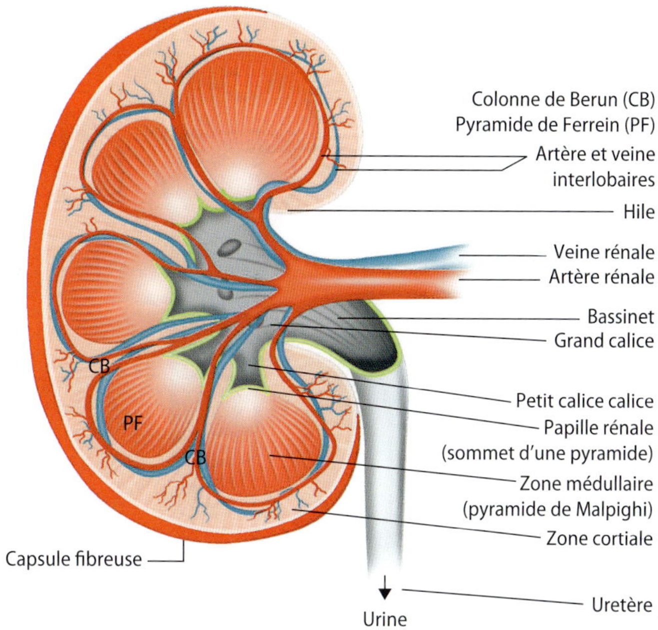

Figure 12.4 : **Coupe du rein.**

2 Néphron

Le néphron est l'unité fonctionnelle du rein. Les néphrons sont situés dans la zone médullaire et dans la zone corticale. Chaque rein est composé d'environ 1 à 2 millions de néphrons.

A – Structure du néphron

Un néphron mesure entre 3 et 4 cm de long. Il se compose :

• du **corpuscule de Malpighi** ou corpuscule rénal constitué :

– du **glomérule de Malpighi** : réseau de très petits vaisseaux sanguins (comme une pelote) venant des ramifications de l'artère rénale ;

– de la **capsule de Bowman** qui entoure le glomérule de Malpighi.

- d'un **tube contourné ou tube proximal** ;
- d'une **anse de Henlé** ;
- d'un **tube distal** ;
- du **tube collecteur de Bellini** qui débouche dans les calices.

De manière générale, 6 néphrons s'abouchent dans un tube collecteur.

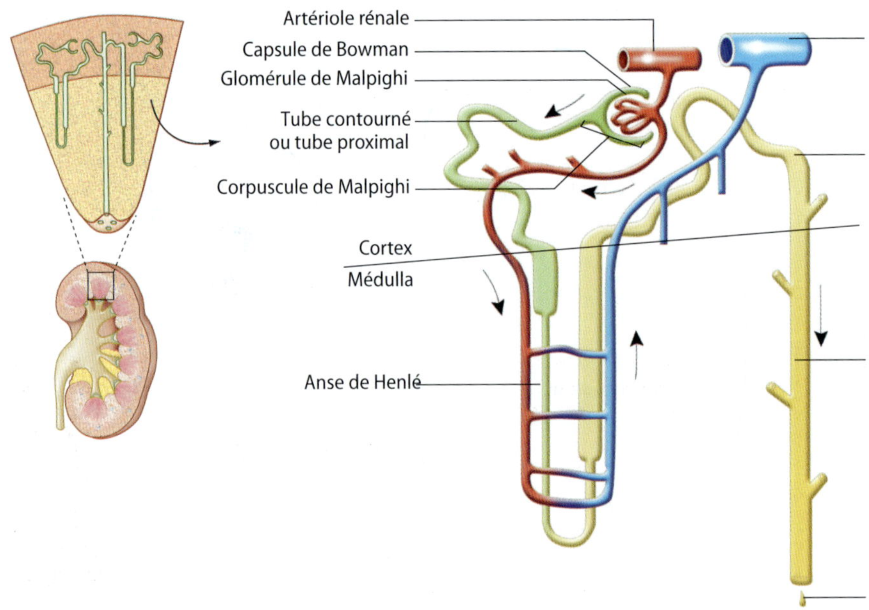

Figure 12.5 : **Structure du néphron.**

B – Rôle du néphron

- Le néphron filtre les substances contenues dans le sang.
- Il réabsorbe ce qui est utile à l'organisme.
- Il permet la formation de l'urine.
- Il permet l'élimination des déchets dans les urines.

La **formation de l'urine** dans le néphron s'effectue grâce à trois mécanismes :

- la **filtration glomérulaire** : la filtration du plasma sanguin s'effectue dans les glomérules et la capsule de Bowman sous l'action de la pression sanguine → formation de l'urine primitive ;

- la **réabsorption tubulaire** : elle permet à l'organisme de récupérer ce qui lui est nécessaire (par exemple eau, glucose, etc.) ;
- la **sécrétion tubulaire** : l'urine définitive est élaborée au niveau du tube distal, les déchets sont éliminés (urée).

3 Rôles du rein

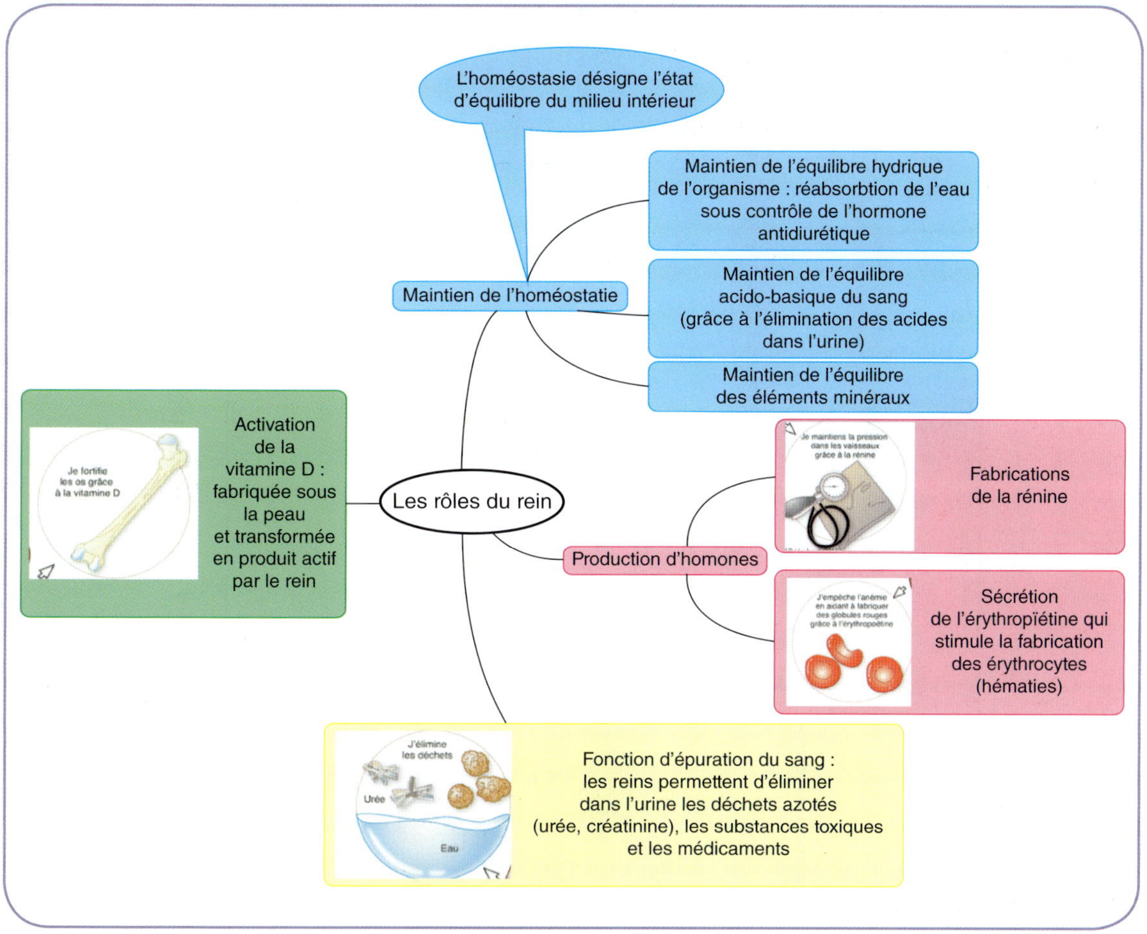

Figure 12.6 : **Les rôles du rein.**

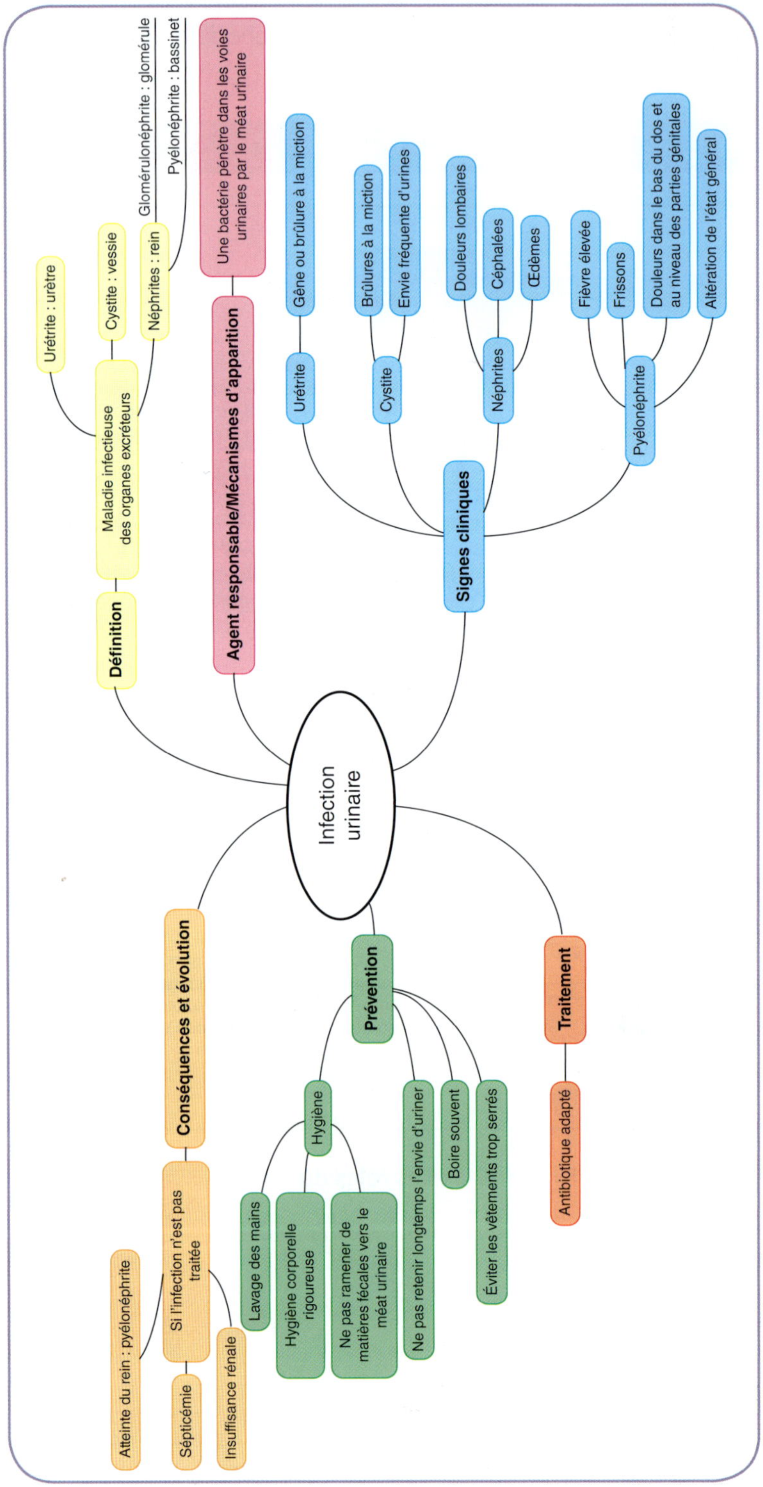

Figure 12.7 : Infection urinaire.

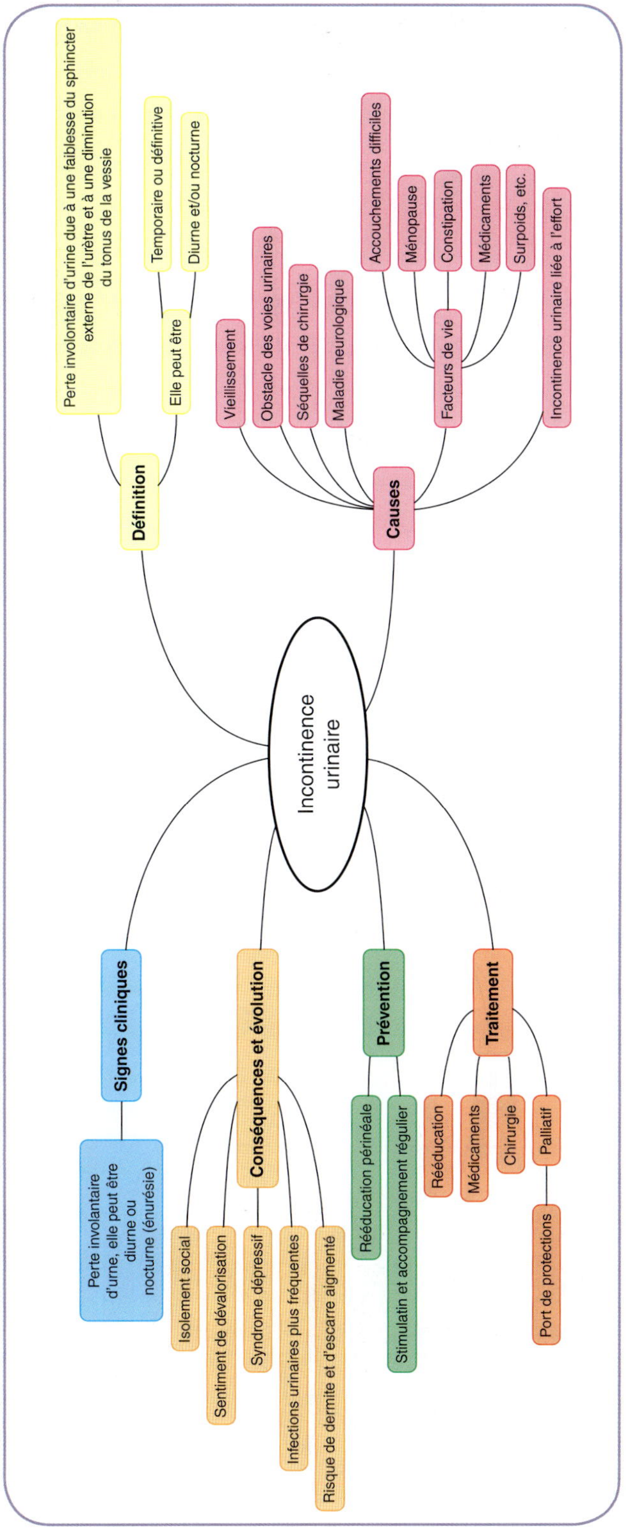

Figure 12.8 : Incontinence urinaire.

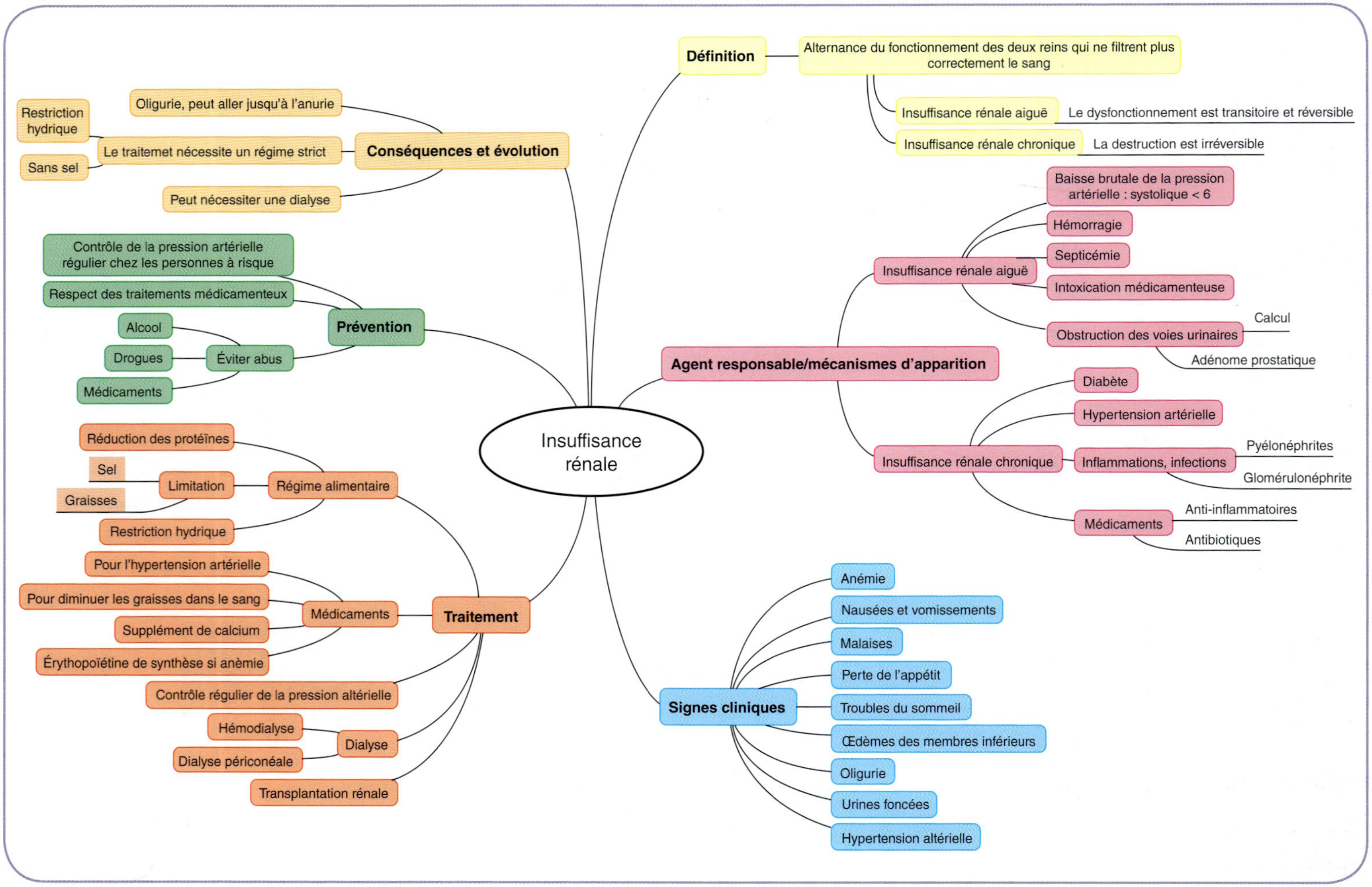

Figure 12.9 : **Insuffisance rénale.**

Appareils génitaux

L'appareil génital comprend l'ensemble des organes chargés de la reproduction.

1 Anatomie

A – Appareil génital masculin

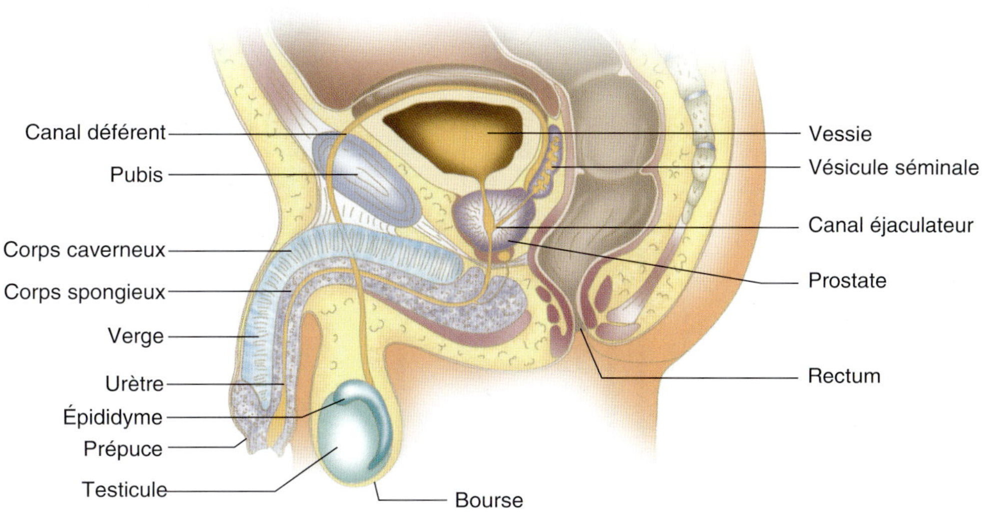

Figure 13.1 : **Anatomie de l'appareil génital masculin.**

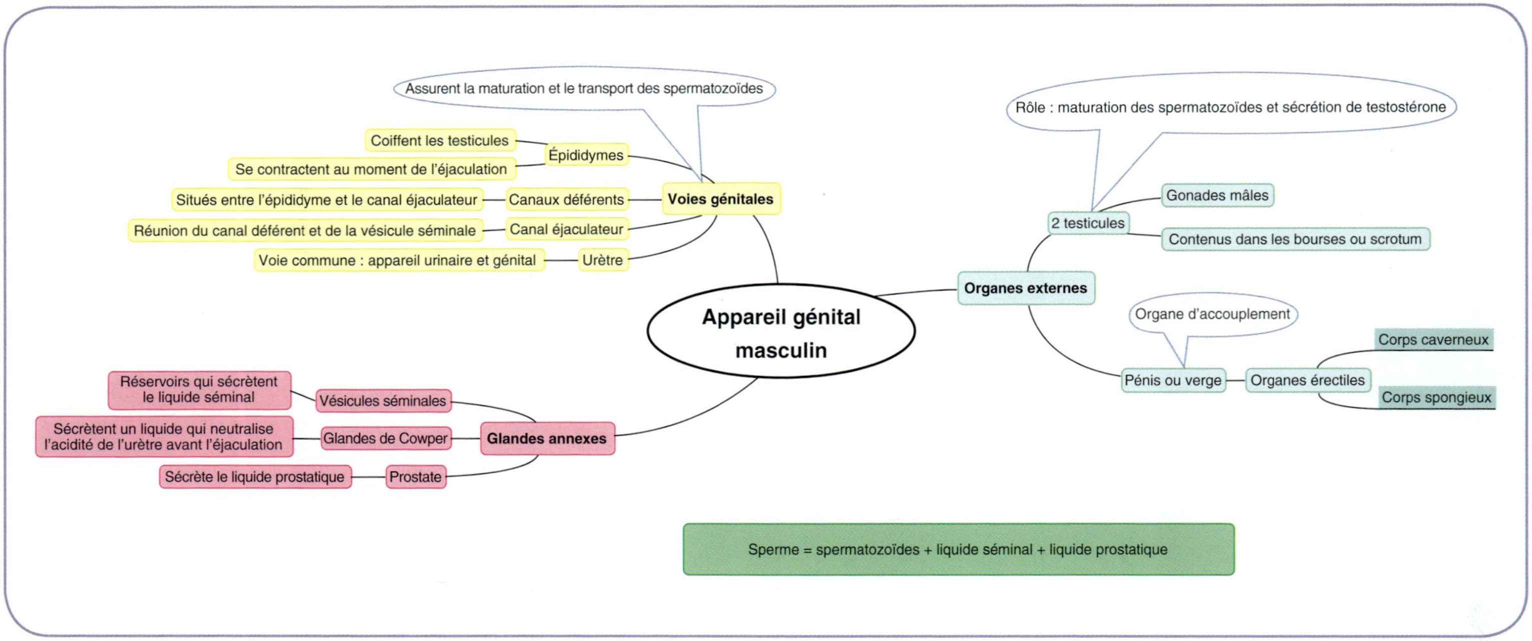

Figure 13.2 : **Appareil génital masculin.**

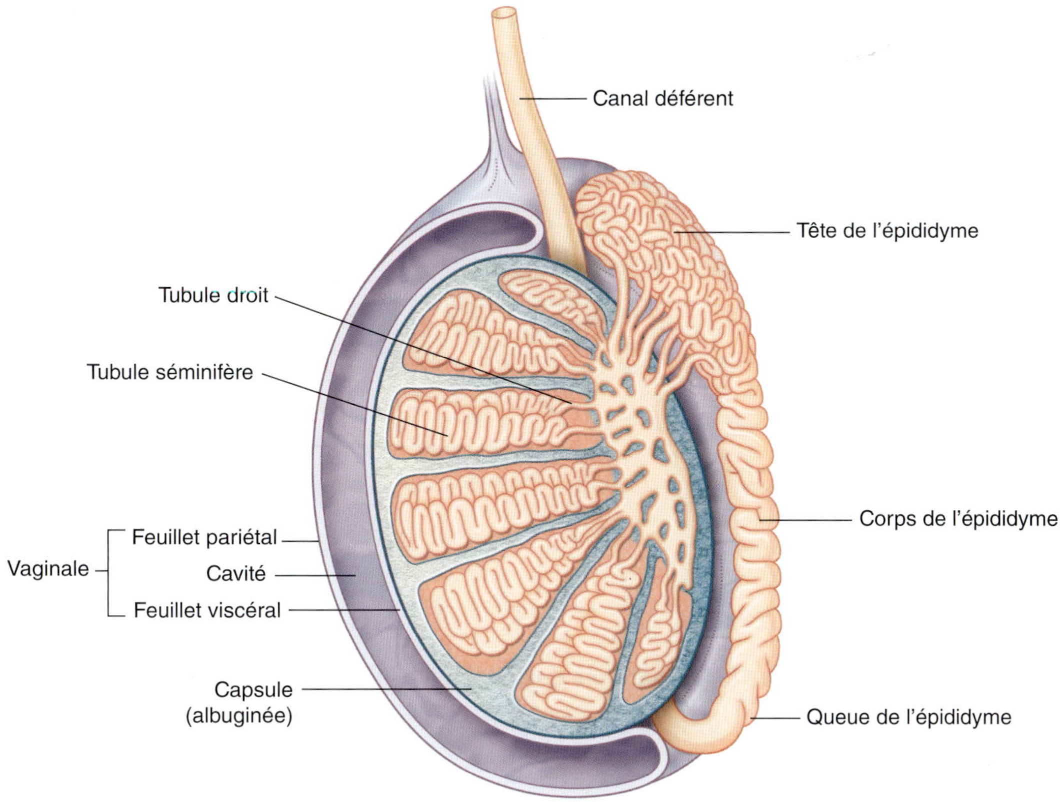

Figure 13.3 : **Coupe d'un testicule.**

- Les **tubes séminifères** sont le lieu de production des **spermatozoïdes**.
- Lors d'un **rapport sexuel**, l'épididyme se contracte et expulse les spermatozoïdes dans le **canal déférent**.
- L'hormone mâle, la **testostérone**, est sécrétée par les cellules interstitielles des testicules : les **cellules de Leydig**.

B – Appareil génital féminin

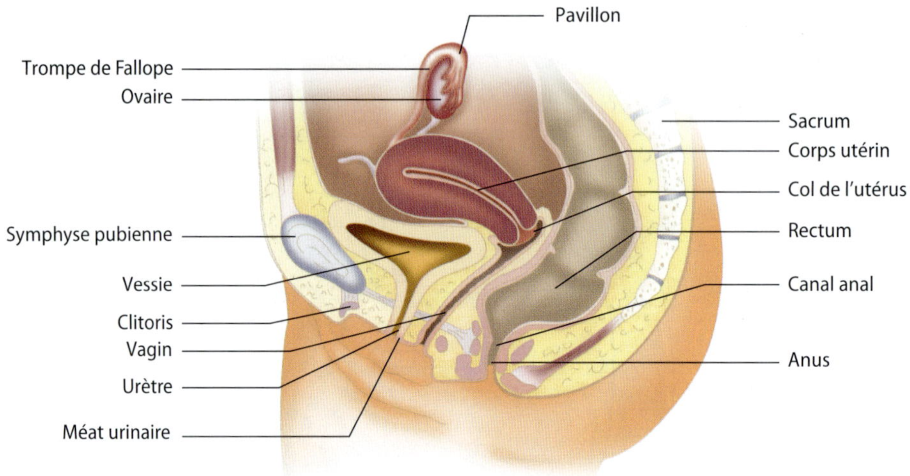

Figure 13.4 : Anatomie de l'appareil génital féminin.

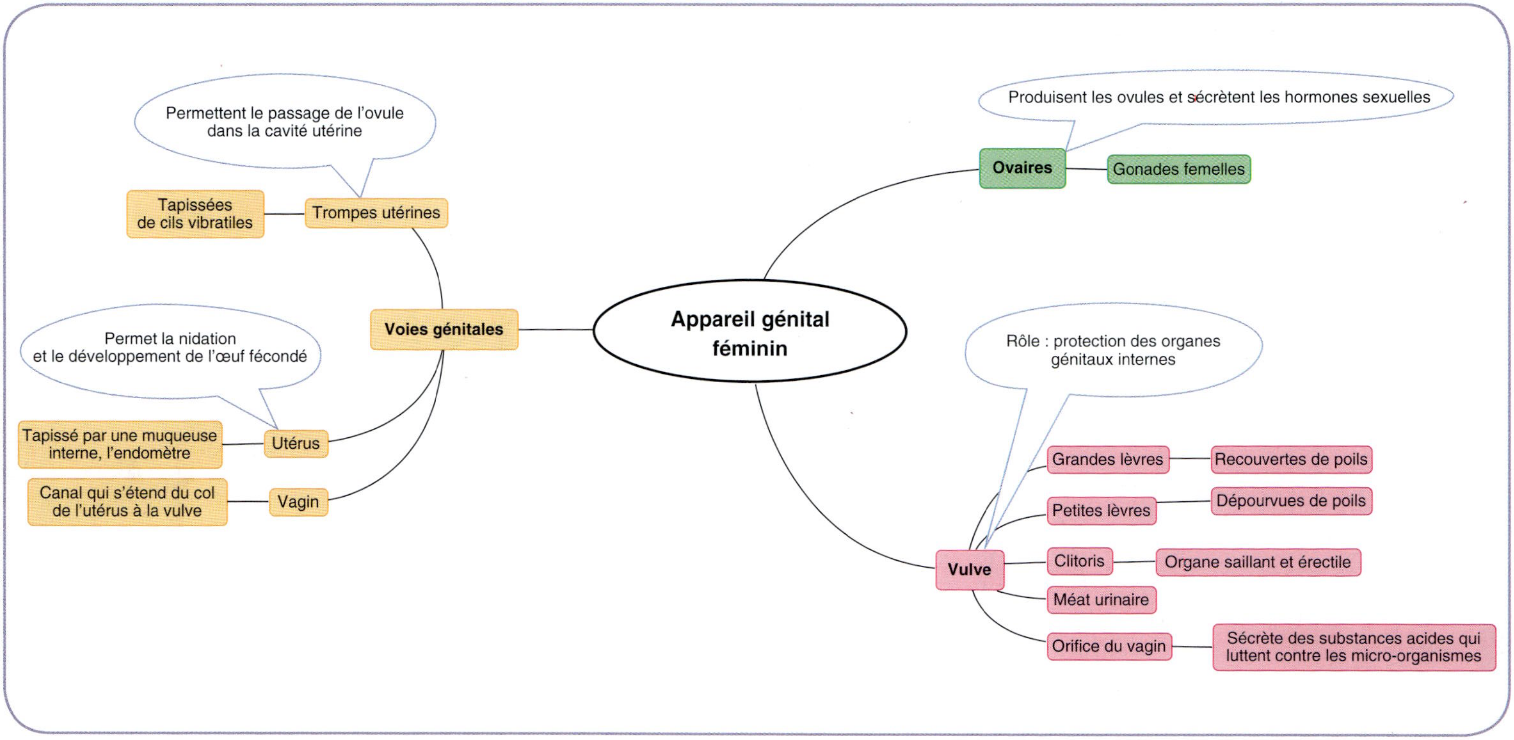

Figure 13.5 : **Appareil génital féminin.**

2 Cycle menstruel

Le cycle menstruel correspond à l'ensemble des phénomènes qui se produisent de manière cyclique chez la femme sous l'action des hormones ovariennes. Il se traduit par l'écoulement des règles (entre 1 et 7 jours) et se répète tous les 21 à 35 jours. Le premier jour des règles correspond au 1er jour du cycle. Il se divise en trois phases.

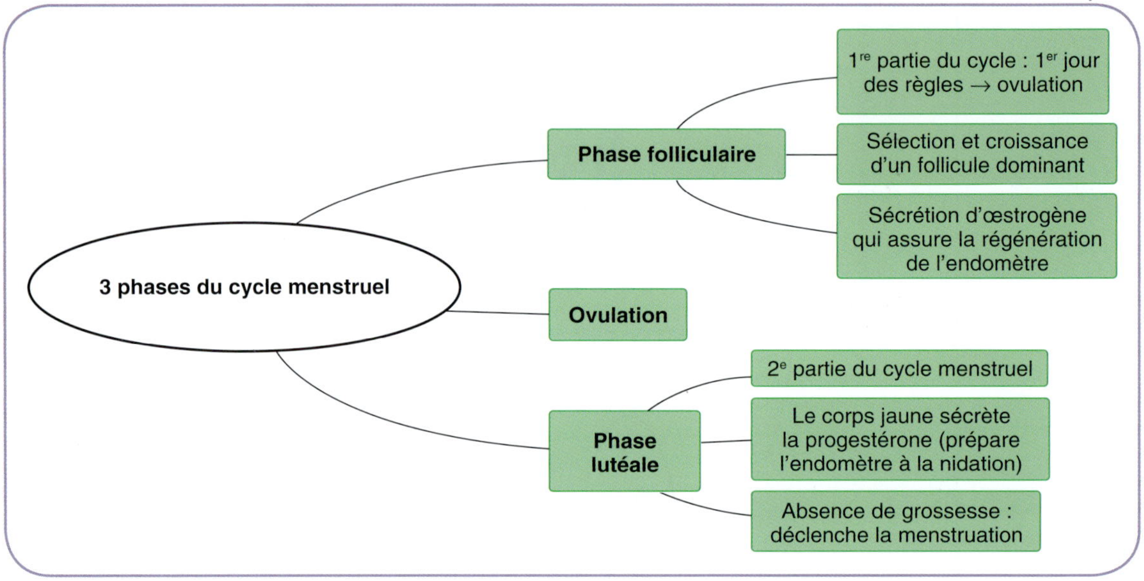

Figure 13.6 : **Les trois phases du cycle menstruel.**

A – Cycle ovarien

- Chaque mois, un **ovocyte** est expulsé par un des deux ovaires.
- Dans la première partie du cycle, la taille des **follicules** augmente.
- Le follicule le plus imposant libère l'ovocyte : c'est l'**ovulation**.
- Ce qui reste du follicule se transforme en **corps jaune** qui se maintient les 14 jours restants du cycle.

B – Cycle hormonal

C'est la variation périodique de sécrétion hormonale des ovaires commandée par le complexe hypothalamo-hypophysaire, lui-même contrôlé rétroactivement par les hormones ovariennes : **œstrogène** et **progestérone**.

C – Cycle utérin

C'est la variation périodique de l'endomètre (muqueuse de l'utérus) au cours du cycle menstruel sous l'influence des hormones sécrétées par l'ovaire.

- Les cinq premiers jours du cycle, la muqueuse est évacuée : règles ou menstruations.
- Elle se reconstitue ensuite ; sa taille augmente jusqu'à l'ovulation.
- Pendant les 14 derniers jours du cycle après l'ovulation, elle change d'aspect (très vascularisée) pour permettre la nidation de l'œuf fécondé.

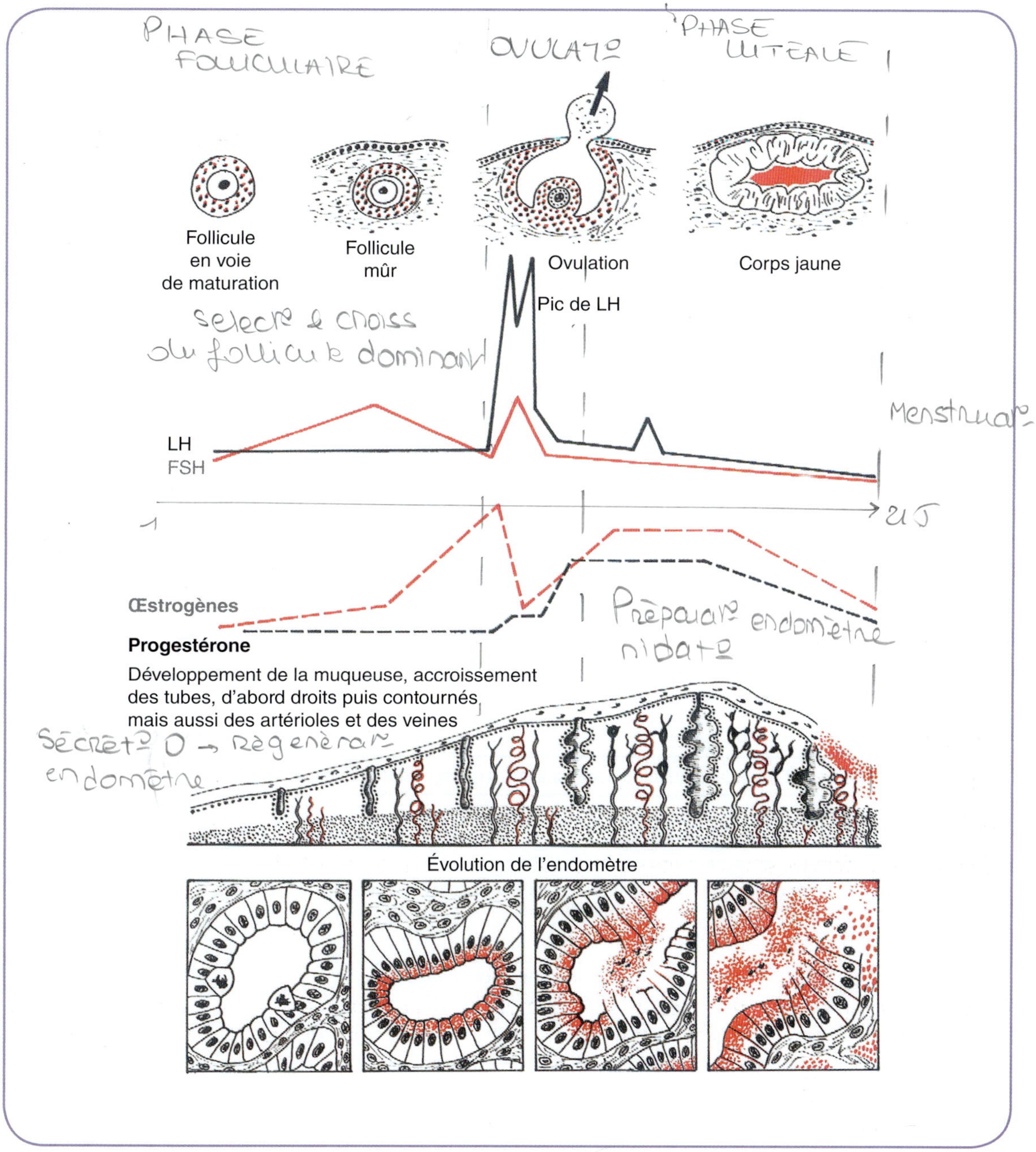

Figure 13.7 : **Le cycle menstruel.**

3 Rôle de l'axe hypothalamo-hypophysaire dans le contrôle de la sécrétion hormonale

A – Chez la femme

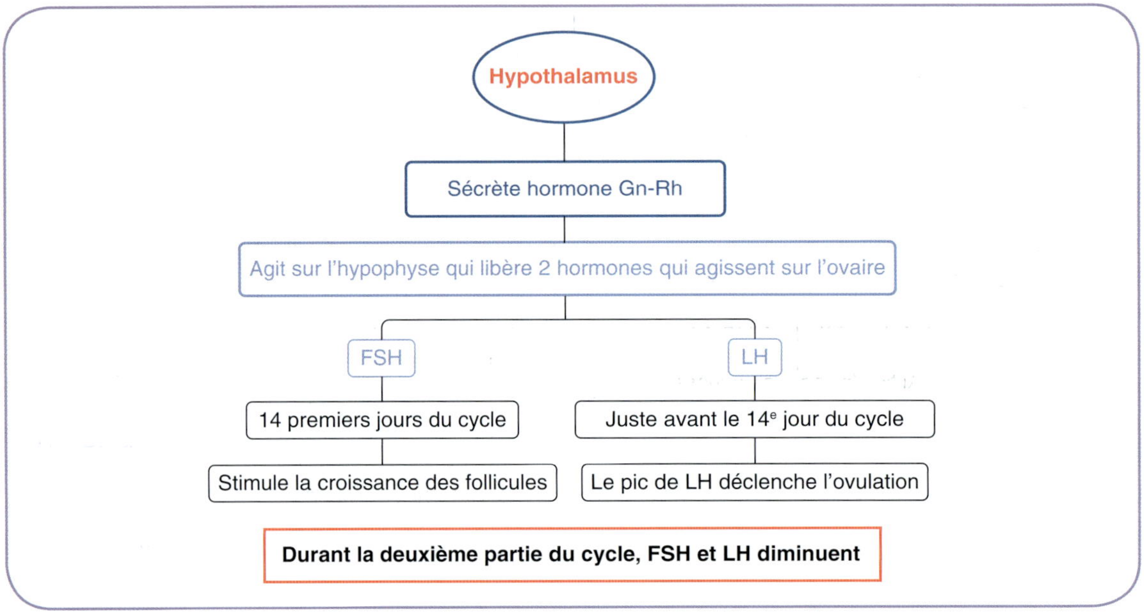

Figure 13.8 : Rôle de l'hypothalamus chez la femme.

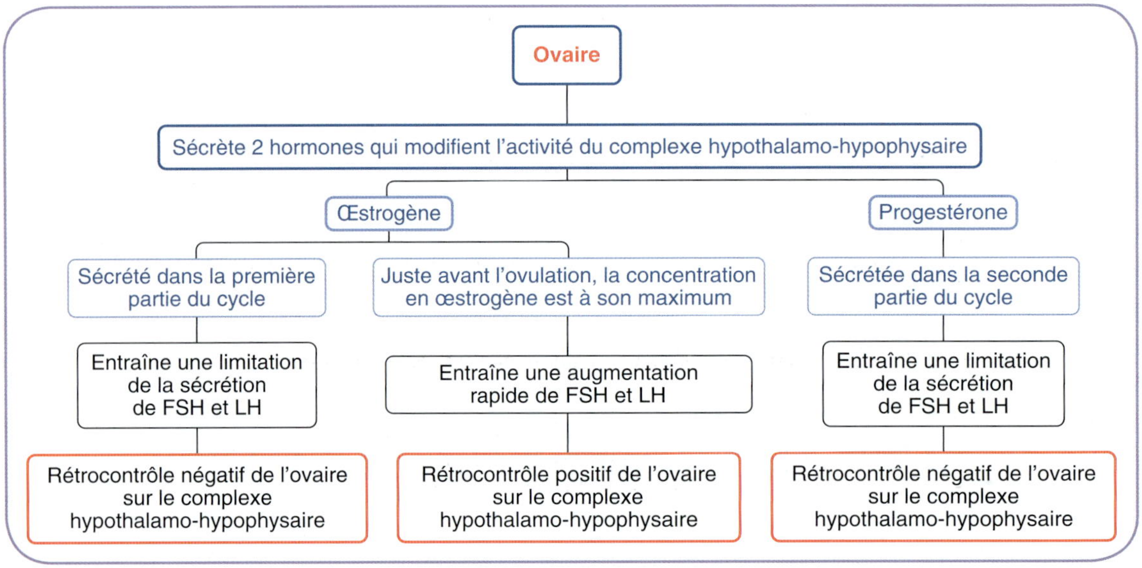

Figure 13.9 : Rôle de l'ovaire.

B – Chez l'homme

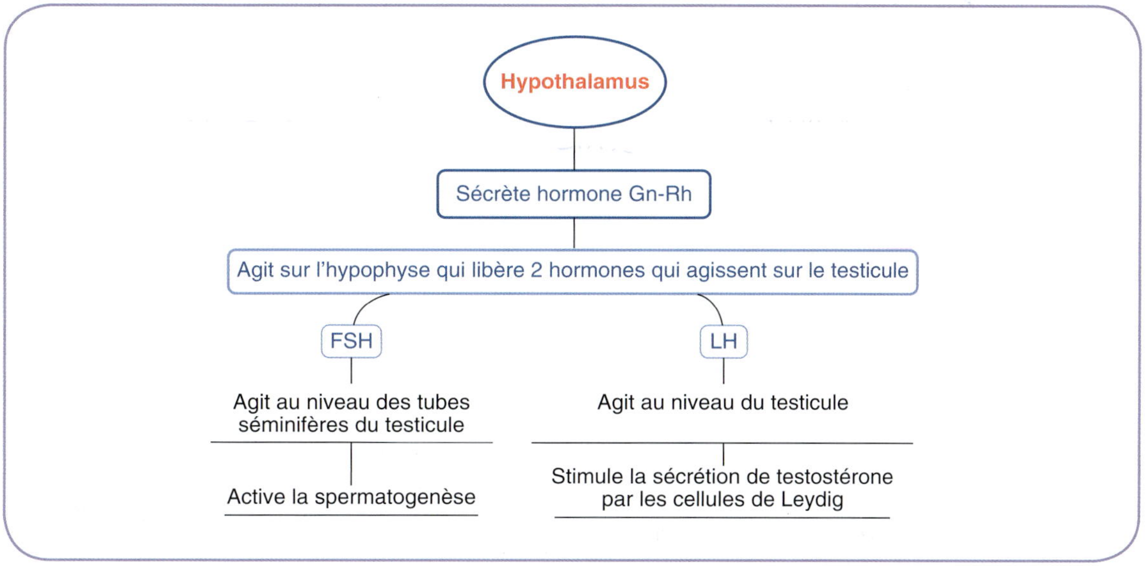

Figure 13.10 : Rôle de l'hypothalamus chez l'homme.

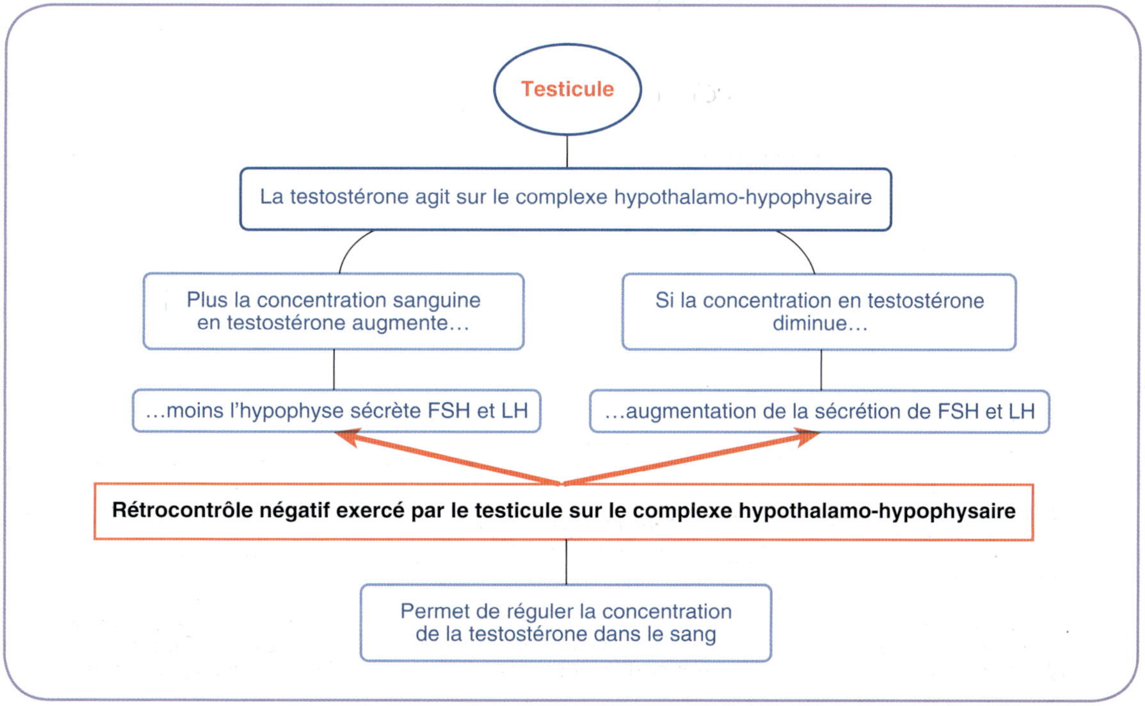

Figure 13.11 : Rôle du testicule.

4 Gamètes

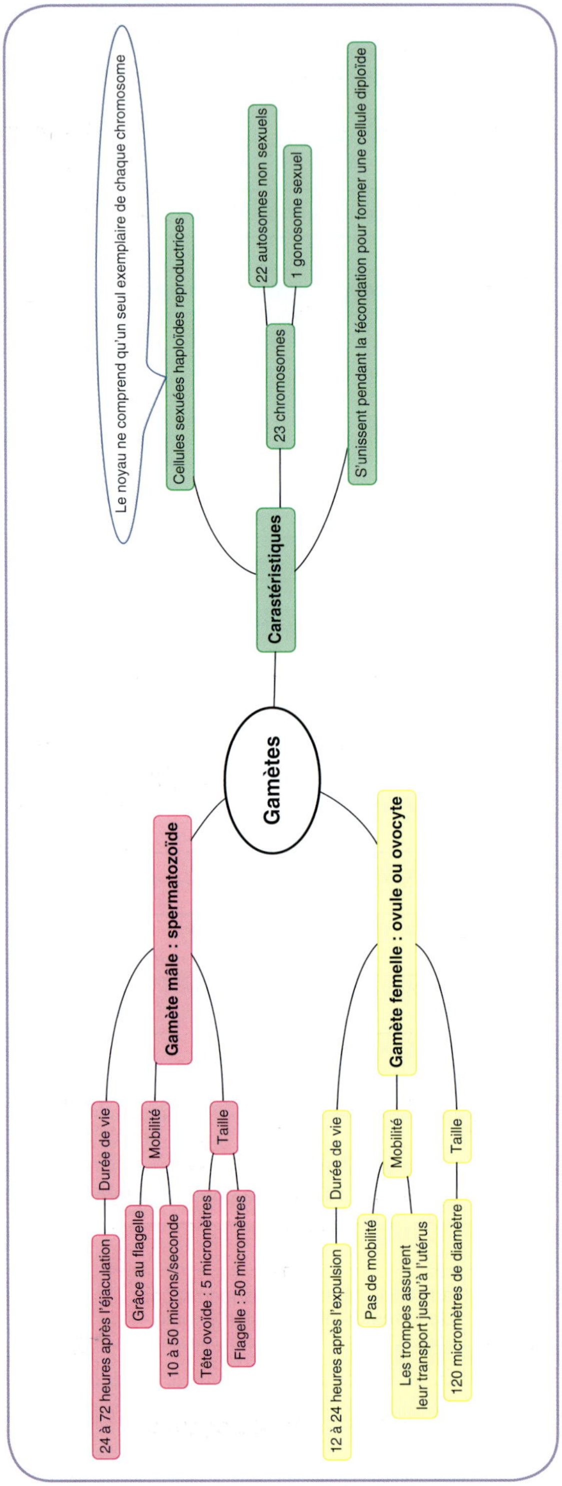

Figure 13.12 : Les gamètes.

A – Ovogenèse et folliculogenèse

L'**ovogenèse** est le processus au niveau des ovaires qui permet la formation d'un ovocyte à partir d'une cellule originelle dite germinale. Elle débute avant la naissance.

La **folliculogenèse** est l'ensemble des processus qui permettent à un follicule primordial de se développer (de la puberté à la ménopause).

- Les follicules sont situés dans la zone périphérique de l'ovaire (cortex).

Les étapes de la folliculogenèse

- Follicule primordial (stock à la naissance)
- Follicule en croissance : primaire ; secondaire ; tertiaire
- Préovulatoire : follicule de Graaf

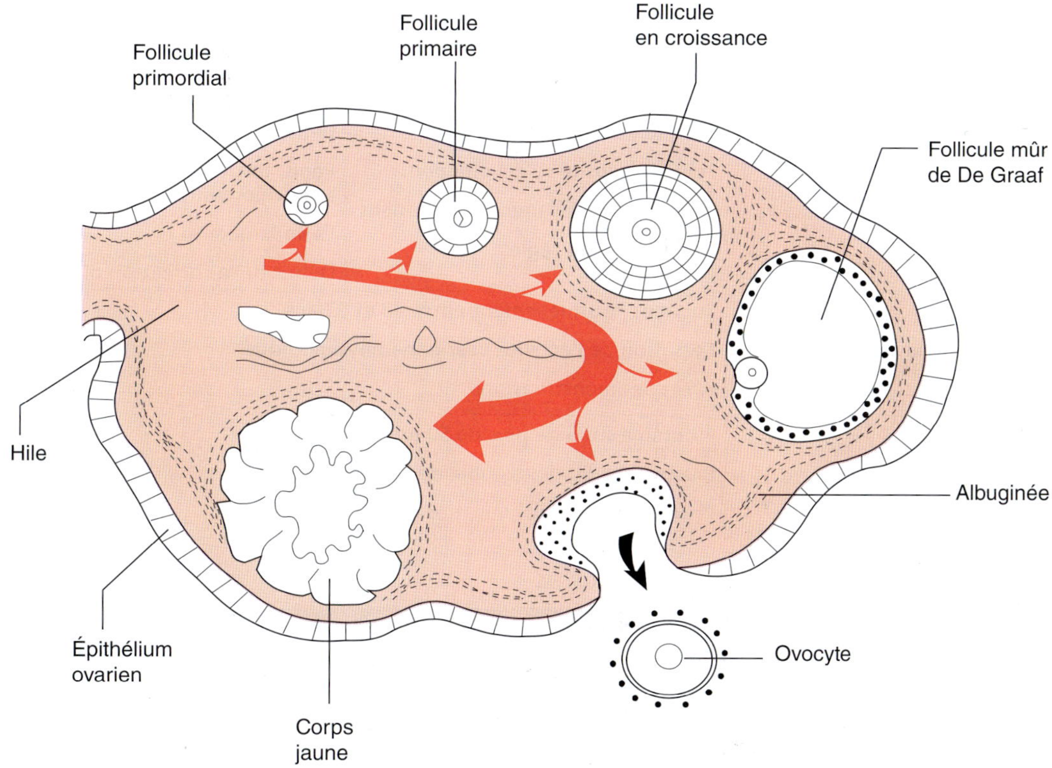

Figure 13.13 : **Folliculogenèse.**

B – Spermatogenèse

C'est un processus au niveau des tubes séminifères des testicules qui permet la formation d'un spermatozoïde à partir d'une cellule originelle dite germinale.

Les étapes de la spermatogenèse

1. Multiplication : les spermatogonies ou cellules germinales indifférenciées (46 chromosomes) se multiplient par mitoses successives.
2. Accroissement : la spermatogonie grossit et devient un spermatocyte I.
3. Méiose ou réduction chromatique : le spermatocyte I se divise pour donner deux spermatocytes II (23 chromosomes).
4. Maturation : les spermatocytes II se transforment en spermatides.
5. Spermio-histogenèse : transformation en spermatozoïde.

5 Variations hormonales aux différents âges de la vie

Définitions	Âges de la vie et manifestation	
	Filles	Garçons
Puberté Période de la vie qui correspond au début de l'activité des glandes reproductrices	Entre 8 et 13 ans Seins et pilosité se développent Début des cycles utérins et ovariens Apparition des règles	Entre 9 et 14 ans Pénis, testicules et pilosité se développent La voix mue Début de la formation du sperme
Ménopause Période de la de la vie de la femme qui correspond à l'arrêt définitif de la menstruation	Survient habituellement entre 48 et 52 ans Cessation de l'activité ovarienne physiologique Arrêt des menstruations	
Andropause Ensemble des phénomènes physiologiques liés à la baisse de sécrétion de testostérone	1 homme sur 5 de plus de 50 ans Baisse de la libido, trouble de l'érection Prise de poids, insomnie, dépression	

6 Contraception et contragestion

La **contraception** correspond à une interruption temporaire et réversible de la fécondité naturelle. On distingue les méthodes physiques (barrière contre les gamètes, entrave à la nidation de l'œuf), les méthodes chimiques (blocage de l'ovulation) et physiologiques (abstinence périodique).

Moyen de contraception	Principe	Lieu d'action
Pilules	Contiennent des hormones • Pilules combinées œstroprogestatives – Bloquent l'ovulation en diminuant la production de FSH et LH – Empêchent le passage des spermatozoïdes (épaississement de la glaire du col de l'utérus) – Empêchent la nidation de l'œuf fécondé • Pilules microprogestatives – Bloquent le passage des spermatozoïdes	Prise orale en générale quotidienne. Passage de l'hormone dans le sang pour agir sur l'hypophyse (qui sécrète FSH et LH)
Dispositif intra-utérin (DIU, stérilet)	Deux types : • DIU au cuivre : rend les spermatozoïdes inactifs • DIU hormonal : hormone progestative qui épaissit les sécrétions du col de l'utérus	Utérus
Spermicides	Substances qui rendent inactifs ou détruisent les spermatozoïdes	Sous forme de gel ou d'ovules insérés au fond du vagin
Implant Bâtonnet cylindrique, en plastique, de 4 cm de long et 2 mm	Contient des hormones progestatives qui se diffusent directement dans le sang et supprime l'ovulation	Passage de l'hormone dans le sang
Patch contraceptif	Timbre : – se colle sur la peau – diffuse deux hormones (l'estradiol et le progestatif) dans le sang à travers la peau – protège pendant 4 semaines	Appliqué sur le ventre, sur les épaules ou dans le bas du dos Passage de l'hormone dans le sang
Préservatif féminin	Empêchent : – le passage des spermatozoïdes dans le vagin – la fécondation	Vagin
Préservatif masculin		Se déroule sur le pénis en érection avant la pénétration
Anneau vaginal	Anneau flexible en plastique poreux – contient une association d'hormones (estrogène + progestatif) – les hormones diffusent à travers la paroi vaginale et passent dans le sang	S'insère au fond du vagin pendant 3 semaines
Cape cervicale en silicone	Empêche le passage des spermatozoïdes vers l'intérieur de l'utérus	Se glisse dans le vagin, au contact du col de l'utérus

Source : www.choisirsacontraception.fr.

La **contragestion** correspond à une méthode qui permet d'éviter la grossesse après la fécondation : pilule du lendemain, dispositif intra-utérin (DIU) en cuivre.

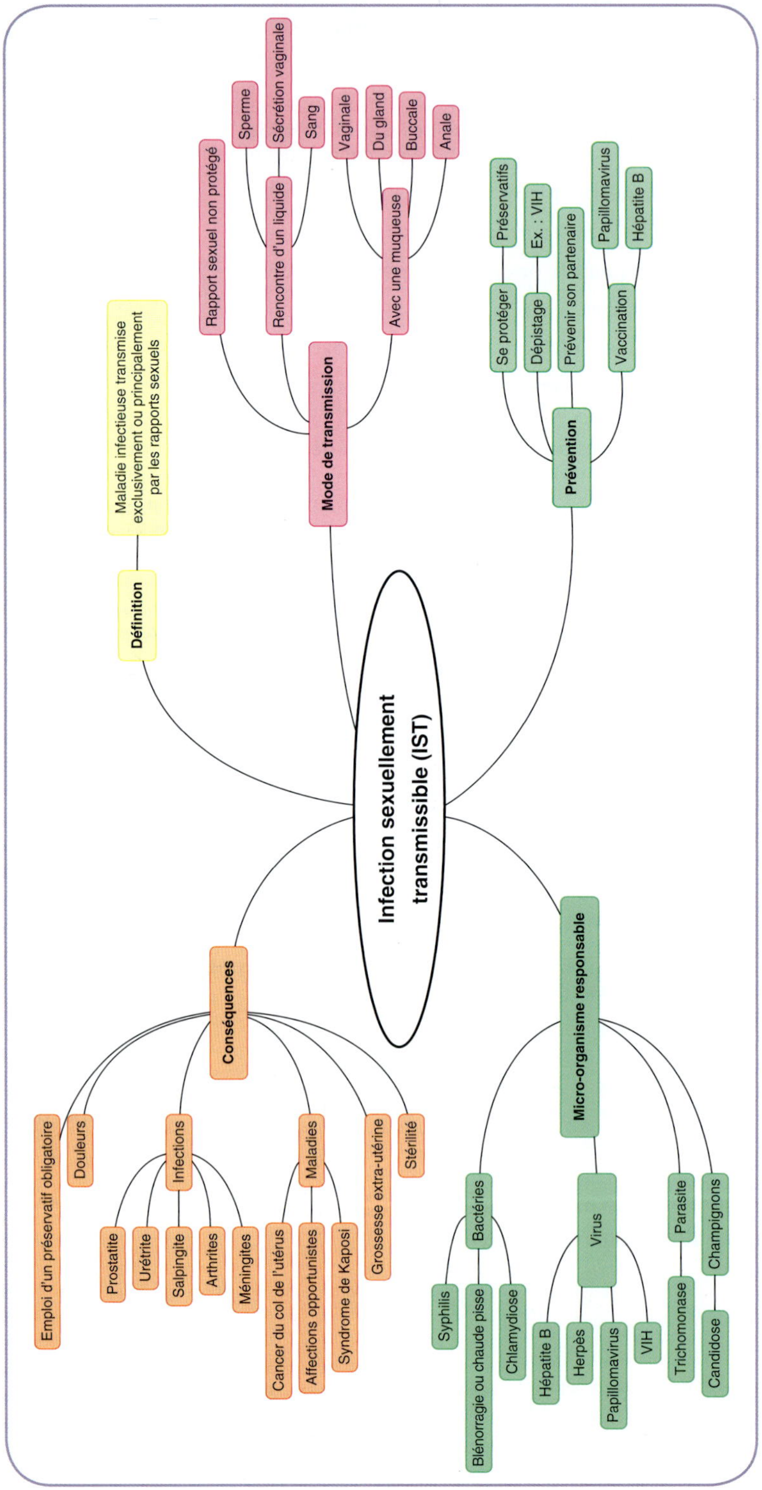

Figure 13.14 : Les infections sexuellement transmissibles (IST).

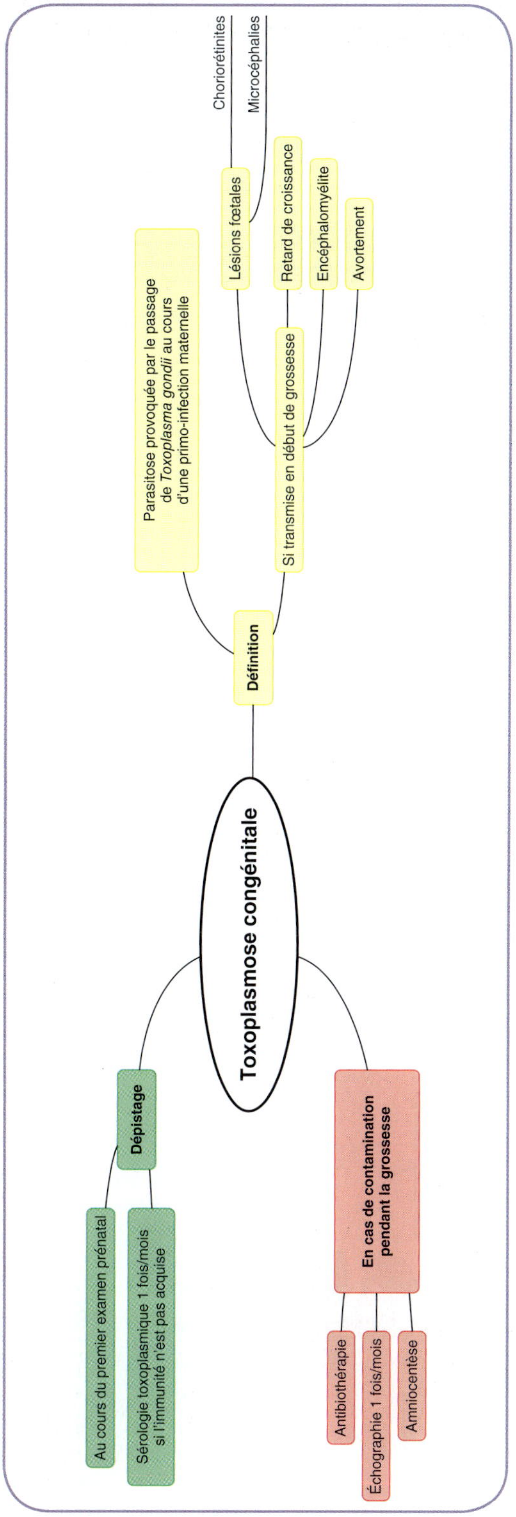

Figure 13.15 : La toxoplasmose congénitale.

FICHE 14 Diversité du monde microbien

1 Les différents micro-organismes

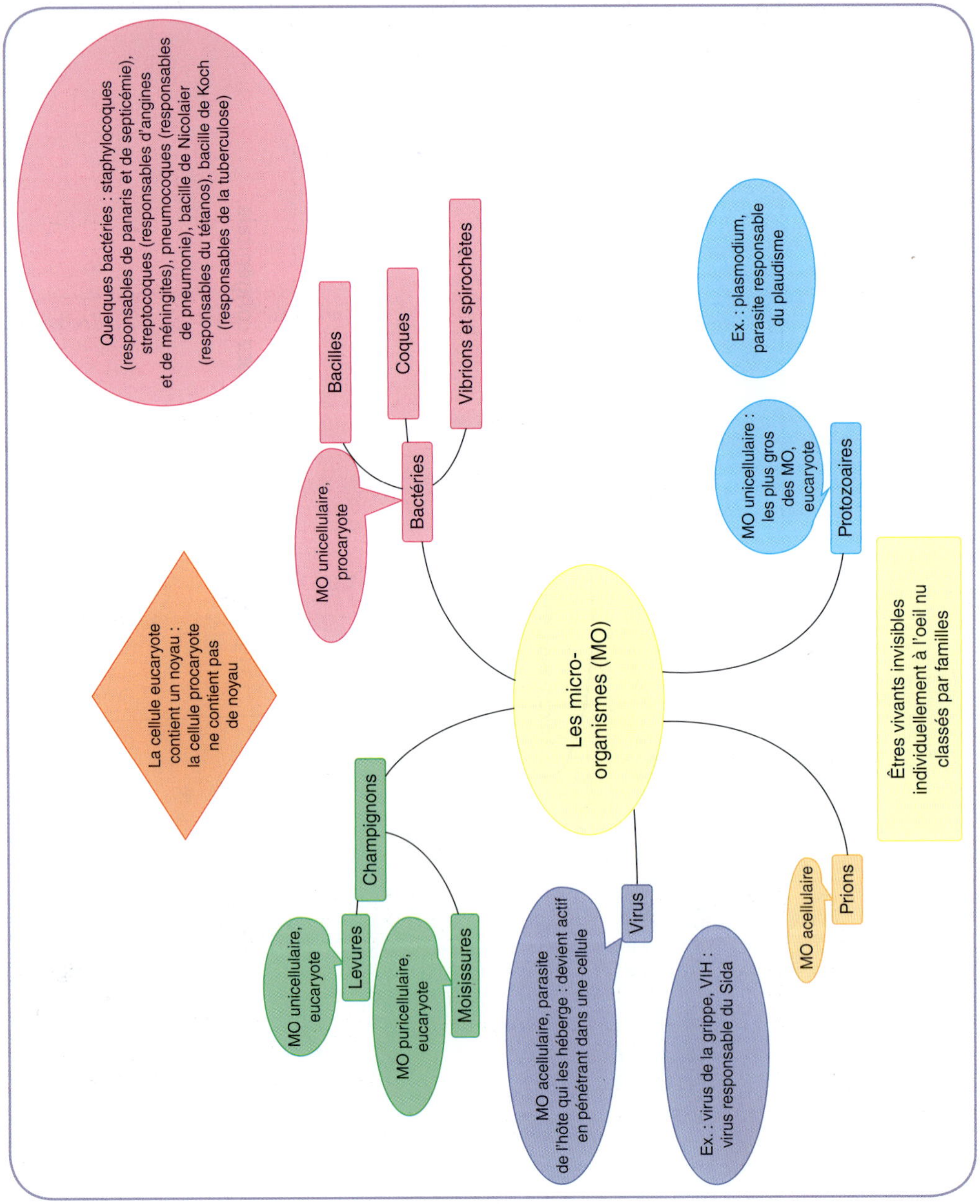

Figure 14.1 : Les micro-organismes.

A – Micro-organismes utiles

Certains micro-organismes sont utiles puisqu'ils permettent la fabrication d'aliments, de vaccins ou la décomposition des débris organiques.

Micro-organisme	Agent	Utilité	Domaine
Champignon	*Penicellium roqueforti*	Fabrication de fromage	Agro-alimentaire
Bactérie	*Lactobacillus acidophilus*	Fabrication de yaourt	Agro-alimentaire
Virus	Différents virus comme les *Paramyxoviridae* (virus de la rougeole)	Permet la fabrication de certains vaccins et de créer de nouveaux médicaments plus efficaces	Pharmaceutique

B – Micro-organismes responsables de maladies

D'autres micro-organismes sont responsables de maladies telles que les mycoses, les infections bactériennes, parasitaires ou virales. Ces micro-organismes sont dits pathogènes.

Micro-organisme	Agent responsable	Maladie causée
Protozoaire	*Toxoplasma gondii*	Toxoplasmose
Champignon	*Candida albicans*	Muguet
Bactérie	*Clostridium tetani*	Tétanos
Virus	VIH	Sida
	Myxovirus influnzae	Grippe

2 Mycoses

A – Définition

Une mycose est une infection provoquée par un champignon.

B – Muguet : mycose de la bouche (candidose)

Agent responsable/nature	Signes	Facteurs favorisants	Traitement	Moyens de prévention
Champignon *Candida albicans*	Plaques blanchâtres sur la langue Inflammation de la muqueuse buccale	Déficience du système immunitaire Port d'appareil dentaire Mauvaise hygiène bucco-dentaire	Médicaments antifongiques (anti-champignons) par voie orale Bains de bouche	Hygiène rigoureuse des mains et de la bouche Bionettoyage des objets portés à la bouche

Intertrigo interdigital (pied d'athlète) : mycose du pied (fréquente chez les sportifs)

Agent responsable/ nature	Signes	Facteurs favorisants	Traitement	Moyens de prévention
Champignon microscopique : dermatophyte *Trichophyton*	Débutent entre le 4e et 5e orteil Rougeur Vésicules Démangeaisons entre les orteils Desquamation de la peau	Chaleur et humidité cutanée Port de chaussures fermées ou en matière plastique Sols souillés : piscines, salles de sport, etc. Microtraumatismes Déficit immunitaire Certaines pathologies (diabète)	Produit médicamenteux antifongique : • local (poudre, lotion, crème) • oral si échec du traitement local Règles d'hygiène	Bien laver et sécher les pieds, surtout au niveau des espaces interdigitaux Éviter les chaussures en plastique Utiliser des chaussettes en fibre naturelle (coton) Choisir des chaussures qui permettent une bonne ventilation Port de sandales dans les espaces communs (vestiaires, douches, etc.)

CHE 15

Bactéries

1 Structure et ultrastructure

Les bactéries sont des micro-organismes unicellulaires sans noyau : cellules procaryotes.

A – Caractéristiques et critères morphologiques de classification

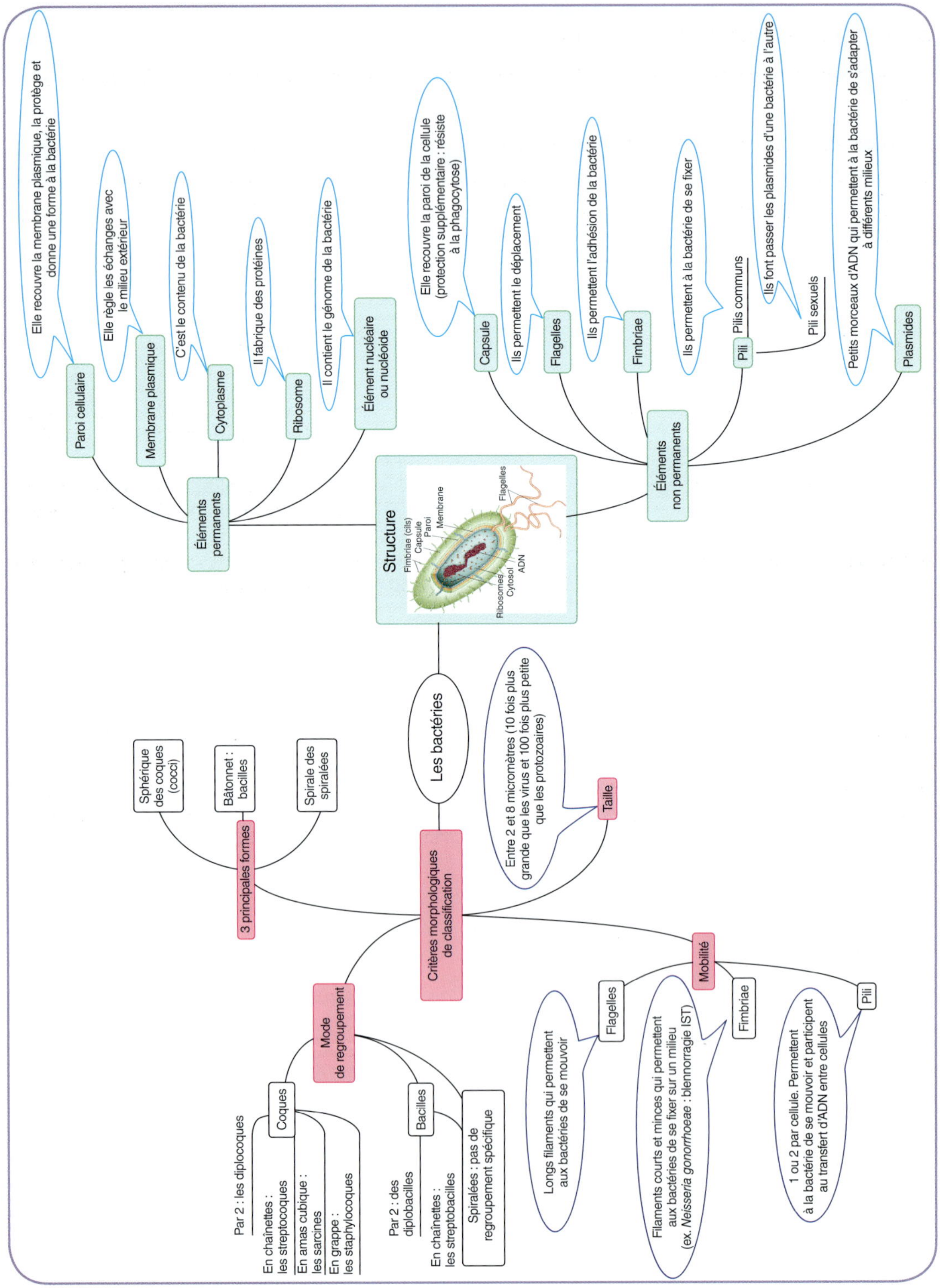

Figure 15.1 : Les bactéries.

B – Composition de la paroi

Il existe deux types de parois chez les bactéries :

- des parois épaisses et denses composées de peptidoglycanes (protéines et molécules glucidiques) et pauvres en lipides ;
- des parois fines et minces essentiellement lipidiques.

La **coloration de Gram** est une méthode de coloration utilisée en bactériologie médicale qui permet de distinguer les deux types de parois et de les classer en deux groupes : les Gram positif (parois épaisses) et les Gram négatif (paroi mince).

Les différentes étapes de la coloration de Gram

La coloration de Gram s'effectue sur un frottis fixé sur une lame.

- Étape 1 : coloration au violet de gentiane : le frottis est recouvert de violet de gentiane 30 secondes à 1 minute.
- Étape 2 : mordançage ou fixation par le lugol. Le frottis est recouvert de lugol 1 minute puis rinçage à l'eau.
- Étape 3 : décoloration par l'alcool. Le frottis est recouvert d'alcool (isopropanol acétone ou éthanol) 1 minute puis rincé à l'eau.
- Étape 4 : recoloration par la fuchsine (safranine). La lame est recouverte pendant 20 secondes de fuchsine diluée puis lavée à l'eau.
- Étape 5 : séchage entre deux feuilles de papier absorbant avant observation au microscope.

Les **bactéries à Gram positif** ont une paroi épaisse et imperméable à la solution alcoolique. Elles retiennent le violet de gentiane et apparaissent en violet foncé.
Les **bactéries à Gram négatif** ont une paroi mince, essentiellement lipidique, perméable à la solution alcoolique qui les décolore. Elles sont de nouveau colorées par la fuchsine et apparaissent en rose au microscope.

C – Conditions de vie et multiplication des bactéries

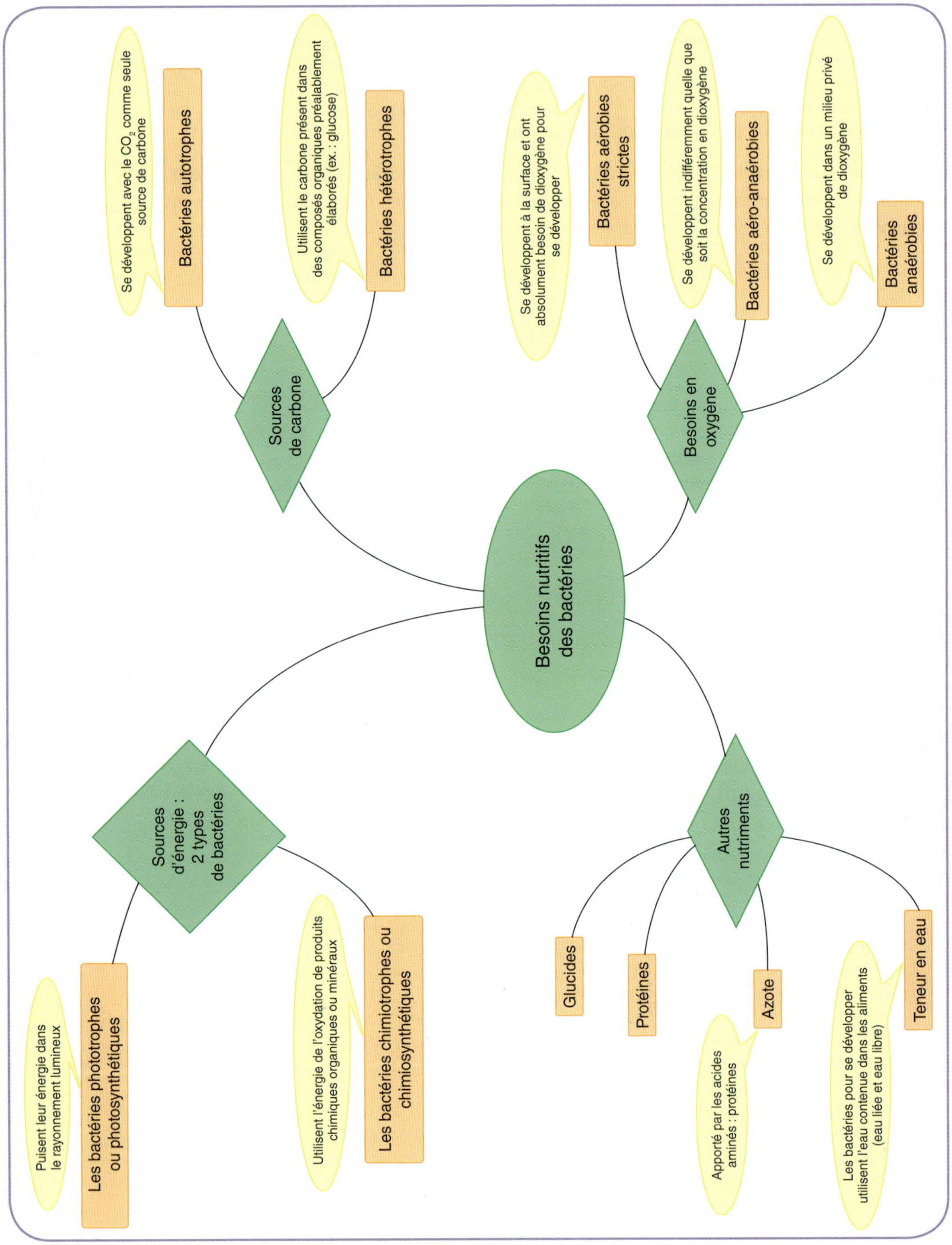

Figure 15.2 : Les besoins nutritifs des bactéries.

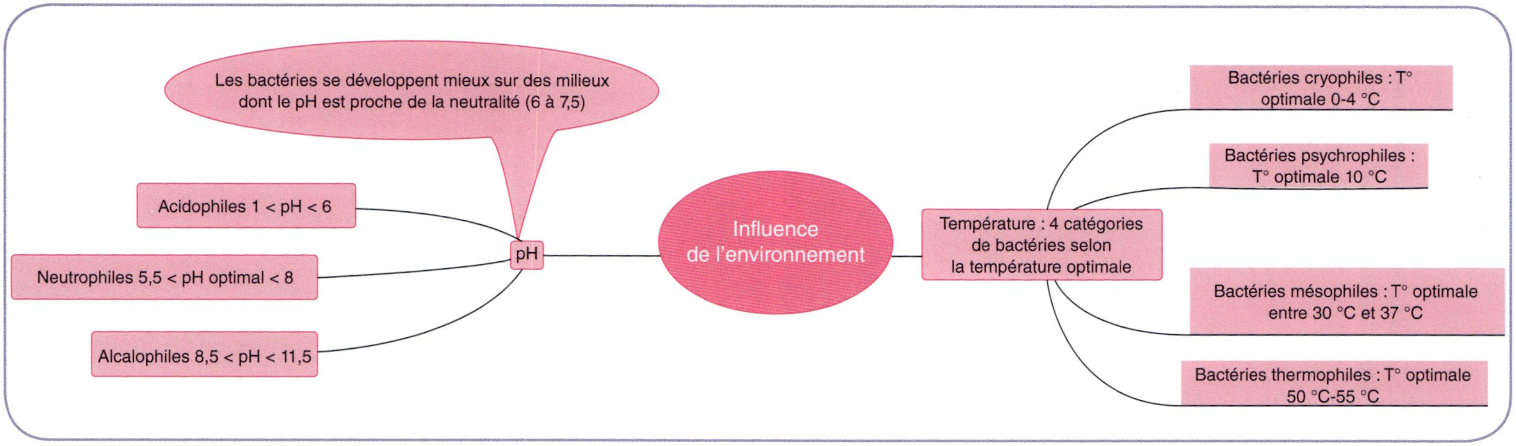

Figure 15.3 : **L'influence de l'environnement.**

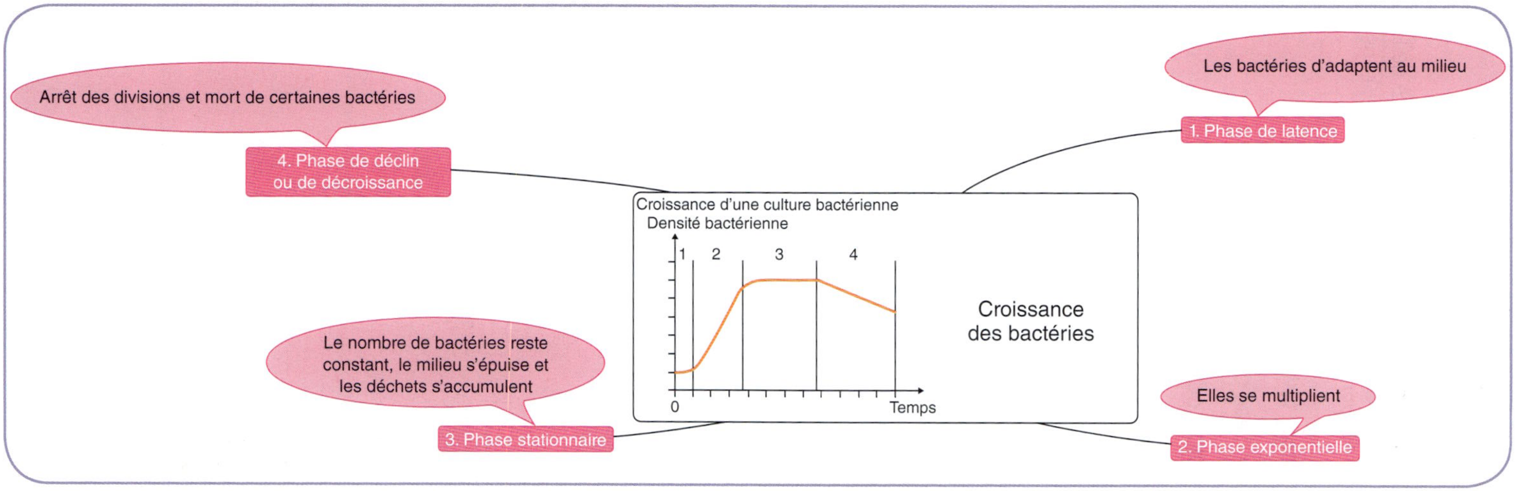

Figure 15.4 : **La courbe de croissance des bactéries.**

D – Sporulation

La sporulation est un mécanisme de résistance de la bactérie qui synthétise une spore à l'intérieur de la cellule (endospore) lorsque les conditions de vie deviennent défavorables. Une spore est une bactérie endormie ou inactive.

Les conditions favorables à la sporulation :

- manque d'eau ou d'éléments nutritifs ;
- température ou PH défavorables.

Propriétés des spores :

- thermorésistantes : résistance très élevée à la chaleur ;
- faible teneur en eau ;
- résistance à divers agents physiques ou chimiques :
  - radiations ;
  - pression ;
  - antibiotiques.

2 Pouvoir pathogène des bactéries

A – Définitions

Pouvoir pathogène	Capacité d'une bactérie à provoquer une maladie
Infection	Envahissement d'un organisme par des bactéries pathogènes
Bactéries pathogènes spécifiques	Bactéries à fort pouvoir invasif et/ou à fort pouvoir toxique qui provoquent une maladie bien spécifique ; par exemple les bactéries de la tuberculose, de la diphtérie, de la typhoïde
Bactéries pathogènes opportunistes	Ce sont des bactéries habituellement non pathogènes qui profitent d'une faiblesse de l'organisme ou d'un déséquilibre de la flore résidente pour provoquer une infection.
Porteur asymptomatique	Un porteur sain héberge un micro-organisme pathogène mais ne présente aucun signe de la maladie. Il peut transmettre ce micro-organisme.
Pouvoir invasif des bactéries	Capacité des bactéries pathogènes à pénétrer dans un organisme et à s'y multiplier de façon invasive malgré les moyens de défense de celui-ci. Le pouvoir invasif dépend d'un certain nombre de facteurs : • facteurs liés à la bactérie (spécificités de la cellule bactérienne et nombre de bactéries) – adhésion de la bactérie : évite à la bactérie pathogène d'être expulsée (toux) – pénétration dans la cellule hôte par phagocytose – invasion de l'organisme : nombre de bactéries susceptibles d'envahir l'organisme • facteurs liés à l'hôte : – âge, température corporelle, fatigue – facteurs endocriniens – environnement – traitements : immunodépresseurs, etc. Exemples de bactéries invasives : • le gonocoque, agent de la blennorragie (IST), adhère par l'intermédiaire des fimbrae à la muqueuse de l'urètre masculin puis y pénètre et provoque une inflammation • *Klebseilla pneumonae*, un des agents de la pneumonie, possède une capsule qui la protège contre la phagocytose pendant plusieurs jours
Pouvoir toxique	Capacité, pour certaines bactéries, de fabriquer des toxines responsables des symptômes de la maladie Les toxines sont réparties en deux groupes : • les exotoxines : sont produites dans le cytoplasme des bactéries à Gram positif et sont classées selon leur cible : – les neurotoxines attaquent les cellules nerveuses (ex. : la toxine tétanique a pour cibles les cellules nerveuses de la moelle épinière) – les entérotoxines perturbent le fonctionnement des cellules de la muqueuses gastro-intestinale (ex. : toxine du choléra) – les cytotoxines perturbent le fonctionnement cellulaire (ex. : toxine de la diphtérie qui s'attaque à la muqueuse du pharynx) • les endotoxines : font partie de la paroi cellulaire des bactéries à Gram négatif et sont libérées lors de la destruction de la bactérie. Elles sont de nature protéique, solubles dans les liquides organiques et diffusent rapidement dans tout l'organisme. Elles résistent à la chaleur.

B – Les deux toxines importantes en pathologie infectieuse

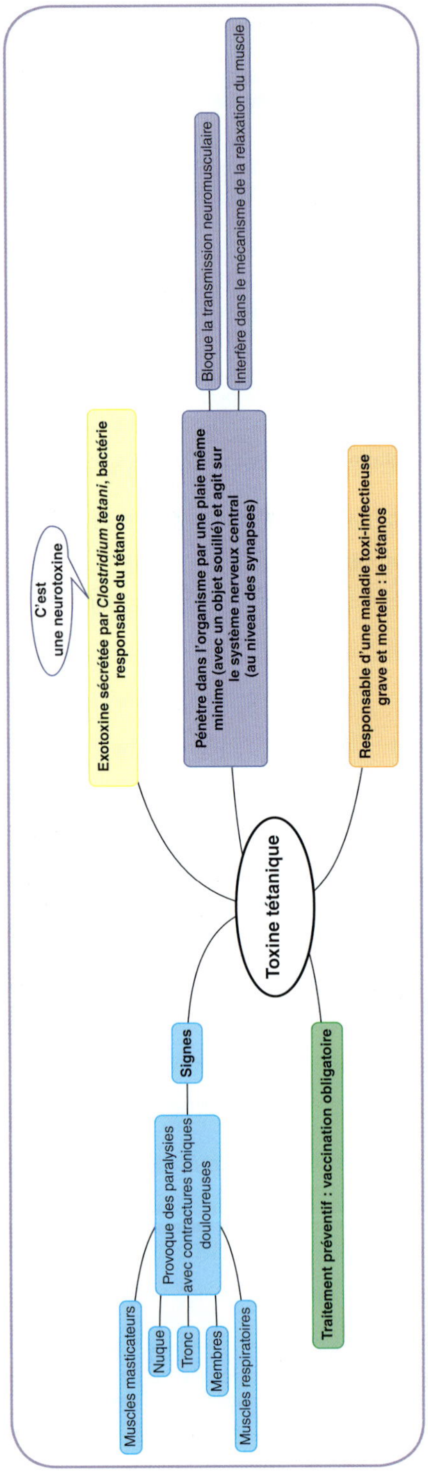

Figure 15.5 : La toxine tétanique.

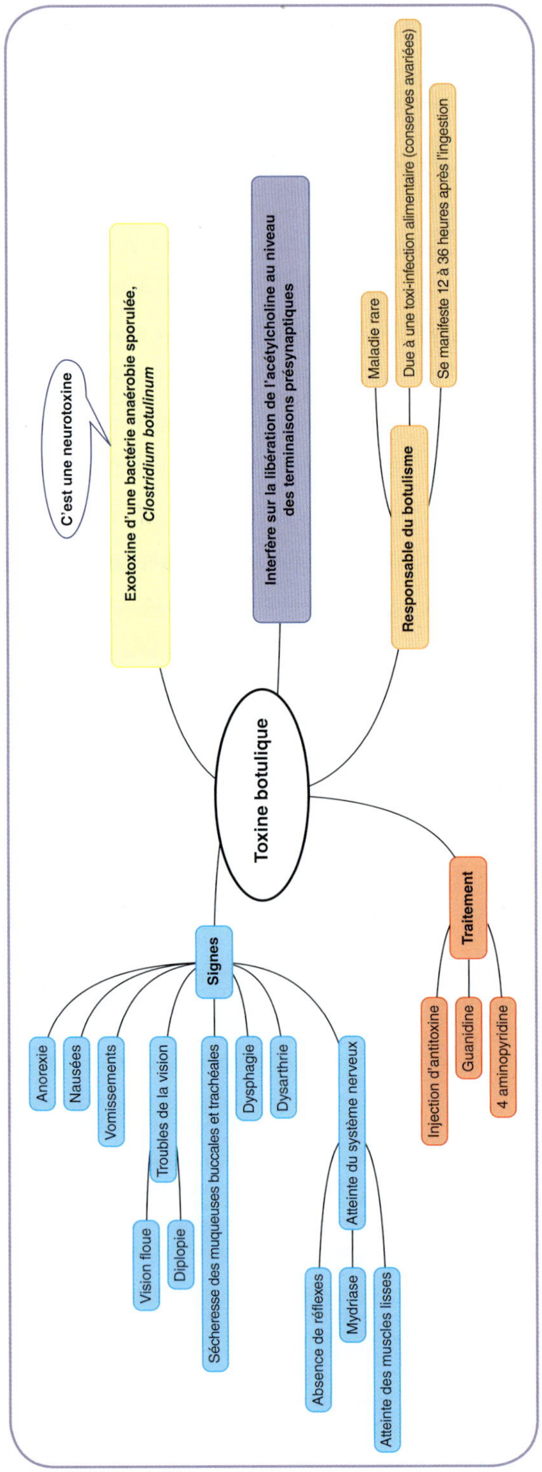

Figure 15.6 : La toxine botulique.

C – Infection bactérienne

Une infection est une invasion de l'organisme par des micro-organismes pathogènes.

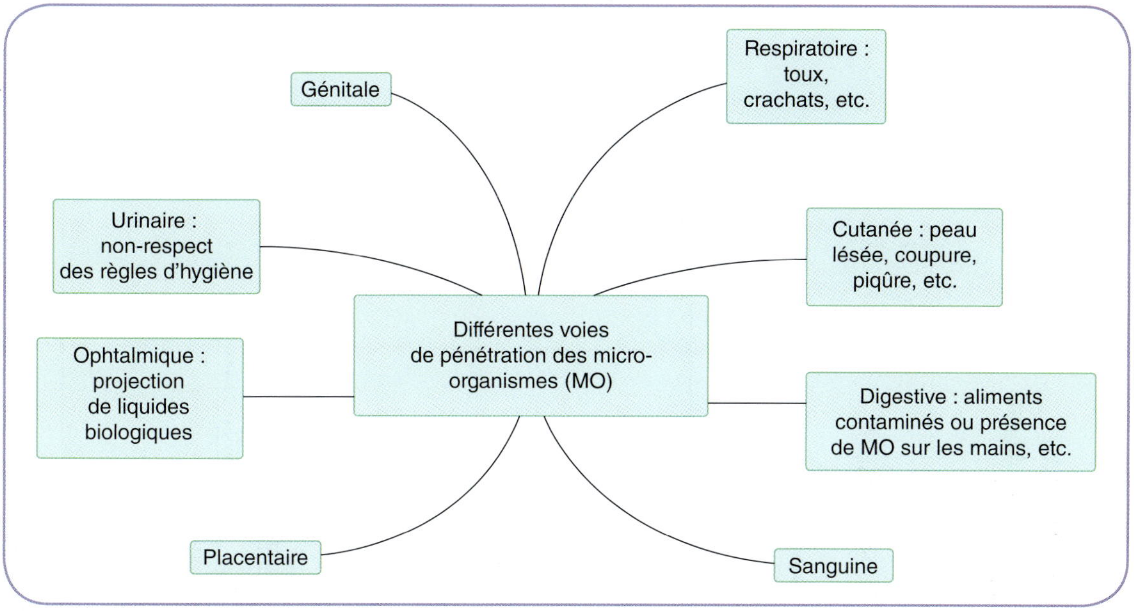

Figure 15.7 : **Les différentes voies de pénétration des micro-organismes.**

Les étapes de l'infection sont les suivantes :

- incubation : période pendant laquelle le sujet est contaminé par les micro-organismes pathogènes. Les signes ne sont pas encore apparents ;
- invasion : période pendant laquelle apparaissent les premiers symptômes, pas toujours spécifiques ; par exemple fièvre, fatigue ;
- phase d'état : période pendant laquelle les symptômes spécifiques apparaissent ; le diagnostic peut être posé.

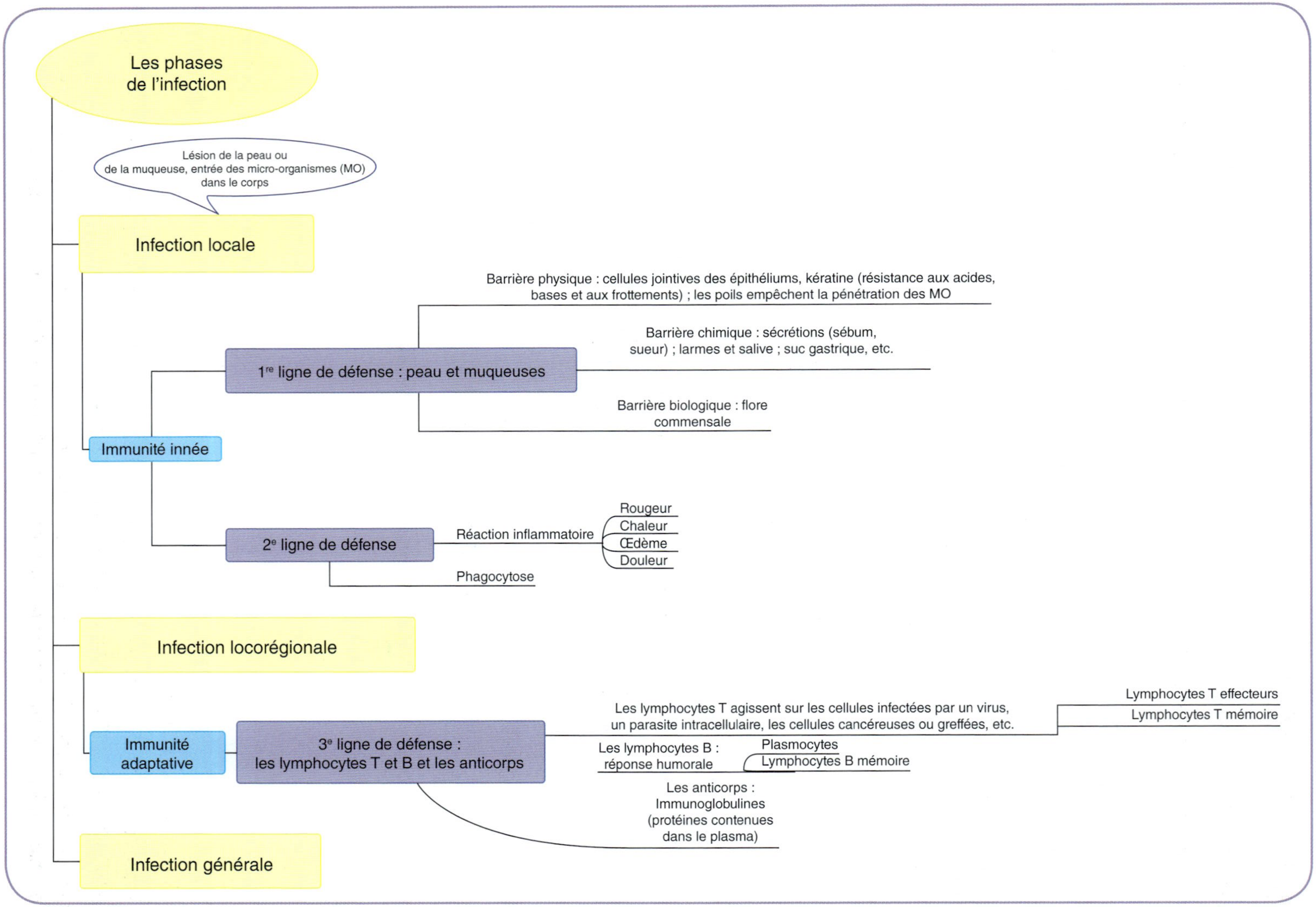

Figure 15.8 : Les phases de l'infection et la réponse immunitaire.

D – Antibiotiques et résistance bactérienne

Spectre d'activité

Le spectre d'activité d'un médicament (antibiotique) correspond à l'ensemble des micro-organismes sur lequel il agit.

Antibiogramme

C'est une technique qui permet de mesurer la sensibilité d'une bactérie à plusieurs antibiotiques. Cela permet de choisir l'antibiotique le plus adapté à la situation.

L'antibiogramme est réalisé dans une boite de Pétri contenant des souches bactériennes : ici un staphylocoque.

On y dépose des pastilles imprégnées d'antibiotique : ici 3 antibiotiques.

Vingt-quatre heures après, l'antibiogramme révèle les antibiotiques les plus efficaces sur cette bactérie.

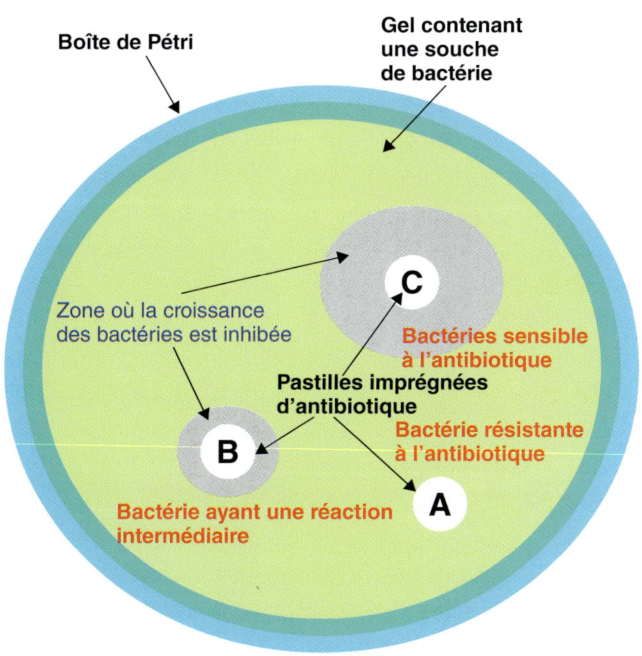

Figure 15.9 : **Antibiogramme.**

Résistance bactérienne

La résistance bactérienne correspond à la capacité de la bactérie de résister à l'action d'antibiotiques auxquels elle est habituellement sensible suite à une modification de sa structure.

- Bactéries multirésistantes (BMR) : les bactéries sont dites multirésistantes aux antibiotiques lorsqu'elles ne sont plus sensibles qu'à un tout petit nombre d'antibiotiques habituellement actifs en thérapeutique.

- Bactéries hautement résistantes émergentes (BHRE) : ce sont des bactéries commensales du tube digestif résistantes à de nombreux antibiotiques.

Risques liés à la multirésistance

- Diffusion de la bactérie multirésistante.
- Infections associées aux soins : infections nosocomiales.
- Présence de bactéries de plus en plus résistantes.
- Hospitalisations plus longues.
- Mortalité.

FICHE 16

Virus

Un virus est un micro-organisme. Ce n'est pas une cellule. Il a besoin d'une cellule hôte qu'il parasite pour devenir actif et se répliquer. Exemples : le virus de la grippe, le virus responsable du sida (VIH), les virus responsables de l'hépatite (A, B, C), etc.

1 Les caractéristiques du virus

Les virus ont une **structure simple** (ils n'ont pas de noyau, pas de cytoplasme ni d'organites) :

- 1 seul type d'acide nucléique ADN ou ARN : génome viral ;
- 1 capside : coque formée de protéines qui assure la protection et le transport du génome ;
- une fois assemblés, le génome et la capside forment le virion (ou nucléocapside) ;
- ils contiennent des protéines qui permettent la pénétration du virus dans la cellule hôte ;
- il existe une enveloppe virale qui est une couche supplémentaire de protection. On dit que le virus est « nu » s'il n'a pas d'enveloppe alors que, s'il en a une, il sera appelé virus « enveloppé ».

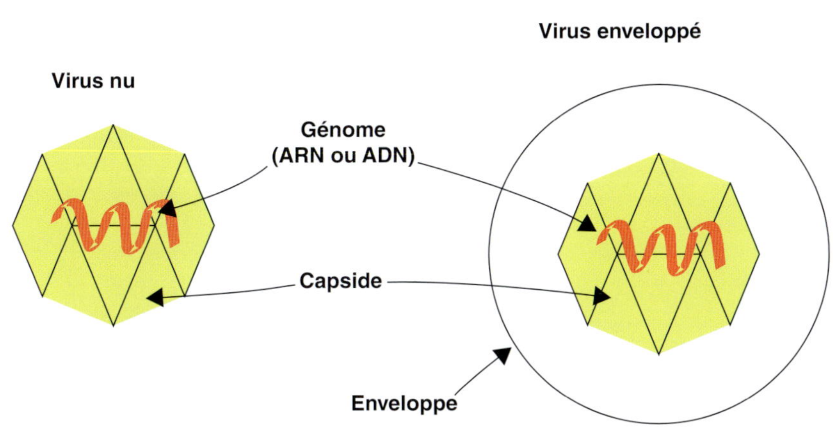

Figure 16.1 : **Schéma d'un virus.**

Ils ont une **petite taille** (ils sont 10 à 100 fois plus petits que les bactéries) : cela leur permet de traverser des filtres imperméables aux bactéries.

Ils se **répliquent** en introduisant leur génome dans la cellule hôte pour qu'elle fabrique de nouveaux virus (réplication).

2 Parasitisme obligatoire

Les virus sont doués d'un parasitisme intracellulaire obligatoire : ils ne peuvent se reproduire qu'au sein d'une cellule hôte vivante. Un virus utilise des éléments de cette cellule hôte (ribosomes, enzymes, etc.) pour pouvoir se répliquer.

3 Les différentes phases de reproduction d'un virus à ADN

Pour se reproduire, le virus introduit son ADN dans la cellule hôte pour qu'elle en fabrique de nouveaux virus (réplication). La reproduction comporte six étapes :

- l'attachement : le virus s'attache sur un récepteur de la membrane cytoplasmique de la cellule hôte ;
- la pénétration : c'est l'entrée du virus à l'intérieur de la cellule hôte ;
- la décapsidation : le virus se libère de sa capside pour que le génome (ADN) puisse fonctionner ;
- la réplication ; la cellule hôte fait des répliques :
  - du génome viral ;
  - des protéines virales ;
  - des protéines de capsides ;
  - des glycoprotéines d'enveloppe.
- l'assemblage : c'est l'assemblage du nouveau virus. Les nouveaux génomes fabriqués par la cellule s'entourent de nouvelles protéines virales fabriquées par la cellule. C'est l'encapsidation ;
- la libération : les nouveaux virus sortent de la cellule.

4 Physiopathologie des virus

Pathologie	Agent responsable	Principaux signes cliniques et conduite à tenir	Complications	Moyens de prévention
Grippe : maladie infectieuse causée par des virus qui s'attaquent surtout aux voies respiratoires supérieures (nez, gorge, bronches)	Virus grippal de la famille des ortho-myxoviridae : *Orthomyxo-virus influenzae* Les virus grippaux pathogènes pour l'homme appartiennent à deux groupes, A et B	Signes : • forte fièvre • douleurs musculaires • maux de tête • sensation de profond malaise • toux sèche • gorge irritée • rhinite Conduite à tenir : • avis médical • repos • hydratation • antipyrétique en cas de fièvre	Surtout pour les personnes fragiles (enfants, personnes âgées et personnes souffrant de certaines pathologies) • Infection pulmonaire bactérienne grave, pneumonie • Aggravation d'une maladie déjà existante (diabète, BPCO, insuffisance cardiaque, maladie rénale chronique, mucoviscidose, etc.)	Vaccination annuelle pour les personnes à risque et les personnels de santé Mesures de protection individuelle (masque) Hygiène des mains Utilisation de mouchoir jetable Éviter de serrer la main ou d'embrasser pour dire bonjour Bionettoyage des surfaces Aération des pièces
Hépatite B : maladie inflammatoire du foie causée par un virus qui se transmet par le sang, le matériel d'injection souillé, ou par les autres fluides corporels (salive, sperme, urine, fèces, lait), ou encore par voie maternofœtale	Virus à ADN du genre *Hepadnavirus* Virus de l'hépatite B (VHB)	Signes (souvent asymptomatique) : • fièvre • douleurs abdominales • nausées, vomissements • douleurs musculaires et articulaires • urines foncées • selles blanchâtres • ictère • asthénie (fatigue) Conduite à tenir : • avis médical • pas de médicaments sans avis du médecin • repos • pas de consommation d'alcool	Cirrhose Cancer du foie 90 % des hépatites B aiguës guérissent spontanément et complètement 1 cas/100 : hépatite fulminante avec destruction du foie, troubles de la conscience et coma qui nécessite une transplantation hépatique en urgence	Dépistage précoce Vaccination : • obligatoire pour tous les professionnels de santé • recommandée chez les enfants avant l'âge de 13 ans Précautions standard : port de gants en cas de contact avec les liquides biologiques Rapports sexuels protégés

Sources des données : www.ameli.fr ; www.pasteur.fr ; www.microbes-edu.org/etudiant/multivirale.html.

FICHE 17

Système immunitaire

Le système immunitaire permet à l'organisme de réagir à des substances qui lui sont étrangères : les antigènes.

1 Système immunitaire

A – Antigènes et anticorps

Antigène	Anticorps
Un antigène est : une molécule introduite dans l'organisme qui : – déclenche une réaction immunitaire – provoque la formation d'anticorps spécifiques • une substance identifiée comme étrangère par les marqueurs biologiques : – micro-organismes – substances chimiques – cellules cancéreuses ou âgées	Un anticorps est une protéine plasmatique de la classe des immunoglobulines, sécrétée par les plasmocytes en réponse à un antigène introduit dans l'organisme et réagissant spécifiquement à l'antigène qui a déclenché sa formation Les anticorps sont les agents de l'immunité humorale

B – Immunité innée et immunité adaptative

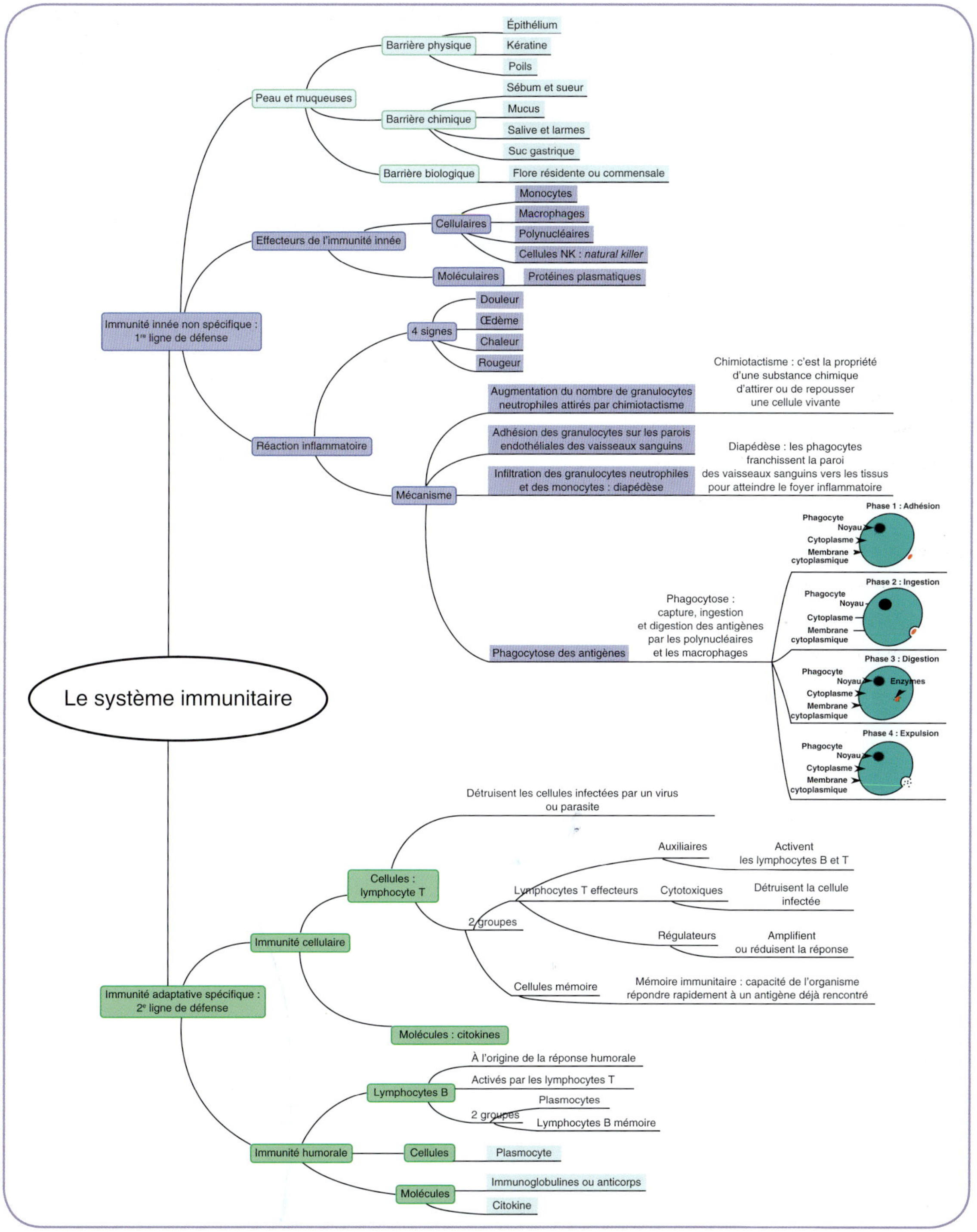

Figure 17.1 : **Le système immunitaire.**

2 Vaccination

La vaccination est une méthode de prévention de certaines maladies bactériennes, virales ou parasitaires. Elle consiste à introduire dans l'organisme des antigènes dont le pouvoir pathogène a été atténué ou inactivé afin de développer une immunité adaptative.

Vaccinations obligatoires	Vaccinations recommandées
Contre la diphtérie, le tétanos et la poliomyélite (DTP) Contre la fièvre jaune (infection due à un virus transmis par des moustiques ; résidents du département de Guyane)	Les maladies telles que la tuberculose, la coqueluche, la rubéole, la rougeole, et les oreillons, la varicelle, la grippe, l'hépatite B, le zona Les infections invasives à *Haemophilus influenzae* de type B, à pneumocoque, à méningocoque C Les infections à papillomavirus humain

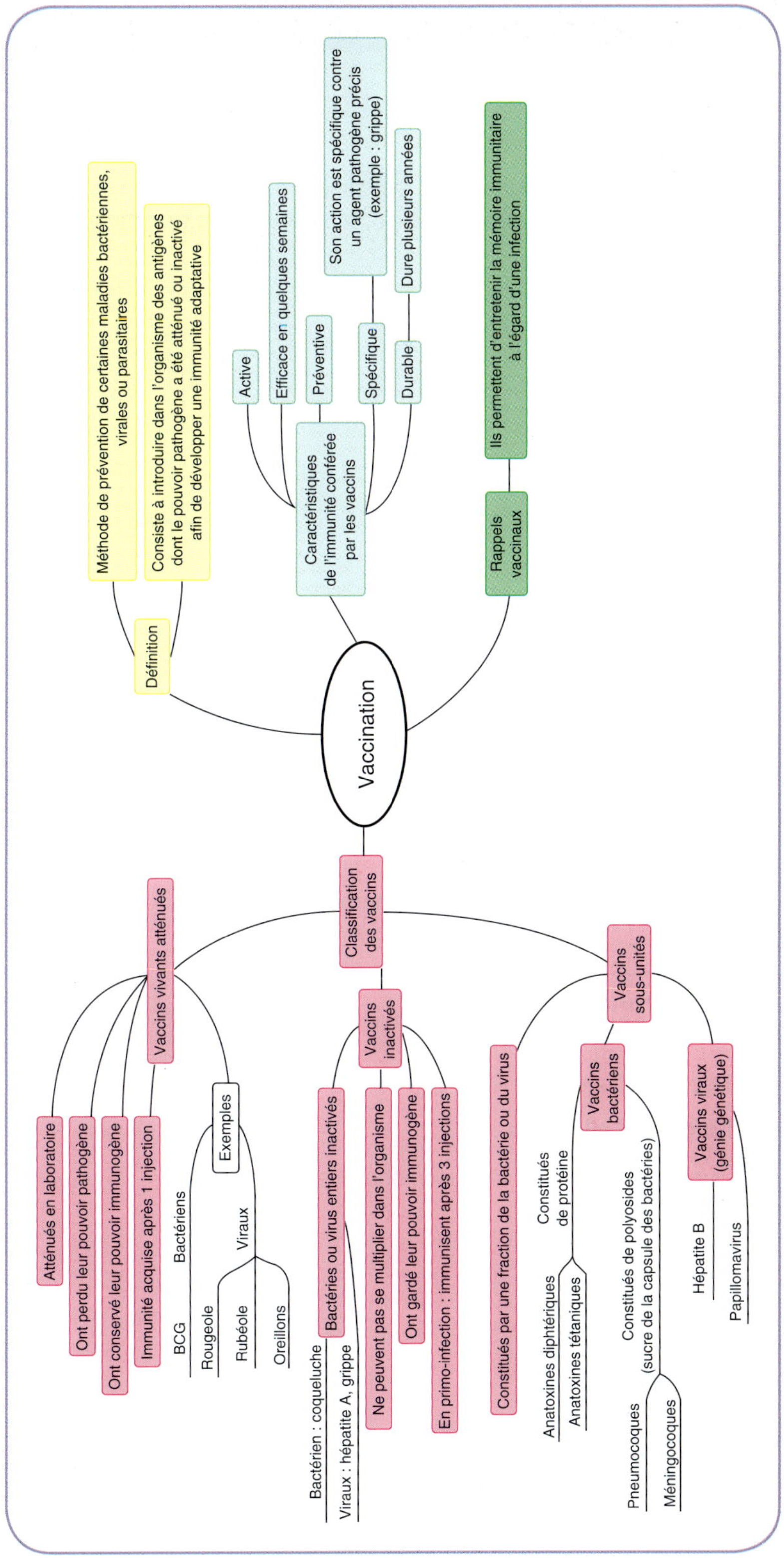

Figure 17.2 : **La vaccination.**

3 Allergies

A – Définition

L'allergie est une hypersensibilité de l'organisme à des substances présentes dans l'environnement, les allergènes. Suite à un contact, une inhalation ou une ingestion, le système réagit de manière inadaptée par une réaction allergique.

B – Principaux allergènes

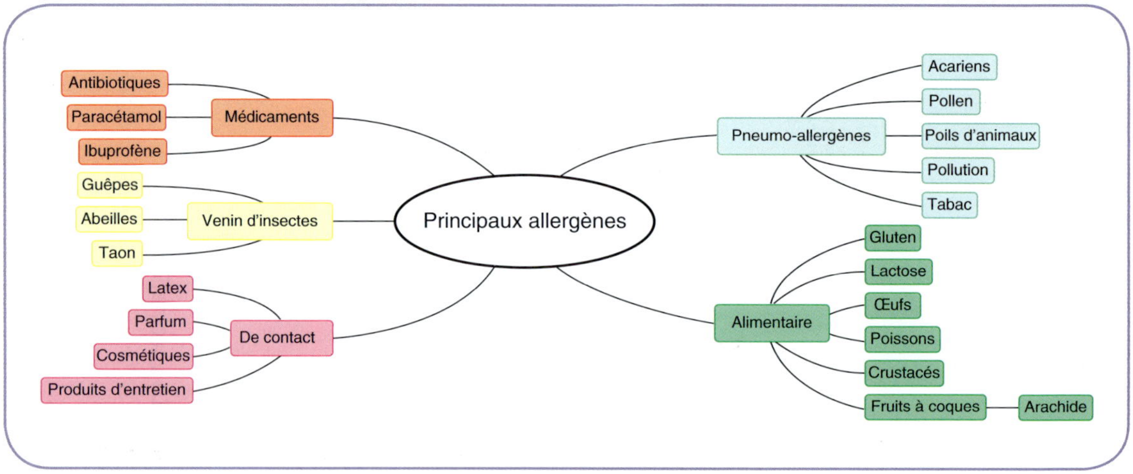

Figure 17.3 : **Les principaux allergènes.**

C – Hypersensibilité immédiate

La réaction d'hypersensibilité immédiate apparaît en deux temps :

- **exposition et sensibilisation à l'allergène :**
  - les lymphocytes fabriquent des anticorps : immunoglobulines de type E (IgE) ;
  - les IgE se fixent aux cellules immunitaires ;
  - aucun signe clinique.
- **révélation** – les symptômes se déclenchent :
  - l'allergène pénètre à nouveau dans l'organisme ;
  - il est reconnu très rapidement ;
  - des substances inflammatoires sont libérées (histamines) ;
  - c'est la **réaction anaphylactique**.

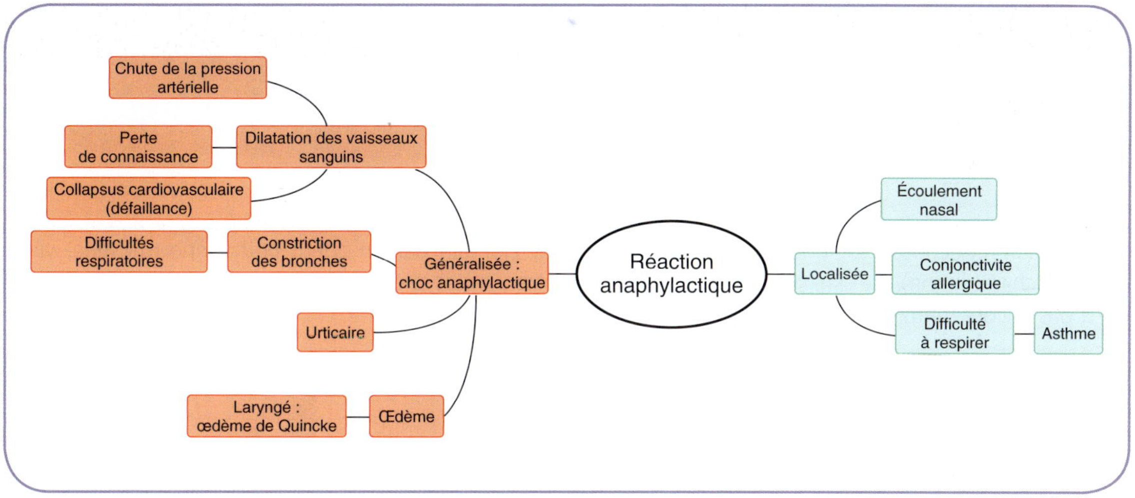

Figure 17.4 : **Réaction anaphylactique.**

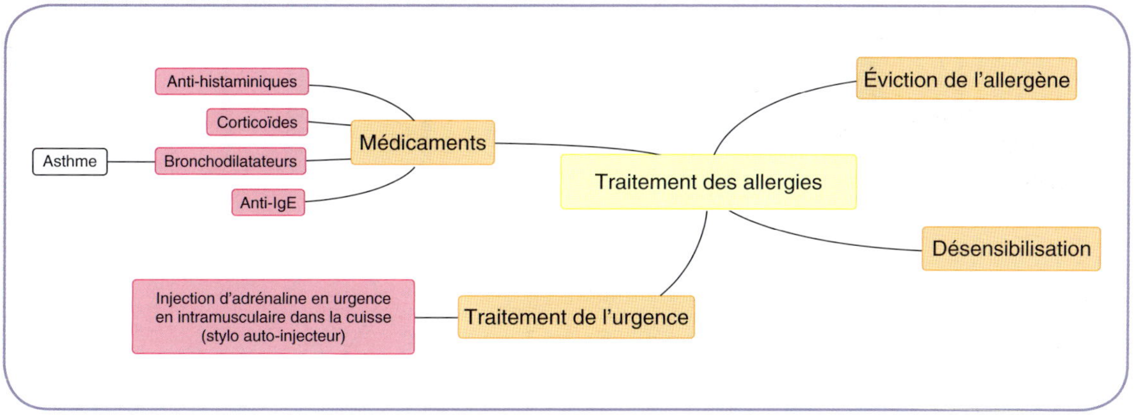

Figure 17.5 : **Traitement des allergies.**

FICHE 18

Les maladies infectieuses de l'enfant

Une maladie infectieuse est une infection de l'organisme humain par un agent pathogène (bactérie, virus, parasite, champignon). Il existe des maladies infectieuses fréquentes chez l'enfant dont le système immunitaire n'est pas encore mature.

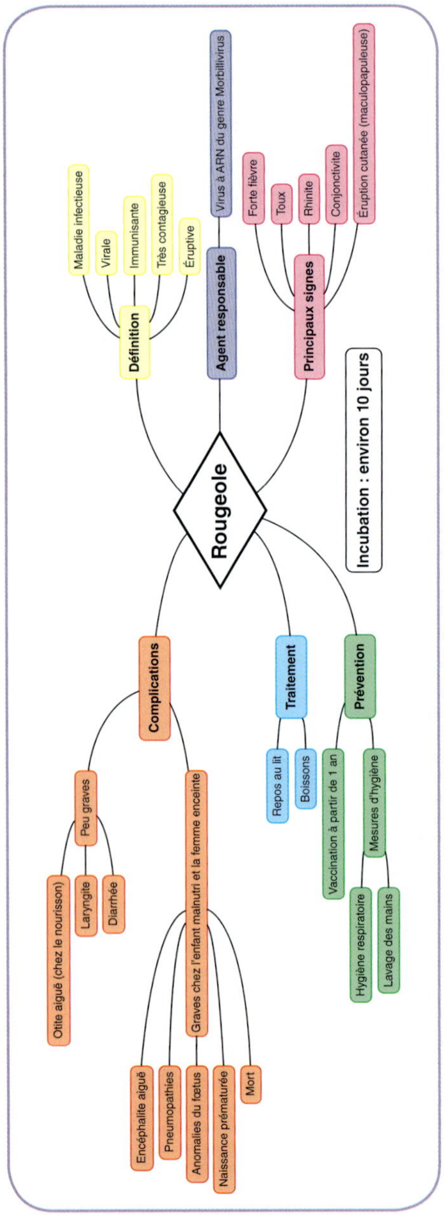

Figure 18.1 : **La rougeole.**

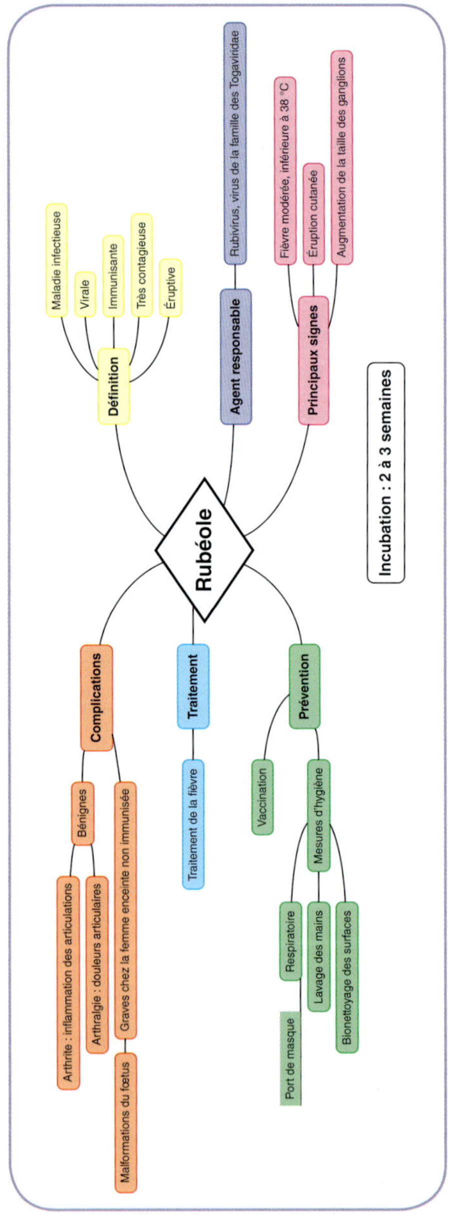

Figure 18.2 : **La rubéole.**

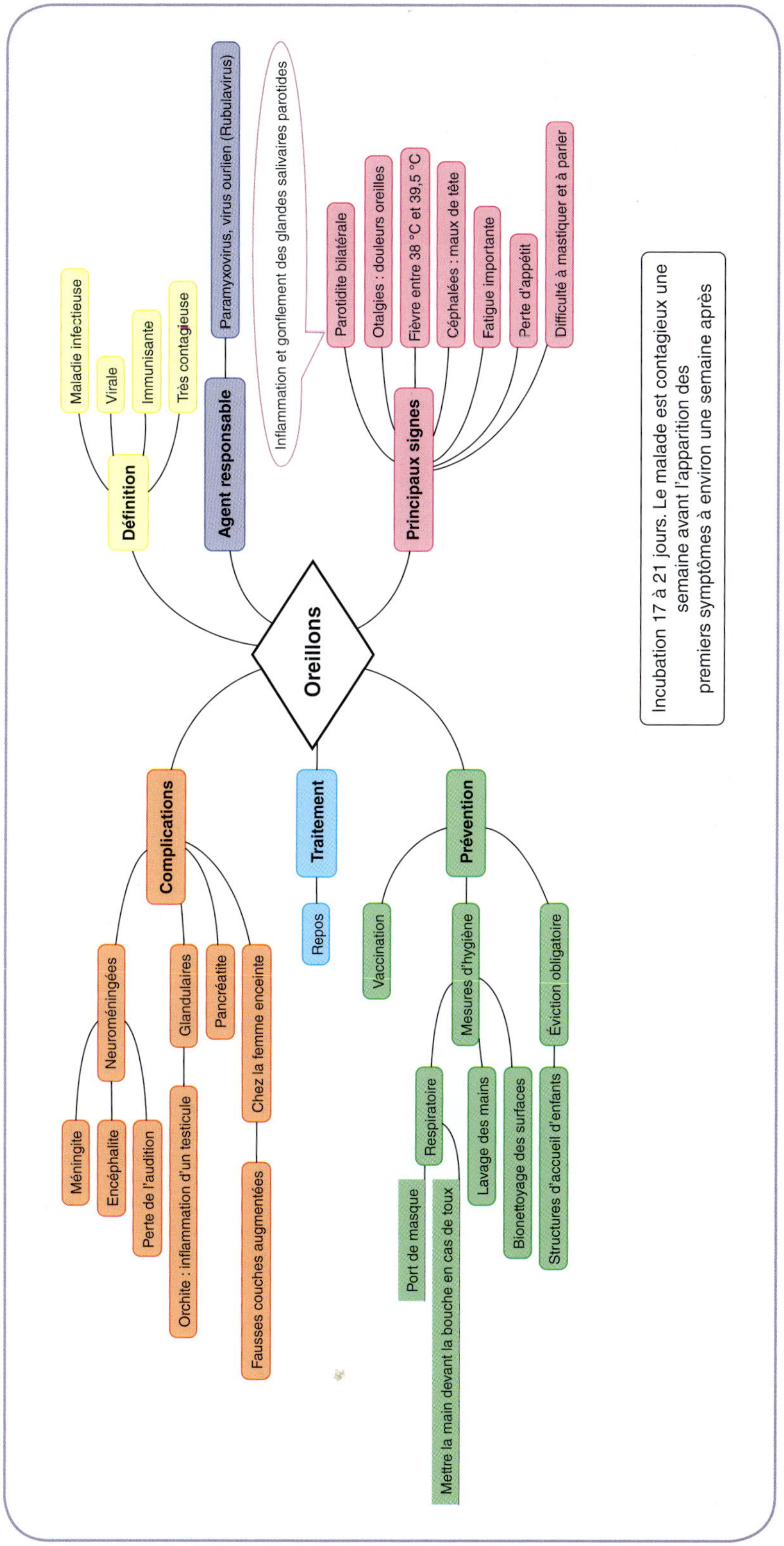

Figure 18.3 : Les oreillons.

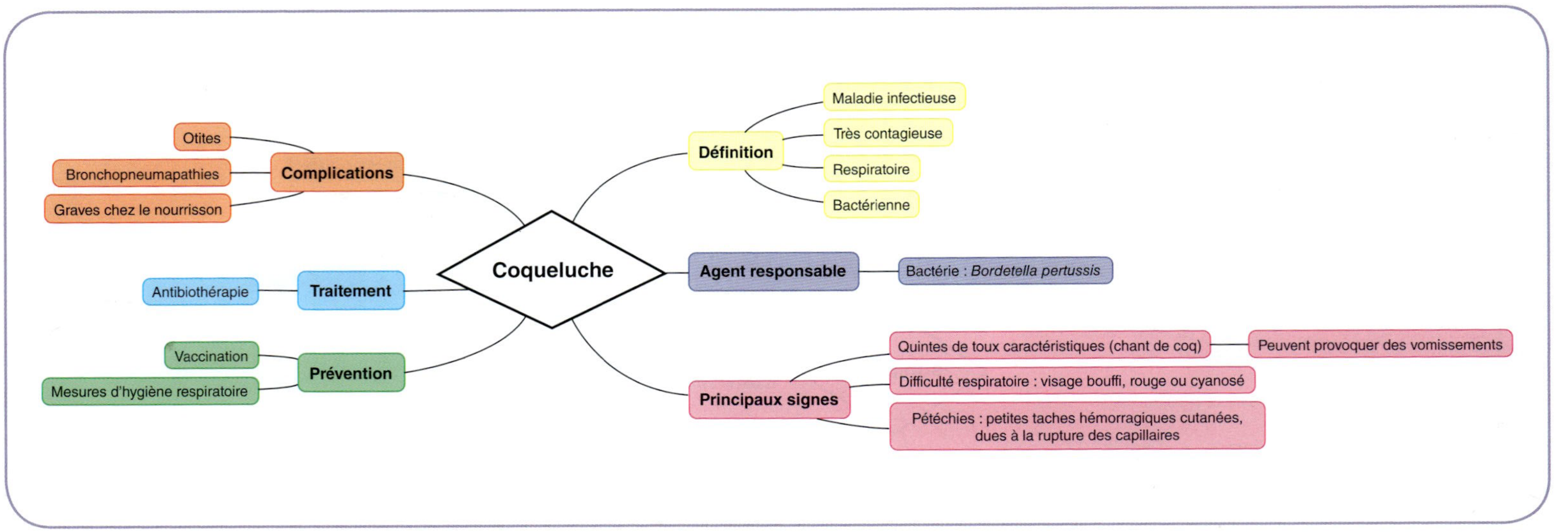

Figure 18.4 : **La coqueluche.**

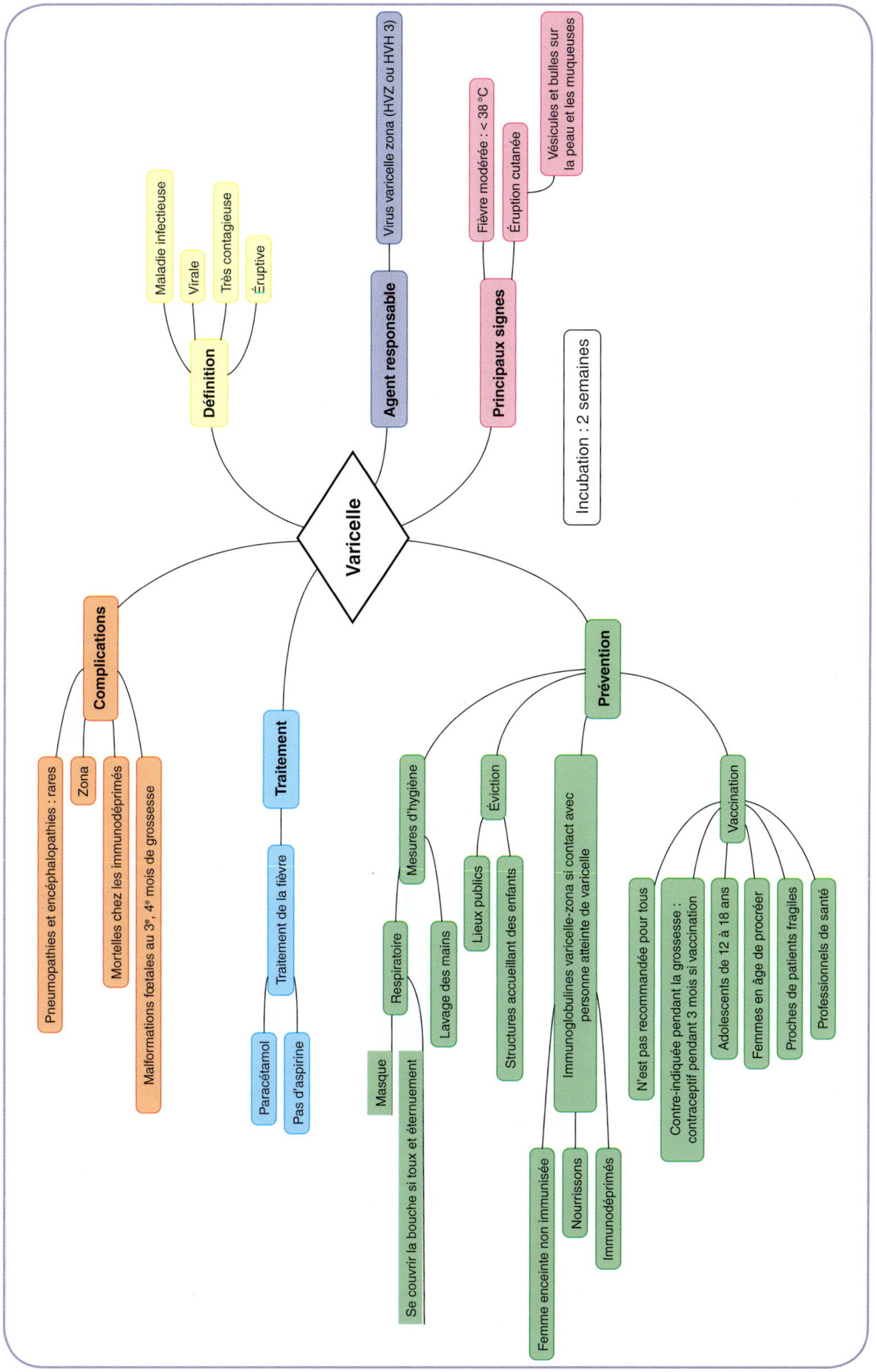

Figure 18.5 : La varicelle.

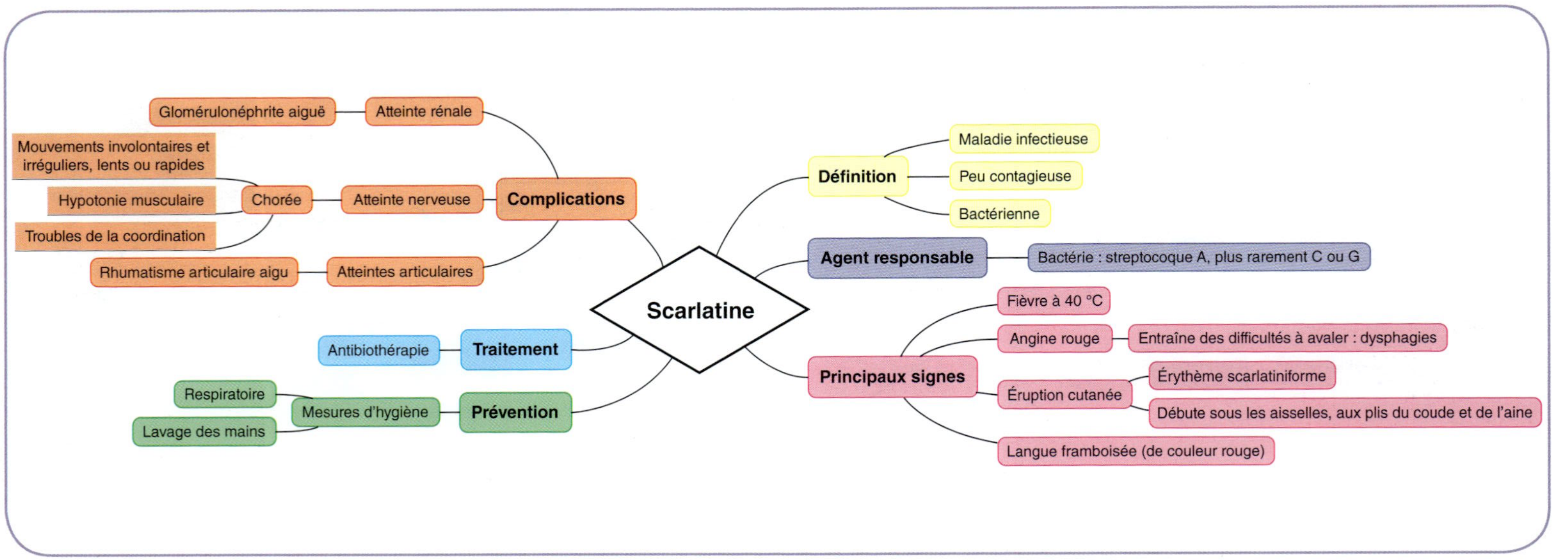

Figure 18.6 : La scarlatine.

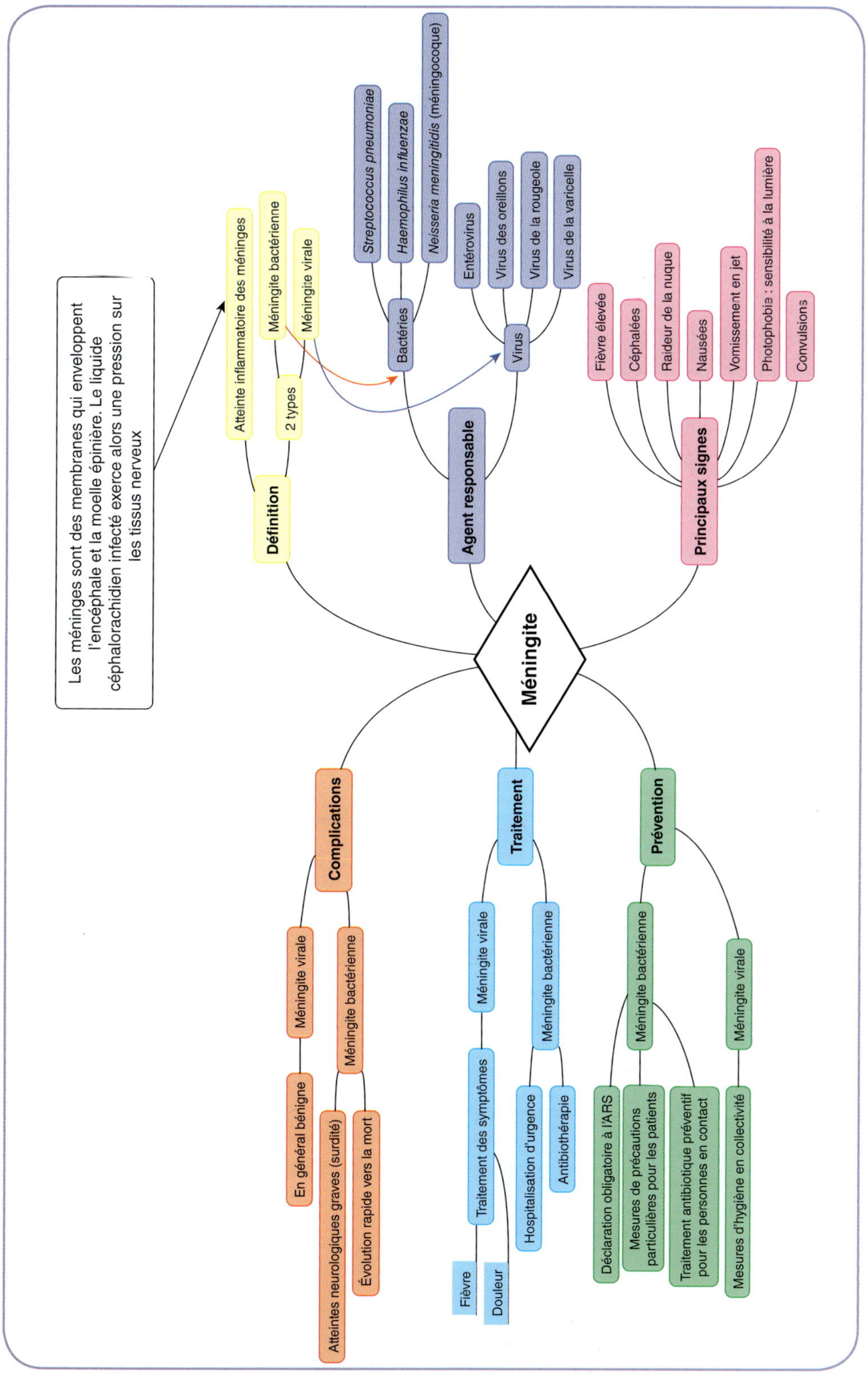

Figure 18.7 : La méningite.

FICHE 19

Maladies génétiques

La génétique est la discipline qui étudie les gènes.

Nos cellules contiennent l'information génétique.

1 Chromosome

Il existe 23 paires de chromosomes (46 au total) :

- 22 paires → autosomes
- 1 paire de chromosomes sexuels XX ou XY → gonosomes

Les chromosomes sont constitués d'ADN qui porte les gènes (25 000 environ).

Un chromosome de chaque paire provient du père et l'autre de la mère.

2 Gène

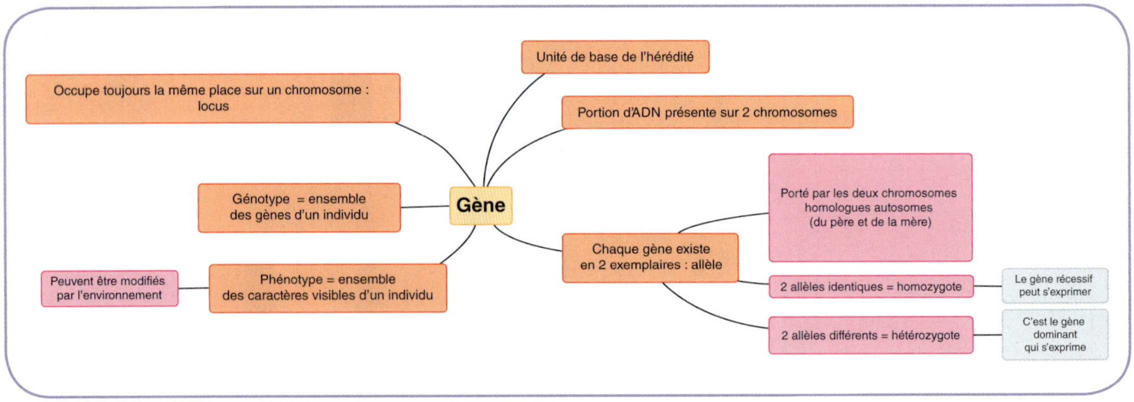

Figure 19.1 : **Le gène.**

3 Hérédité

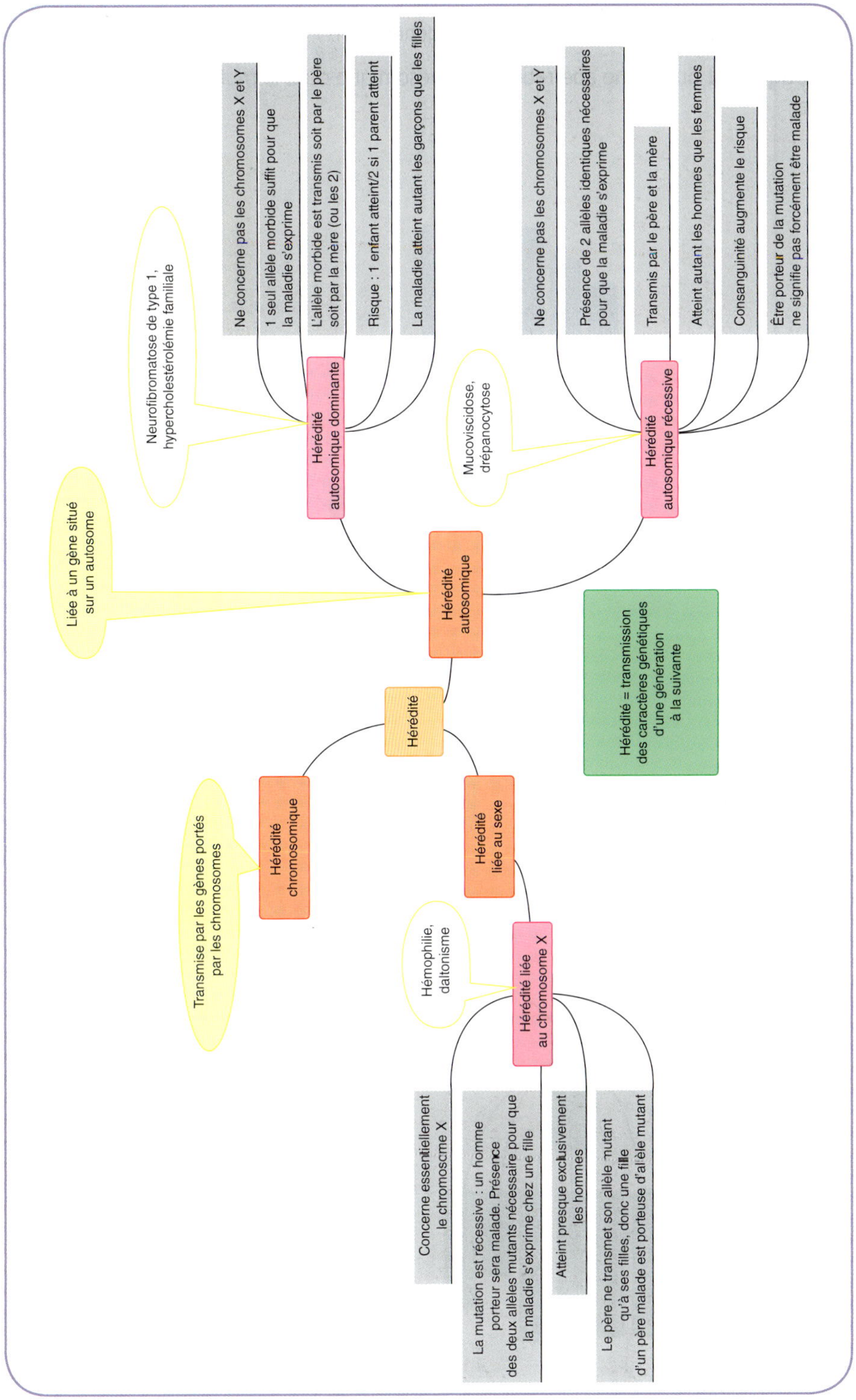

Figure 19.2 : L'hérédité.

- liste 2, un cadre vert figure sur l'emballage : les médicaments de cette liste présentent moins de risque ; ils sont soumis à une prescription médicale (médecin, chirurgien-dentiste, sage-femme), peuvent être **renouvelés pendant 6 mois**, mais le pharmacien ne peut délivrer à chaque renouvellement que la quantité nécessaire à un mois de traitement ;
- les stupéfiants : provoquent une dépendance physique ou psychique ;
- les psychotropes : médicaments ayant une action sur le psychisme ;
- les médicaments hors liste : ne présentent pas de risque majeur et sont en vente libre.

5 Les conditions de conservation et de stockage

Les informations concernant la conservation et le stockage sont indiquées sur la notice et la boîte de chaque médicament.

- Conservation dans un endroit propre, sec et à l'abri de la lumière.
- À domicile : lieu sécurisé : armoire en hauteur et fermée à clé.
- Dans les établissements : une armoire fermée à clé, les stupéfiants sont stockés dans un coffre fermé à clé dans l'armoire à pharmacie du service.
- En fonction du pictogramme : à l'abri de la chaleur, de la lumière, d'une flamme, de l'humidité, au réfrigérateur (+2 à +8 °C).
- Vérifier la date de péremption figurant sur l'étiquette et/ou la notice du médicament avant de l'utiliser.
- Inscrire la date d'ouverture sur l'emballage.

6 Aide à la prise des médicaments et législation

Loi HPST du 29 juillet 2009[1] **:** « lorsque les personnes ne disposent pas d'une autonomie suffisante pour prendre seules les traitements prescrits [...], l'aide à la prise de ce traitement constitue une modalité d'accompagnement de la personne dans les actes de la vie courante, [...] qui peut, à ce titre, être assurée par toute personne chargée de l'aide dans les actes de la vie courante ».

1. Loi HPST : loi portant réforme de l'hôpital et relative aux patients, à la santé et aux territoires.

Hygiène professionnelle

1 Tenue professionnelle

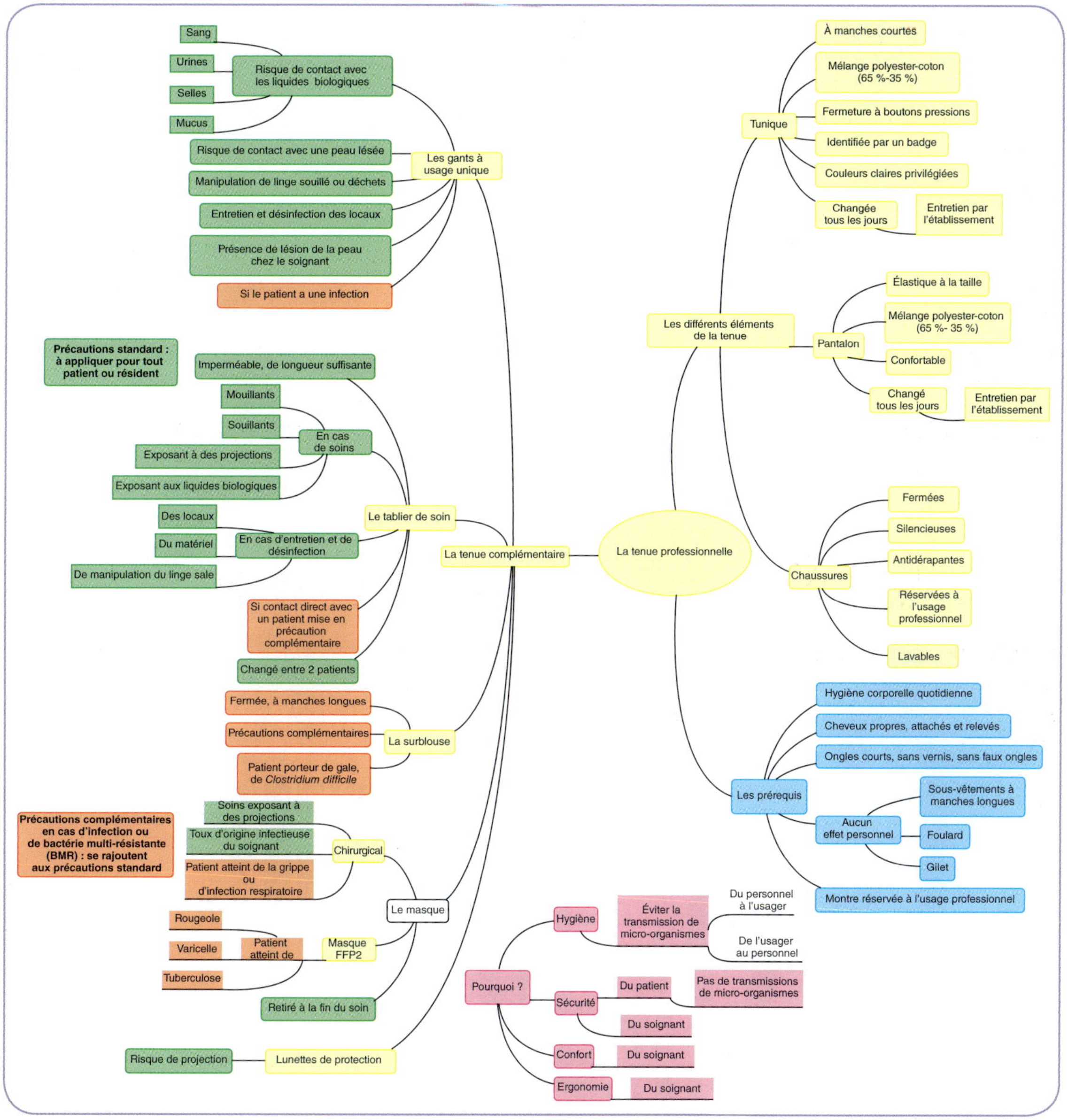

Figure 21.1 : **La tenue professionnelle.**

2 Hygiène des mains

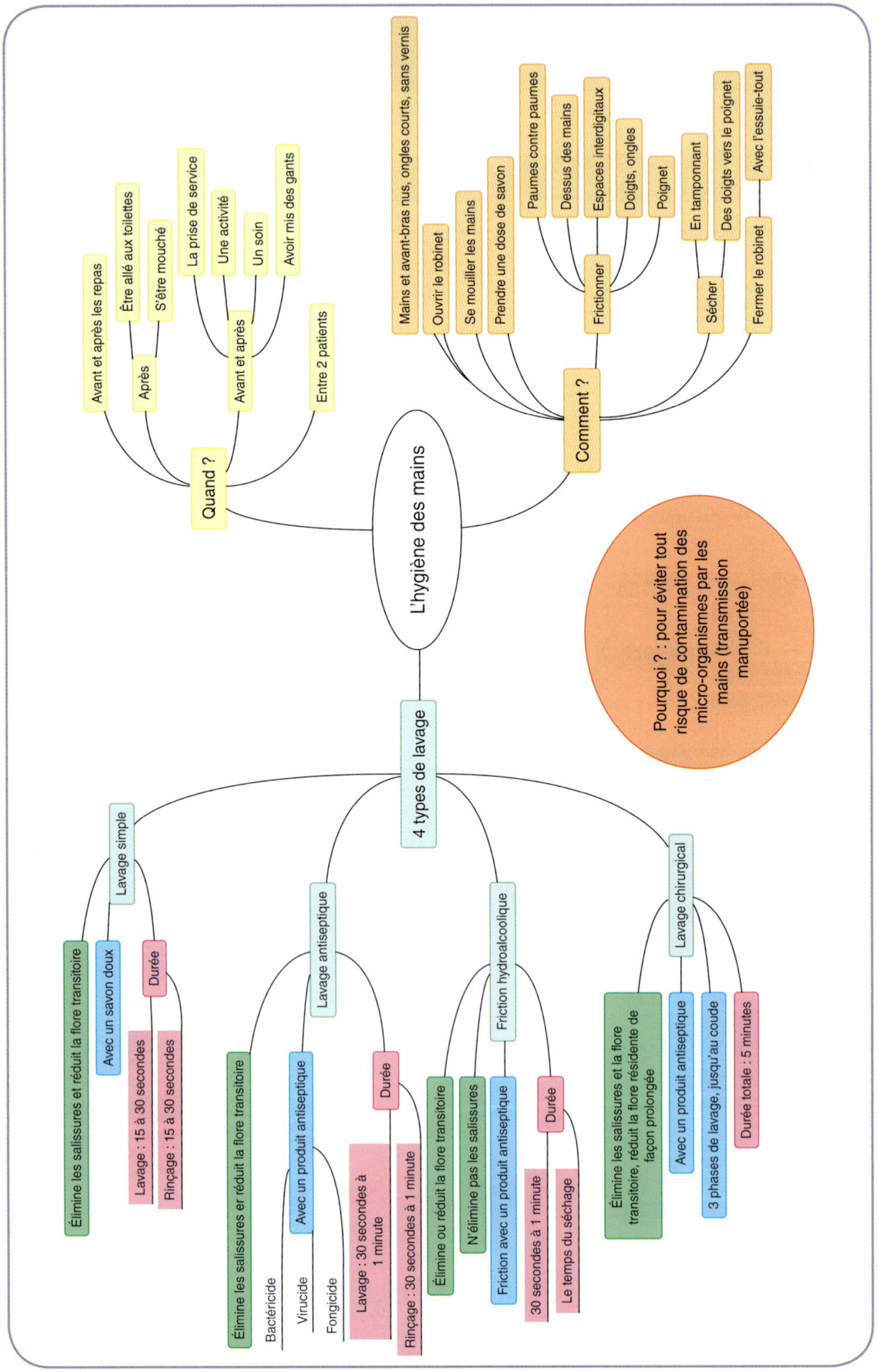

Figure 21.2 : L'hygiène des mains.

3 Les infections associées au soin

A – Définitions

Une **infection** est dite **associée aux soins** (IAS) si elle survient au cours ou au décours d'une prise en charge (diagnostique, thérapeutique, palliative, préventive ou éducative) d'un patient, et si elle n'était ni présente, ni en incubation au début de la prise en charge.

Une **infection nosocomiale** est une infection contractée dans un établissement de santé, qui apparaît après un délai de 48 heures après l'admission ou dans un délai supérieur à la période d'incubation lorsque celle-ci est connue. Pour les infections du site opératoire, le délai est porté à 30 jours suivant l'intervention ; s'il y a mise en place d'une prothèse ou d'un implant, le délai est porté à un an.

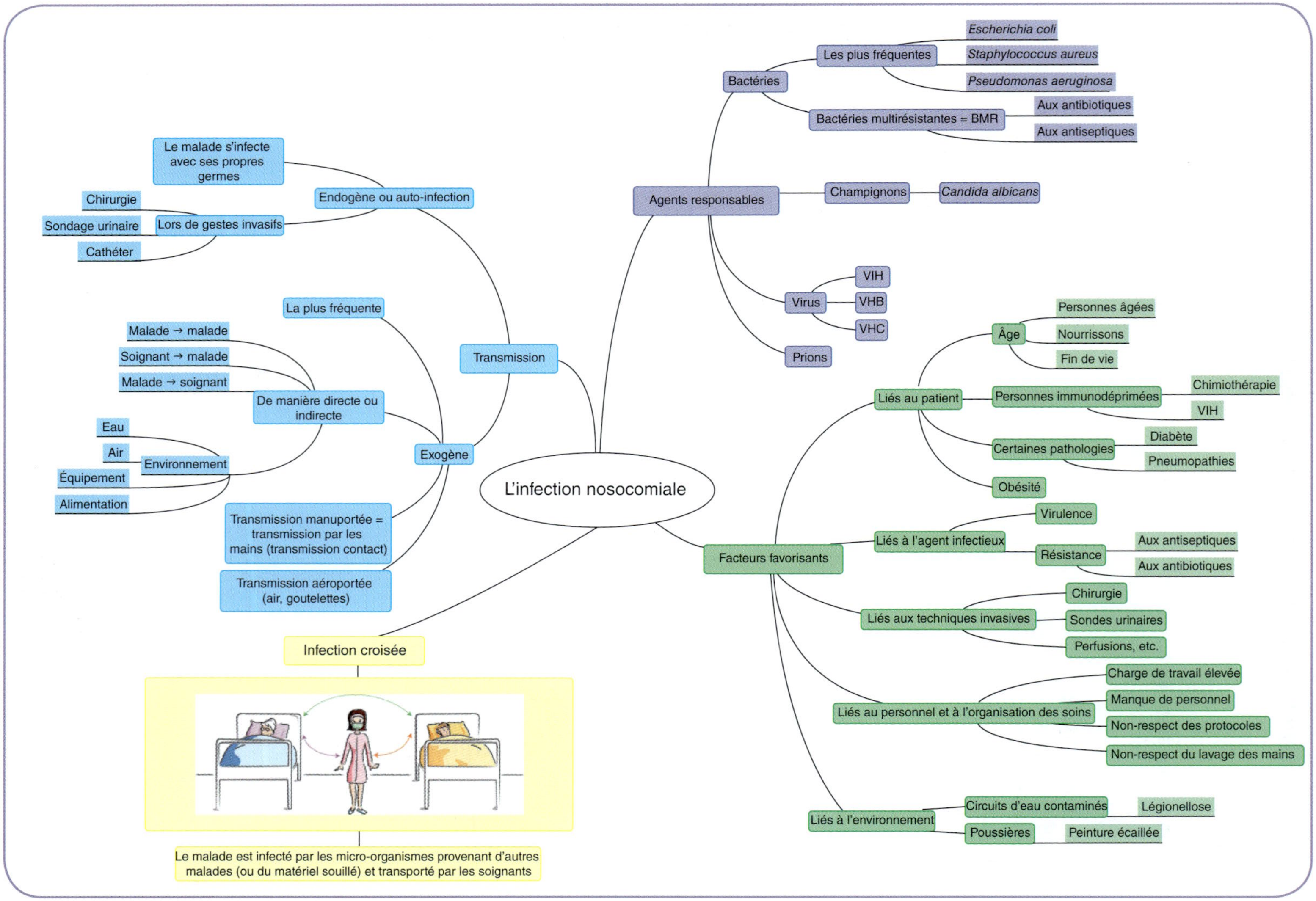

Figure 21.3 : **L'infection nosocomiale.**

B – Moyens de prévention des infections nosocomiales

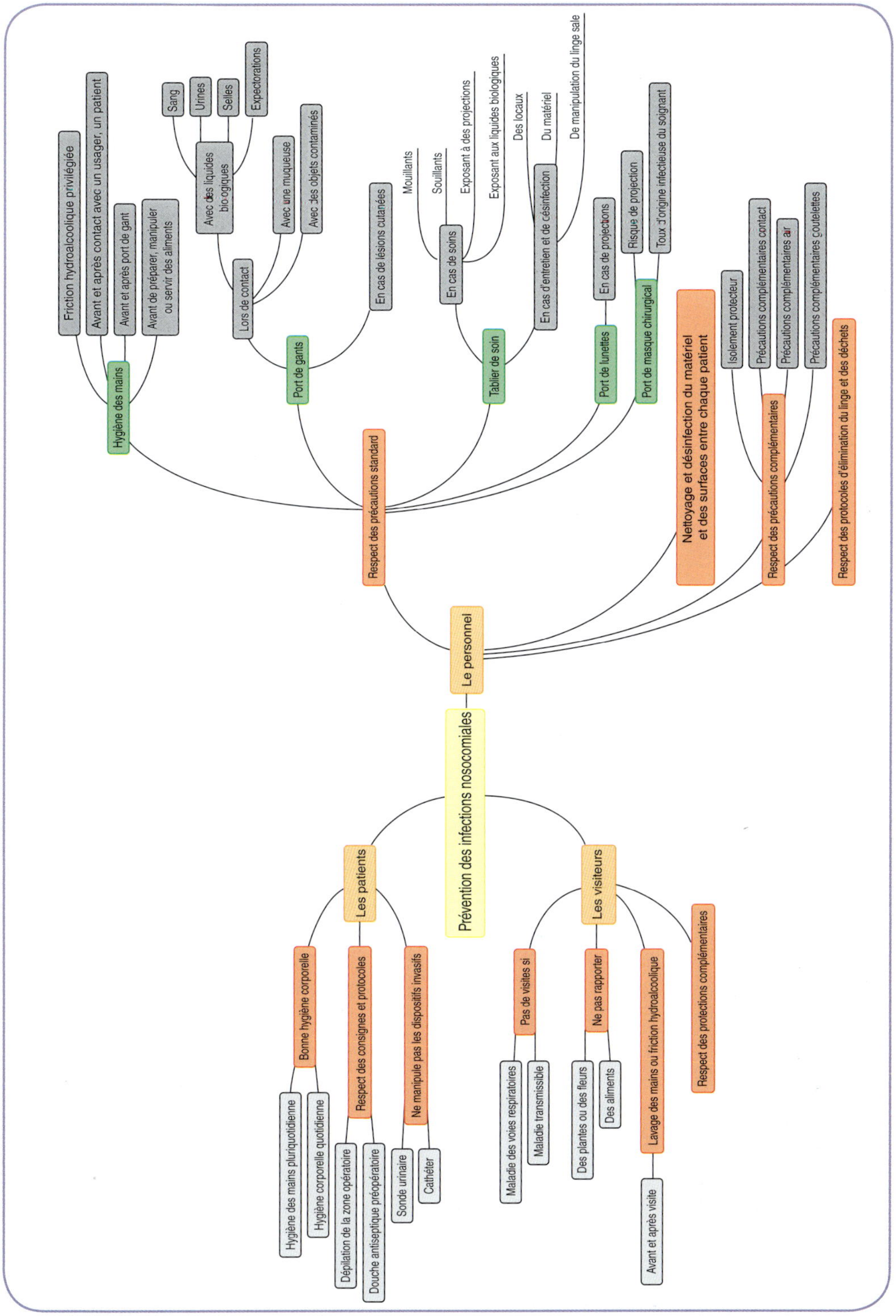

Figure 21.4 : Prévention des infections nosocomiales.

4 Les règles d'isolement des patients

Ce sont des précautions et des mesures particulières destinées à protéger un patient fragile ou à prévenir la transmission d'agents biologiques dans un service de soins. On parle d'isolement protecteur et de précautions particulières. Dans les deux cas, les mesures prises viennent en complément des précautions standard.

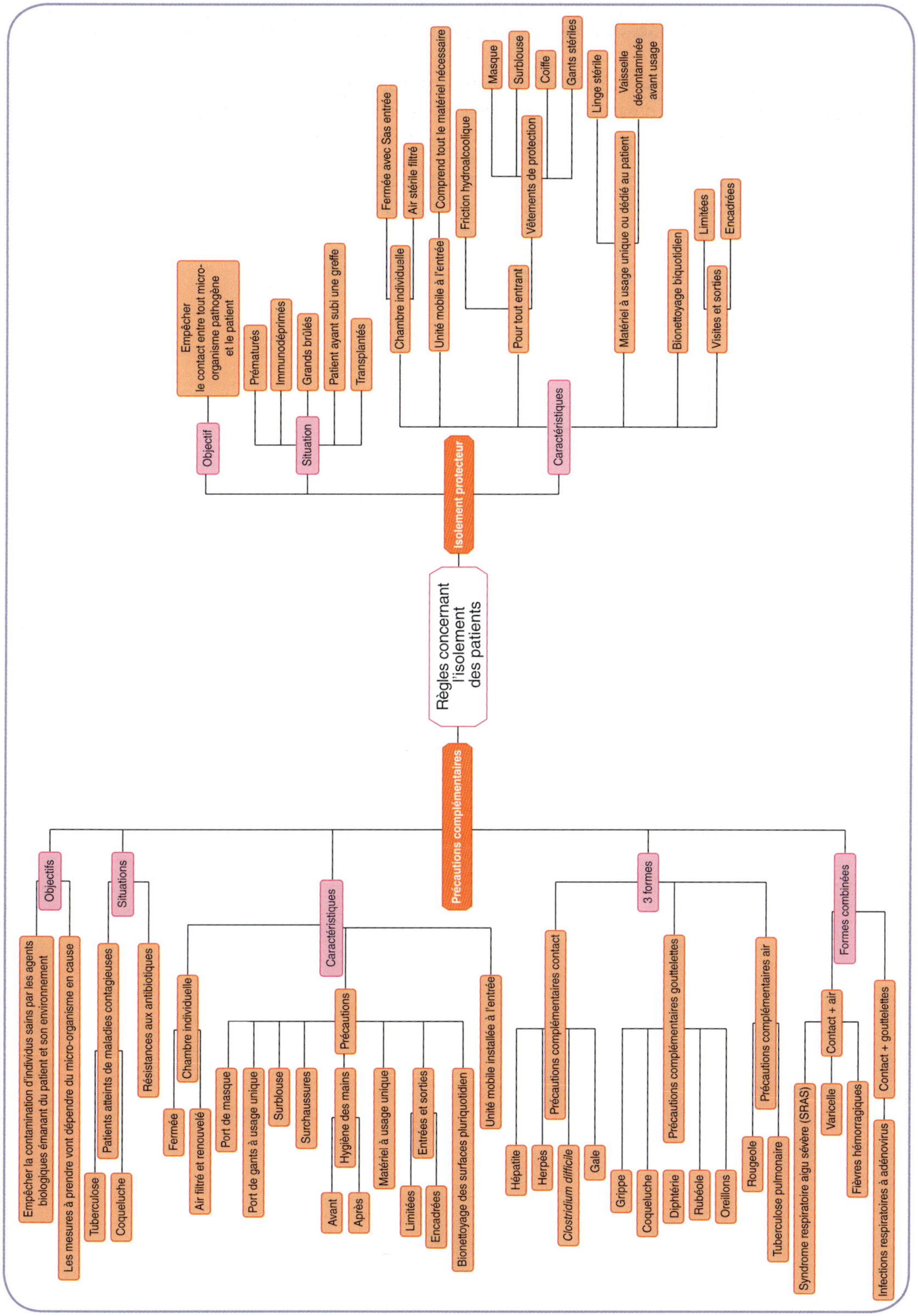

Figure 21.5 : Règles concernant l'isolement des patients.

5 Les comités de lutte contre les infections nosocomiales

Le comité de lutte contre l'infection nosocomiale (CLIN) est une instance obligatoire[1] dans un établissement de soins. Ses missions sont de prévenir, d'évaluer, de surveiller les infections nosocomiales et de définir des actions d'information et de formation du personnel.

Il est composé par des représentants des différentes catégories de personnel et il présidé par un médecin ou un pharmacien élu pour 4 ans. Son rôle est de coordonner les actions de lutte contre les maladies nosocomiales, de préparer le programme annuel et de rédiger un rapport annuel d'activité.

La mise en œuvre est assurée par l'équipe opérationnelle de l'hygiène (EOH).

1. Décret n° 99-1034 du 6 décembre 1999 relatif à l'organisation de la lutte contre les infections nosocomiales dans les établissements de santé.

Démarche de soins

1 Définition

La démarche de soins est un processus intellectuel qui comprend plusieurs étapes et qui permet de mettre en place une prise en charge individualisée et adaptée à une personne.

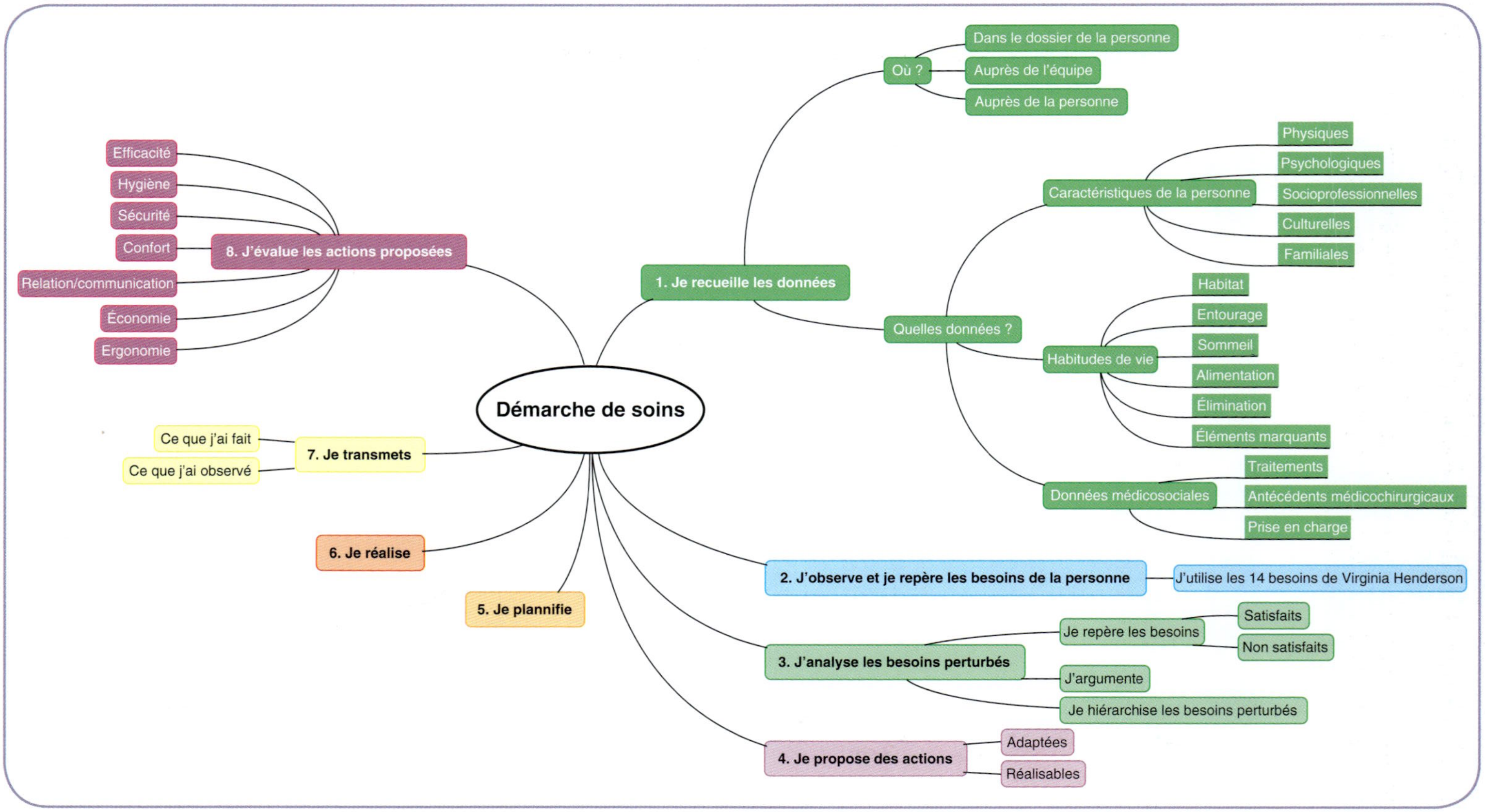

Figure 22.1 : La démarche de soins.

2 Les besoins fondamentaux de la personne

Ce sont les besoins biologiques, psychologiques et sociaux indispensables à une personne. L'identification des signes observables et des habitudes de vie pour chaque besoin va permettre de repérer si la personne a les capacités ou non de les satisfaire.

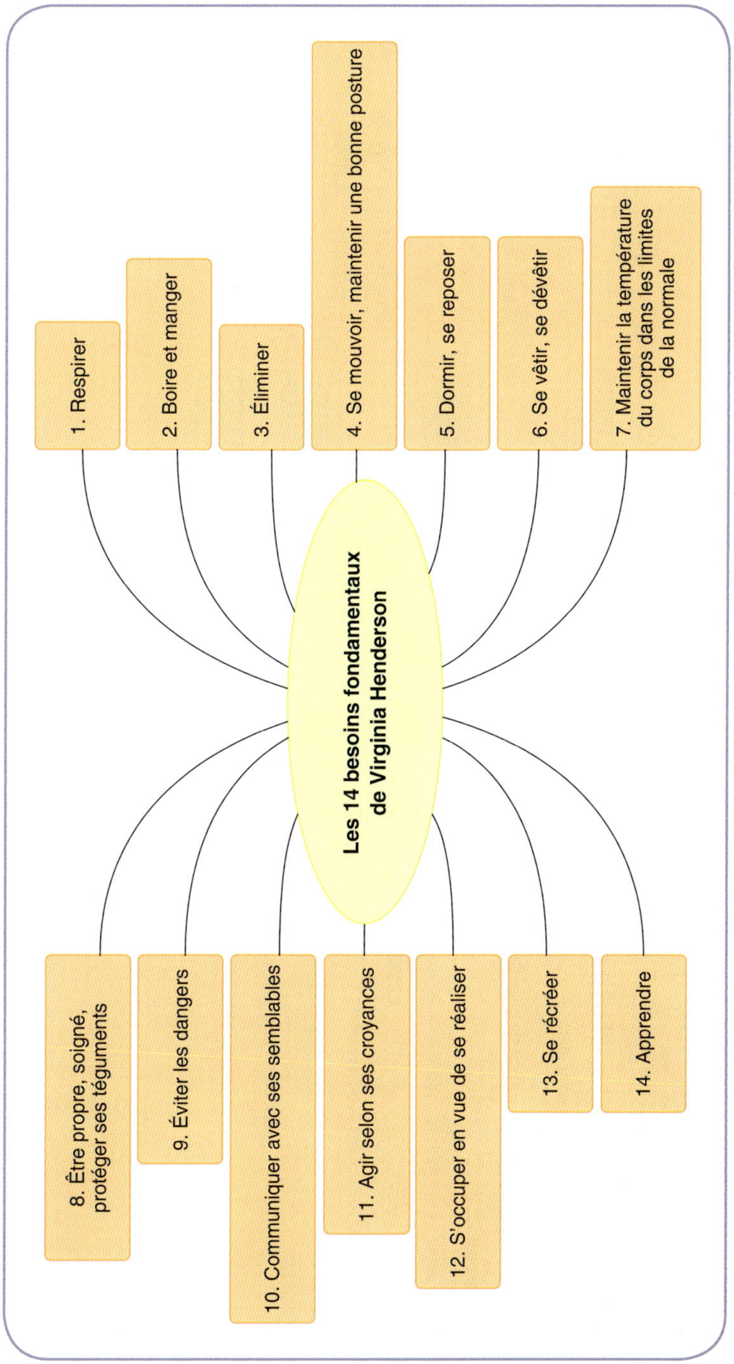

Figure 22.2 : Les 14 besoins fondamentaux de Virginia Henderson.

3 Les critères de soin

Ce sont les critères de qualité qui vont permettent d'évaluer un soin ou une action réalisés.

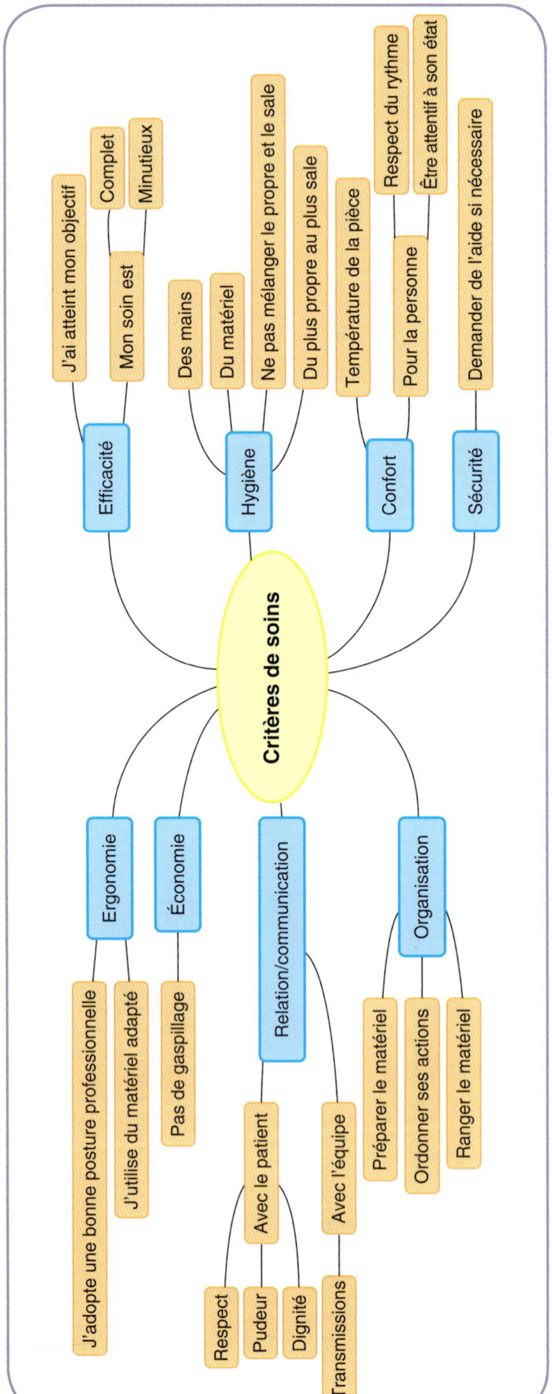

Figure 22.3 : Les critères de soins.

4 Les paramètres vitaux

Les paramètres vitaux sont les indicateurs de l'état de santé d'une personne. Il existe des **variations physiologiques** des paramètres vitaux liées à l'âge, au sexe, au climat, à la peur, aux efforts, au sommeil, etc., et des **variations pathologiques** lorsque la personne n'est plus en bonne santé.

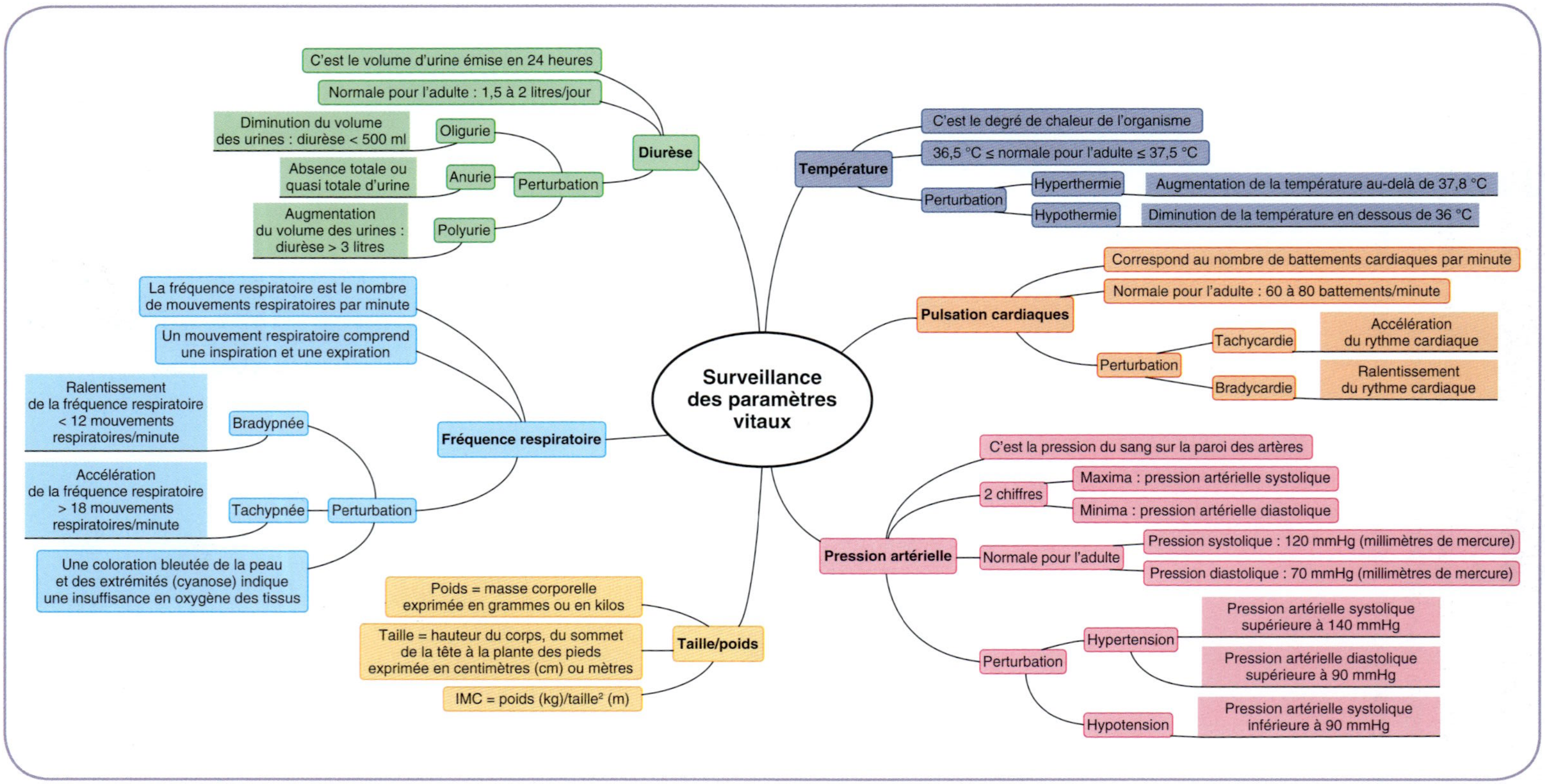

Figure 22.4 : **La surveillance des paramètres vitaux.**

5 Les transmissions

Les transmissions permettent de faire passer les informations à l'ensemble de l'équipe sur les observations et les actions réalisées sur la personne prise en charge.

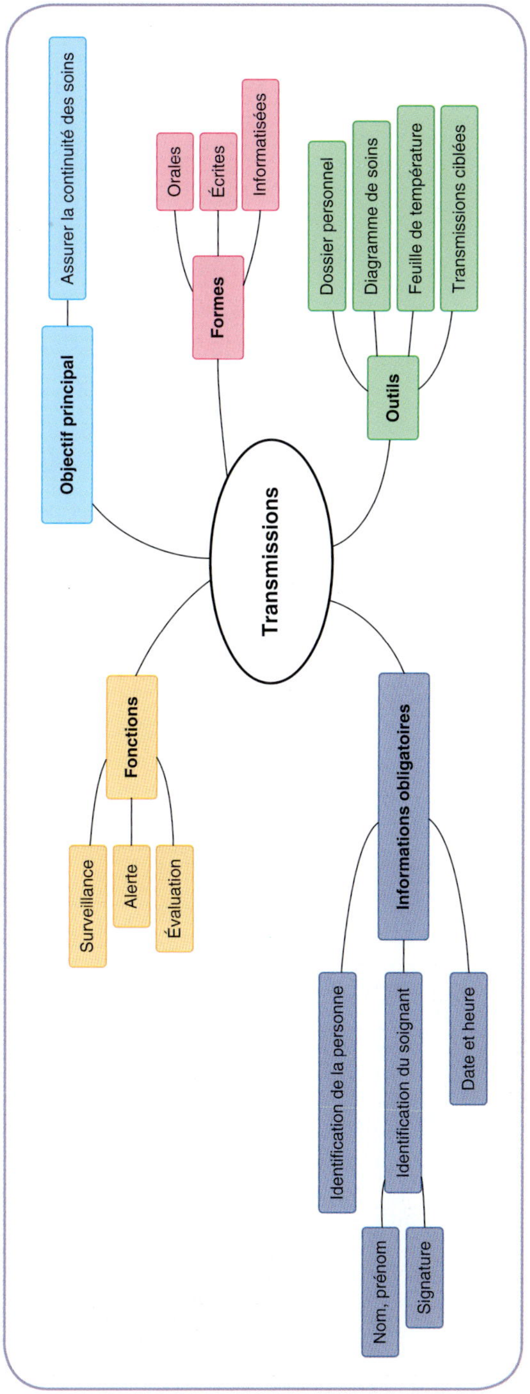

Figure 22.5 : Les transmissions.

Pôle 2 : Sciences médico-sociales et techniques d'intervention en animation et en éducation à la santé

PARTIE

2

Organisation de la santé

1 Notions de santé publique et de démographie

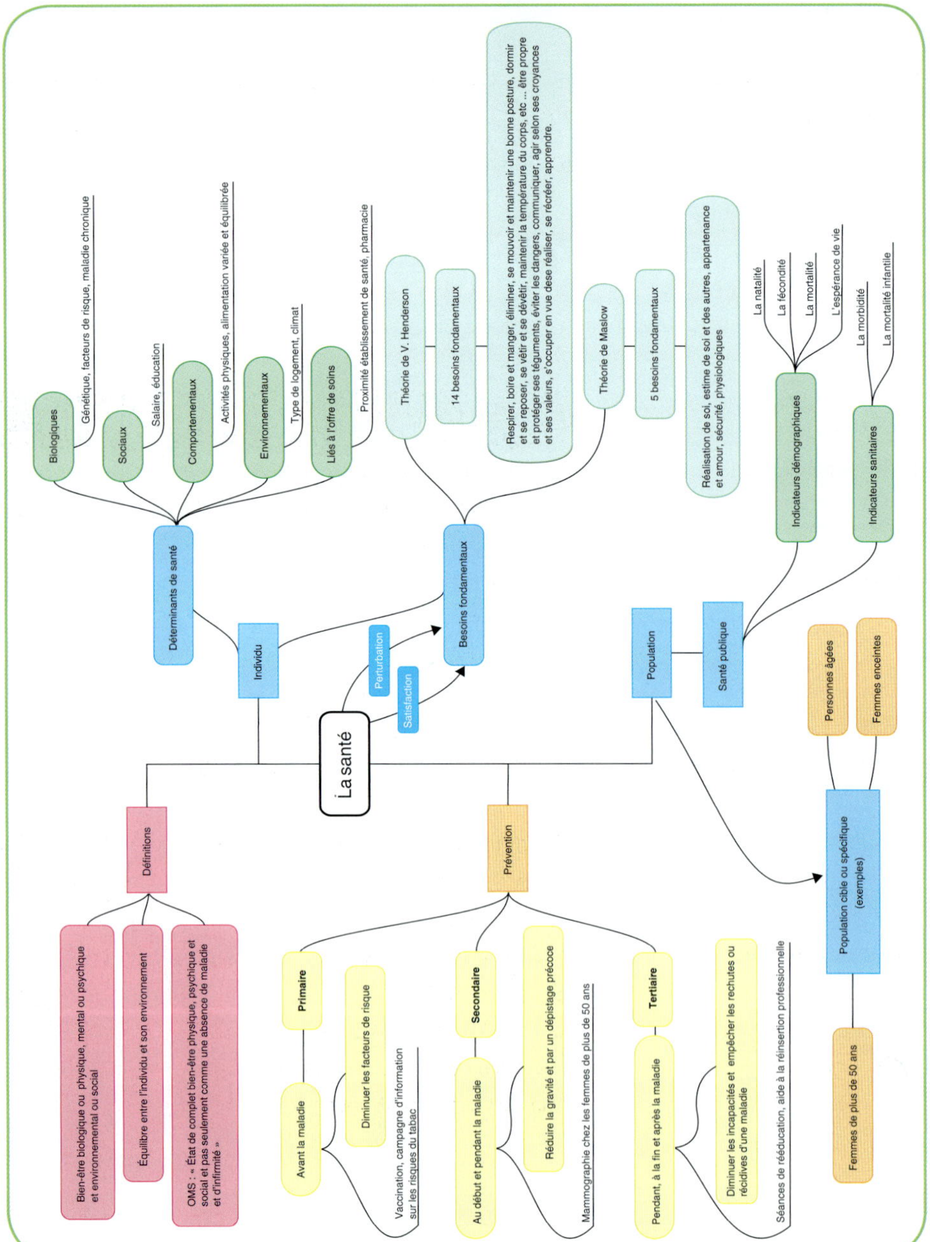

Figure 23.1 : La santé.

A – La santé

La santé d'un individu se caractérise par un ensemble de facteurs ou déterminants de santé. Les **déterminants de santé** correspondent aux éléments qui influencent positivement ou négativement la santé d'une personne ou d'un groupe.

La santé est donc une situation d'équilibre entre l'individu et son environnement de vie.

B – La santé publique

La santé publique étudie la santé des populations et des populations spécifiques ou cibles en conduisant des actions sur leur comportement et leur environnement.

Elle a pour objectif de préserver la santé d'un groupe de personnes au niveau :

- préventif ;
- curatif ;
- éducatif ;
- social.

Principales orientations de santé publique en France	Exemples
La nutrition et l'activité physique	Surpoids et obésité chez l'enfant
	Surpoids et obésité chez l'adulte
	Sel dans l'alimentation
Maladies infectieuses	Infection VIH-sida
	Hépatites chroniques B et C
	Infections sexuellement transmissibles (IST)
	Couverture vaccinale de la population
Maladies cardiovasculaires	Hypertension artérielle
	Accidents vasculaires cérébraux (AVC)
Traumatismes	Suicides
	Accidents de la vie courante chez les enfants et les adolescents
Problèmes de santé spécifiques à des groupes de population	Contraception
	Chutes des personnes âgées
Santé maternelle et périnatale	Mortalité maternelle
	Mortalité périnatale
	Grossesses extra-utérines
Pathologies endocriniennes	Surveillance des personnes diabétiques
	Complications du diabète

C – La démographie

La démographie étudie les populations à l'aide d'indicateurs :

- **les indicateurs démographiques** permettent d'observer l'état et l'évolution d'une population ;
- **les indicateurs sanitaires** permettent de préciser la situation de la santé d'une population.

Rôle des indicateurs démographiques et sanitaires	Actions	Exemples
Décrire l'état de santé d'une population	Comparer Évaluer Surveiller	L'état de santé des Français apparaît globalement bon, mais la mortalité prématurée, c'est-à-dire survenant avant l'âge de 65 ans, reste en France l'une des plus élevées de l'Union européenne
Mesurer l'état de santé d'une population	Mesurer : • données chiffrées : – pourcentage – taux – indice, etc. • données graphiques : – diagramme – courbes – tableaux – camemberts, etc.	• Pourcentage de cancers du sein par rapport au nombre des cancers chez la femme de 25 à 65 ans en 2016 en France • Pourcentage du nombre d'infarctus du myocarde chez les hommes à partir de 50 ans en 2015 en France par rapport à la consommation de cigarettes

2 Organisation sanitaire et sociale en France

En France, l'État est le garant de la santé des individus.

La mise en œuvre de la politique de santé publique et sociale est décidée par l'État et réalisée par les collectivités territoriales.

L'**organisation sanitaire et sociale** de la France présente quatre niveaux de gestion :

- un niveau national ;
- un niveau régional ;
- un niveau départemental ;
- un niveau communal.

La **loi HPST** (hôpital, patients, santé et territoires) du 31 juillet 2009 réforme l'ensemble du système de santé français en créant trois structures :

- les **ARS** : agences régionales de santé ;
- les **DRJSCS** : directions régionales de la jeunesse, des sports et de la cohésion sociale ;
- les **DDCS** : directions départementales de la cohésion sociale.

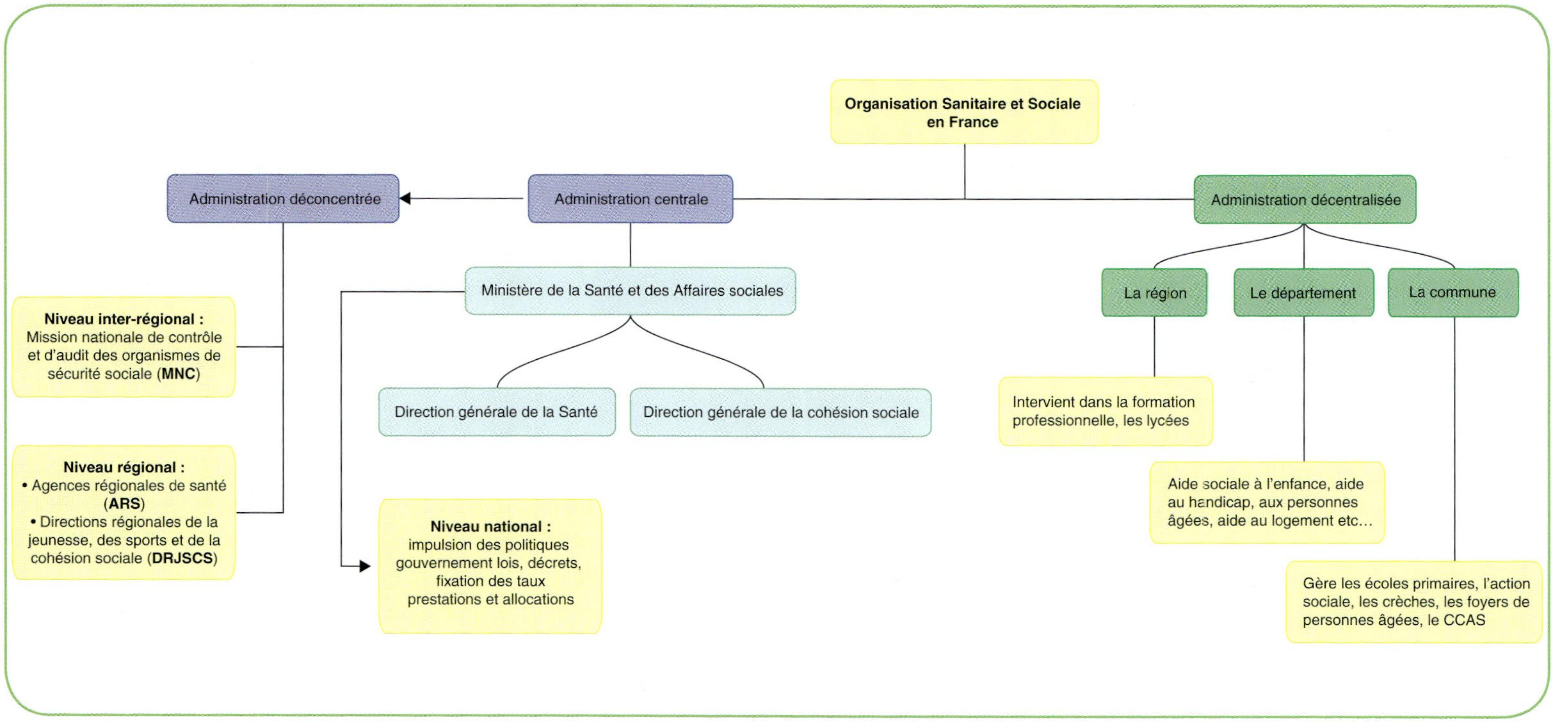

Figure 23.2 : **L'organisation sanitaire et sociale en France.**

3 Les différents systèmes de protection sociale

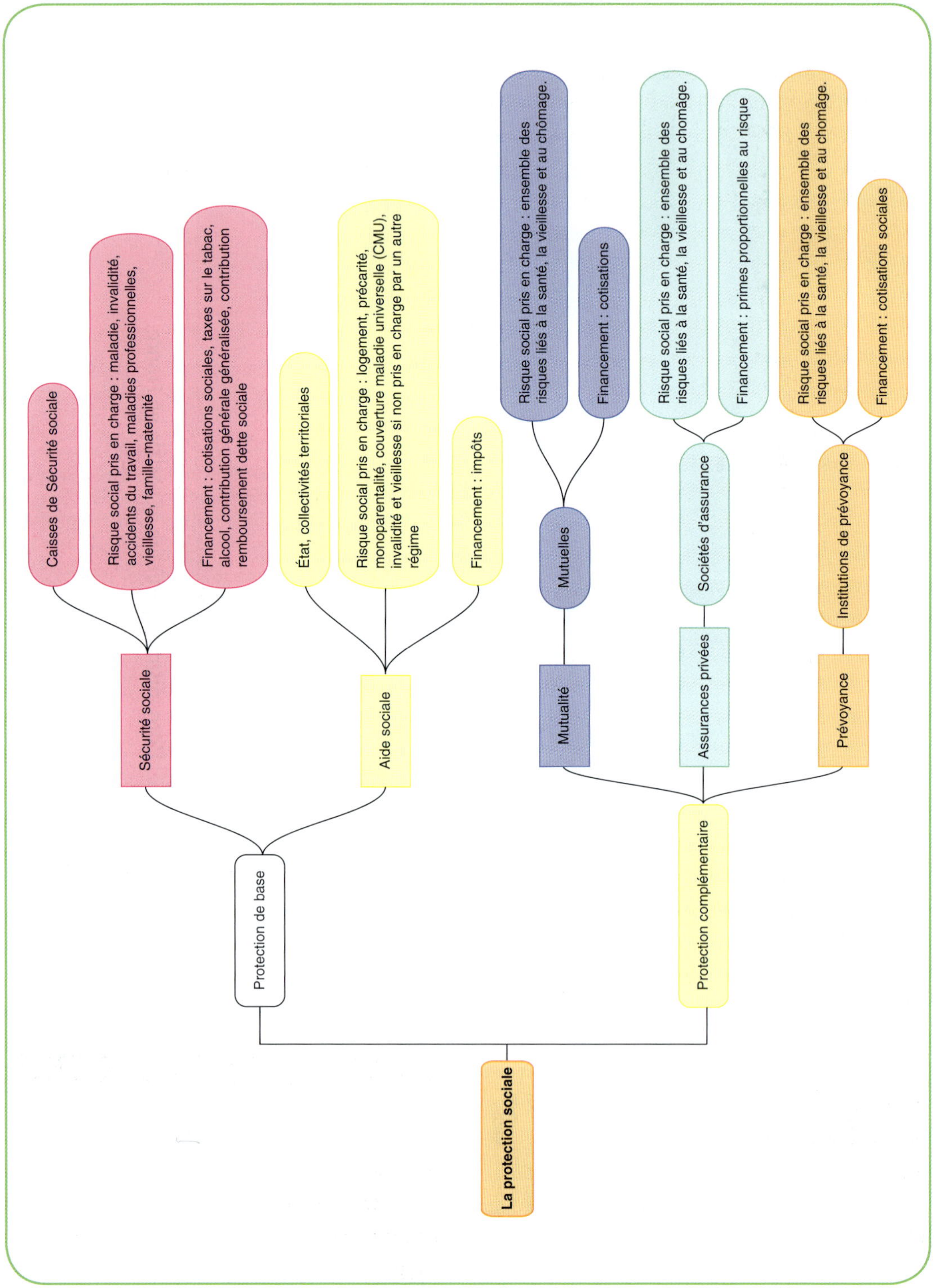

Figure 23.3 : Les différents systèmes de protection sociale.

Faire le lien avec les cours de PSE de seconde : module 1 (« Appréhender le concept et le système de santé »).

A – La protection sociale

La protection sociale est un ensemble de structures qui doit permettre aux personnes de faire face financièrement aux conséquences des **risques sociaux**. Ce système de protection met en jeu des techniques d'assurance et d'assistance sur un **principe de solidarité** nationale.

Actuellement, le système français de protection sociale est confronté à une augmentation importante des dépenses et pose le problème de sa survie financière.

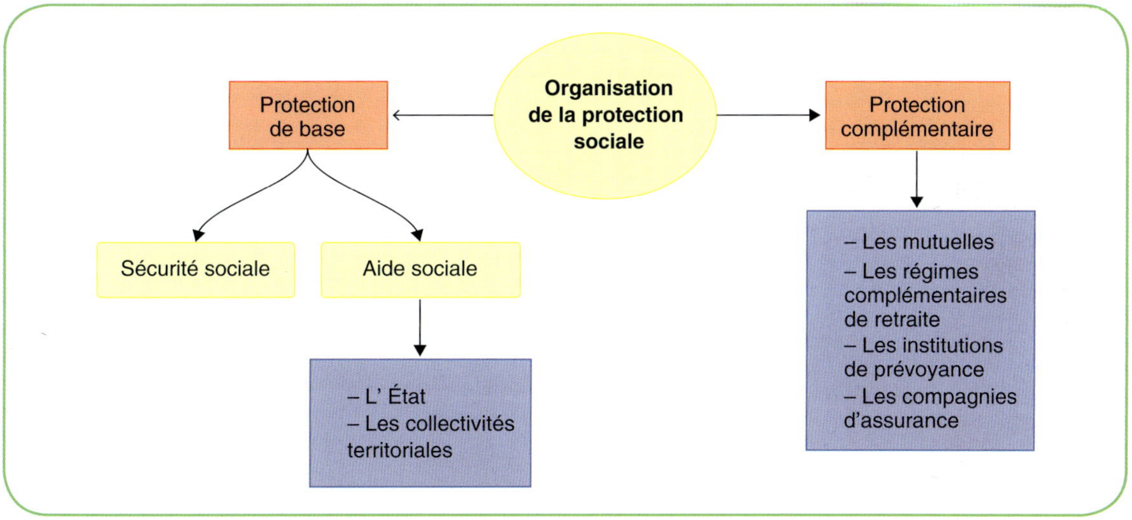

Figure 23.4 : **Organisation de la protection sociale.**

B – La notion de risque social

Un risque est un événement prévisible ou non dans la vie d'une personne qui va avoir pour conséquence :

- une augmentation de ses dépenses ;
- et/ou une diminution de ses revenus.

Le risque est appelé risque social si les conséquences sont prises en charge par la collectivité.

Risque social	
Physique	**Économique**
Accidents de travail Maladies professionnelles	Chômage
Accidents	Émergent
Maladie	Pauvreté-exclusion
Maternité	Dépendance
Vieillesse	Logement

C – La Sécurité sociale

C'est un système de protection sociale qui assure la couverture des risques liés à :

- la maladie ;
- la maternité ;
- la famille ;
- l'invalidité ;
- la vieillesse ;
- les accidents du travail, etc.

CHE 24

L'enfant et l'adolescent

1 Les examens de l'enfant à la naissance

À la naissance, un certain nombre d'examens sont pratiqués afin d'évaluer l'état de santé générale du nouveau-né.

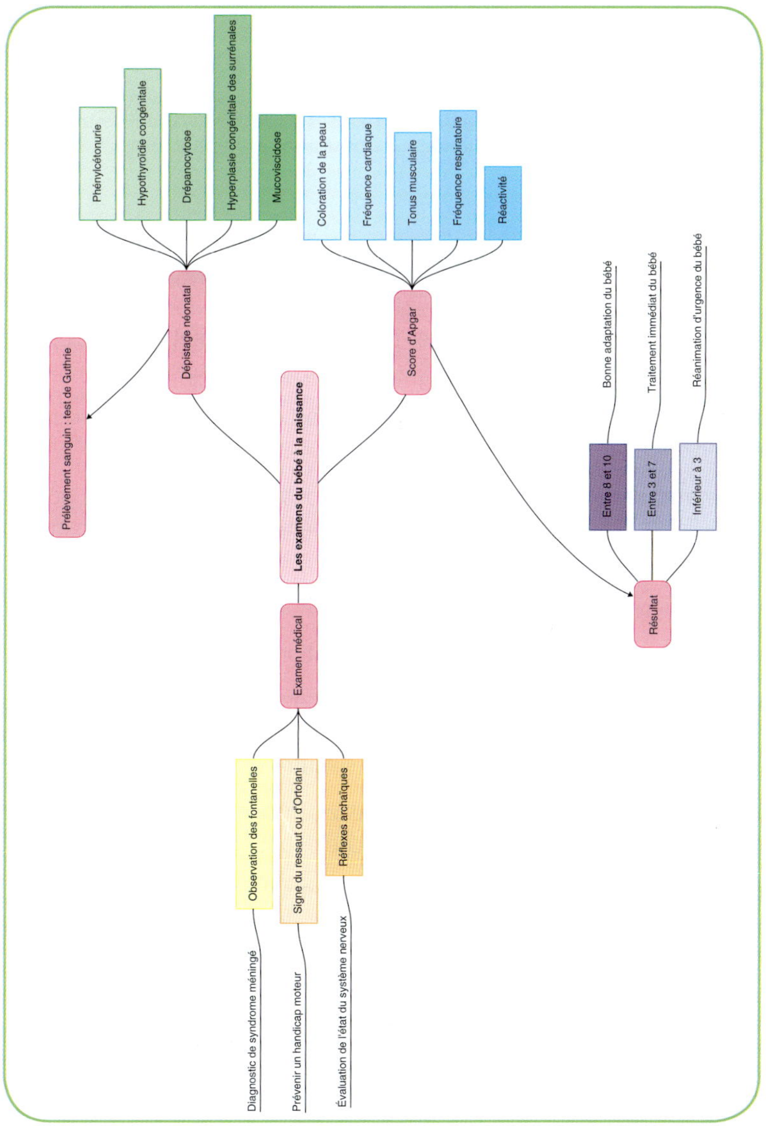

Figure 24.1 : Les examens de l'enfant à la naissance.

À savoir

Les **réflexes archaïques** sont des automatismes primaires qui permettent d'évaluer l'état du système nerveux du nouveau-né.

Maladies dépistées	Caractéristiques
La phénylcétonurie	Maladie héréditaire définie par l'impossibilité de transformer un acide aminé de l'alimentation (la phénylalanine). Traitement possible par un régime alimentaire spécifique
L'hypothyroïdie	Maladie endocrinienne définie par une insuffisance de sécrétion de la glande thyroïde. Responsable de pathologie mentale
L'hyperplasie congénitale des surrénales	Maladie endocrinienne définie par une insuffisance de sécrétion des hormones surrénaliennes
La drépanocytose	Maladie du sang définie par une anomalie de l'hémoglobine. Responsable d'infections graves et d'anémies
La mucoviscidose	Maladie génétique définie par des sécrétions visqueuses au niveau de plusieurs organes, essentiellement les poumons et le pancréas

2 Développement de l'enfant

Un ensemble de phénomènes sur le plan physique et psychologique permet le développement progressif du bébé de la conception à l'âge adulte.

Le développement de l'enfant pendant les six premières années est considérable et est intimement lié à la maturation de son système nerveux.

Le **développement somatique** comprend des mesures de croissance : la croissance pondérale (le poids), la croissance staturale (la taille) et le périmètre crânien ; mais également des indices de maturation : la dentition et l'ossification.

Le rythme de l'enfant est variable suivant son âge.

La croissance de l'enfant est liée essentiellement à son alimentation.

Le **développement sensoriel** concerne les capacités d'adaptation du nourrisson au monde extérieur en développant des aptitudes sensorielles. Le premier sens à se développer avant même la naissance est le toucher ; il va faciliter la connaissance de son corps, de l'espace, et de « l'autre ».

« Le jeune enfant fonctionne essentiellement avec son cerveau sensoriel et le cortex, c'est-à – dire par pulsions, avec ses 5 sens et principalement dans l'ordre suivant : toucher – odorat – goût – ouïe – vue[1]. »

Le **développement moteur** comprend le développement des mouvements et de la coordination. Il s'agit d'un ensemble de changements physiques qui vont servir de base au développement rapide des habiletés motrices de l'enfant (marcher, courir, sauter), posturales et de manipulations (jeter, saisir, attraper).

1. www.maternelle.ia creteil.

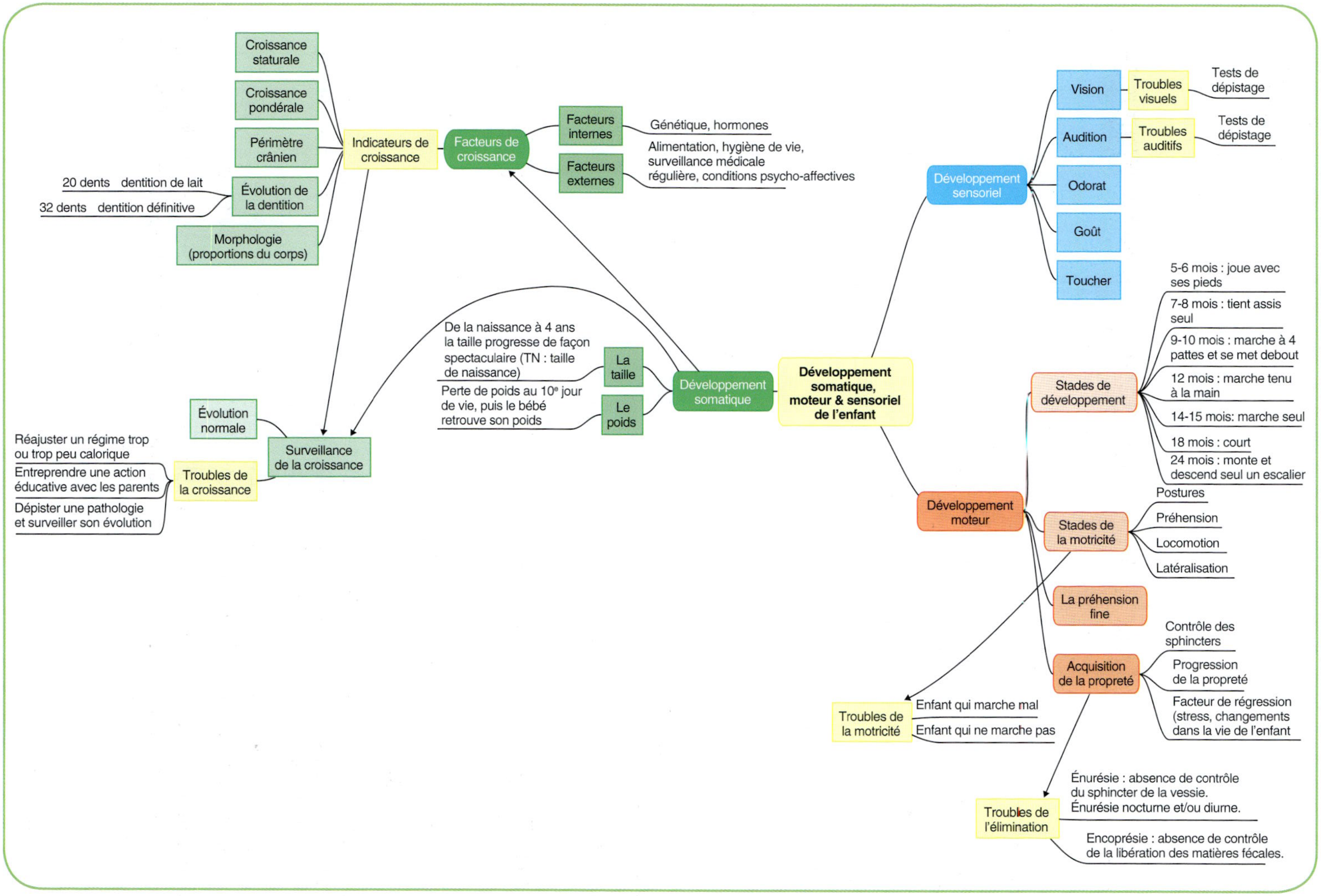

Figure 24.2 : Le développement somatique, sensoriel et moteur de l'enfant.

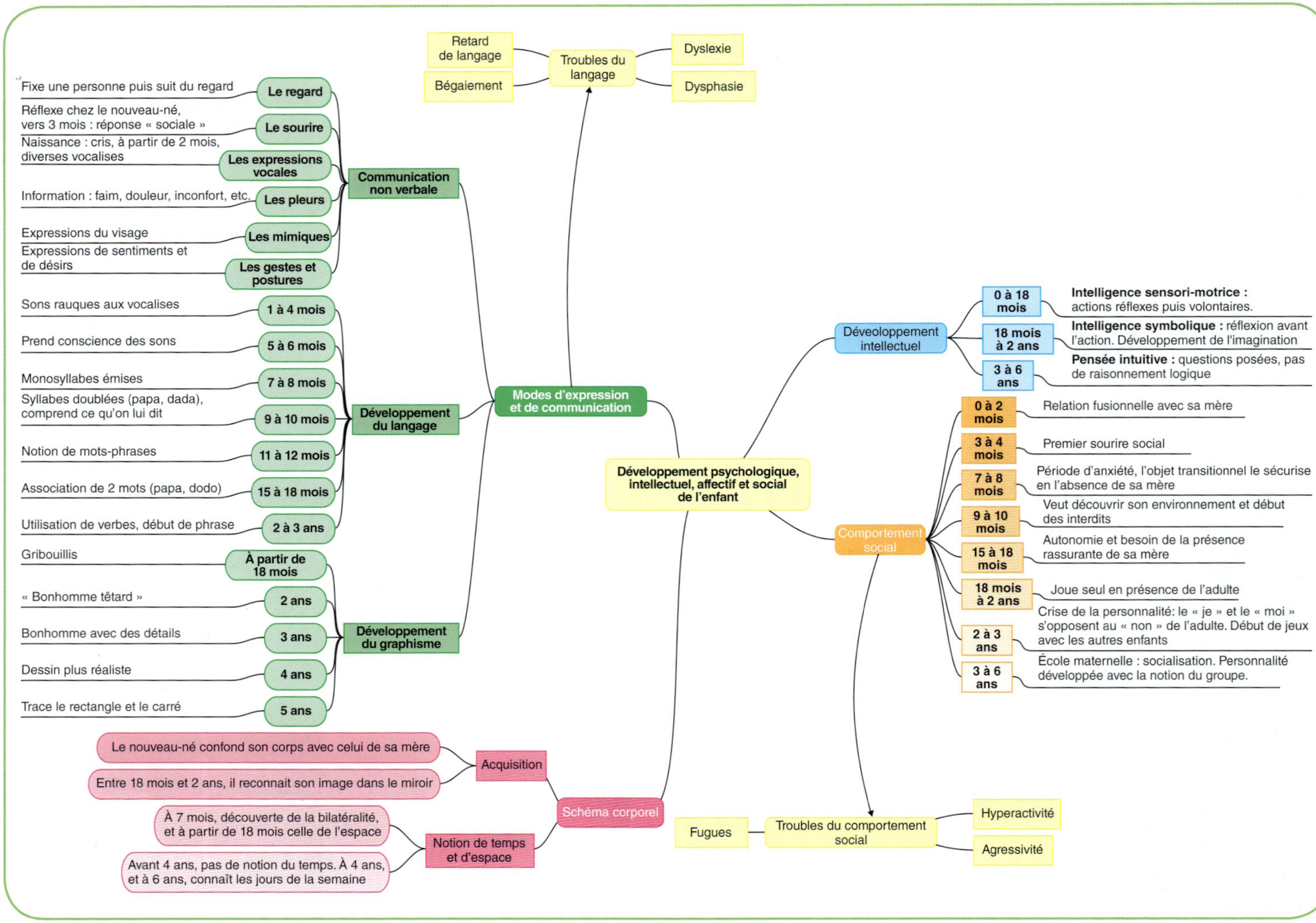

Figure 24.3 : Le développement psychologique, intellectuel, affectif et social.

Le **développement psychologique** comprend l'évolution des sentiments, de la manière de penser, etc.

Le **développement intellectuel** correspond à la représentation symbolique qui consiste à élaborer « en pensée » des images à partir des objets ou des mouvements du monde réel.

Le **développement affectif** comprend les expériences plus ou moins conflictuelles, entre le sujet et son entourage, concernant les émotions et les sentiments.

Le **développement social** comprend la pré-socialisation (l'enfant s'intéresse à « aller vers l'autre ») et le jugement moral (la notion de sanction conduit l'enfant à une attitude de responsabilité).

À noter

Le développement social comme le développement affectif, se constitue en grande partie entre 0 et 3 ans et à partir de la relation aux parents.

3 Les droits de l'enfant

C'est à partir du XIXe siècle que l'enfant est reconnu comme un être à protéger : début d'une réglementation du travail, de la justice et de la scolarisation des enfants.

« Parce que les enfants sont plus vulnérables que les adultes, parce qu'ils n'ont ni droit de vote ni influence politique ou économique, parce que le développement sain des enfants est crucial pour l'avenir de toute société, le monde s'est doté en 1989 de la "Convention internationale des droits de l'enfant". Depuis, ce traité fondamental est le socle de toute l'action de l'UNICEF[1]. »

1. www.unicef.fr.

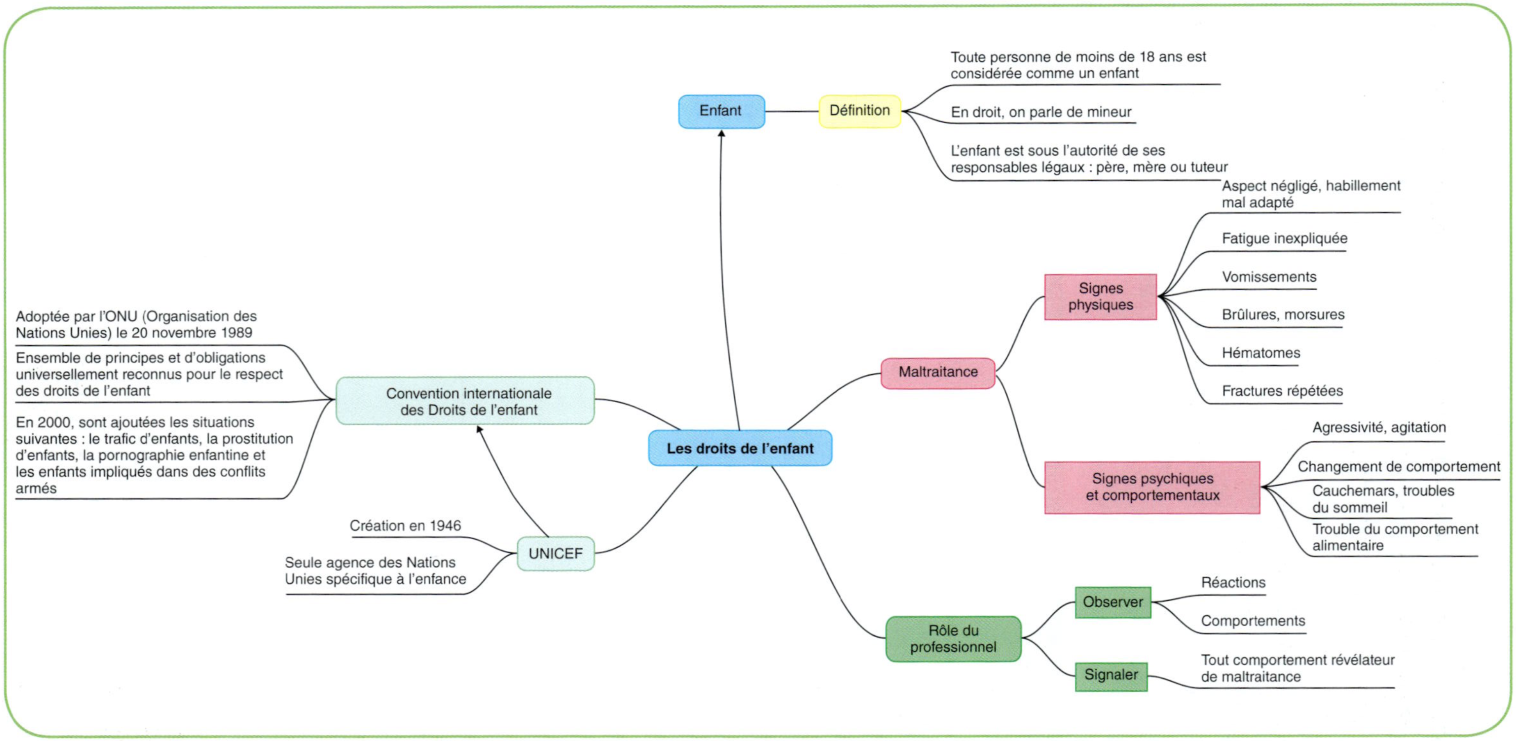

Figure 24.4 : Les droits de l'enfant.

4 Les structures d'accueil collectif

Il existe différents types de structures d'accueil régulier, occasionnel et des multi-accueils qui sont des établissements ou services qui associent un accueil régulier et occasionnel, ou un accueil familial et collectif.

L'objectif de ces structures est de veiller à la santé, à la sécurité, au bien-être et au développement des enfants confiés en :

- contribuant à leur éducation dans le respect de l'autorité parentale ;
- concourant à l'intégration sociale des enfants présentant un handicap ou atteints d'une maladie chronique ;
- apportant l'aide aux parents pour favoriser la conciliation de leur vie professionnelle et de leur vie familiale.

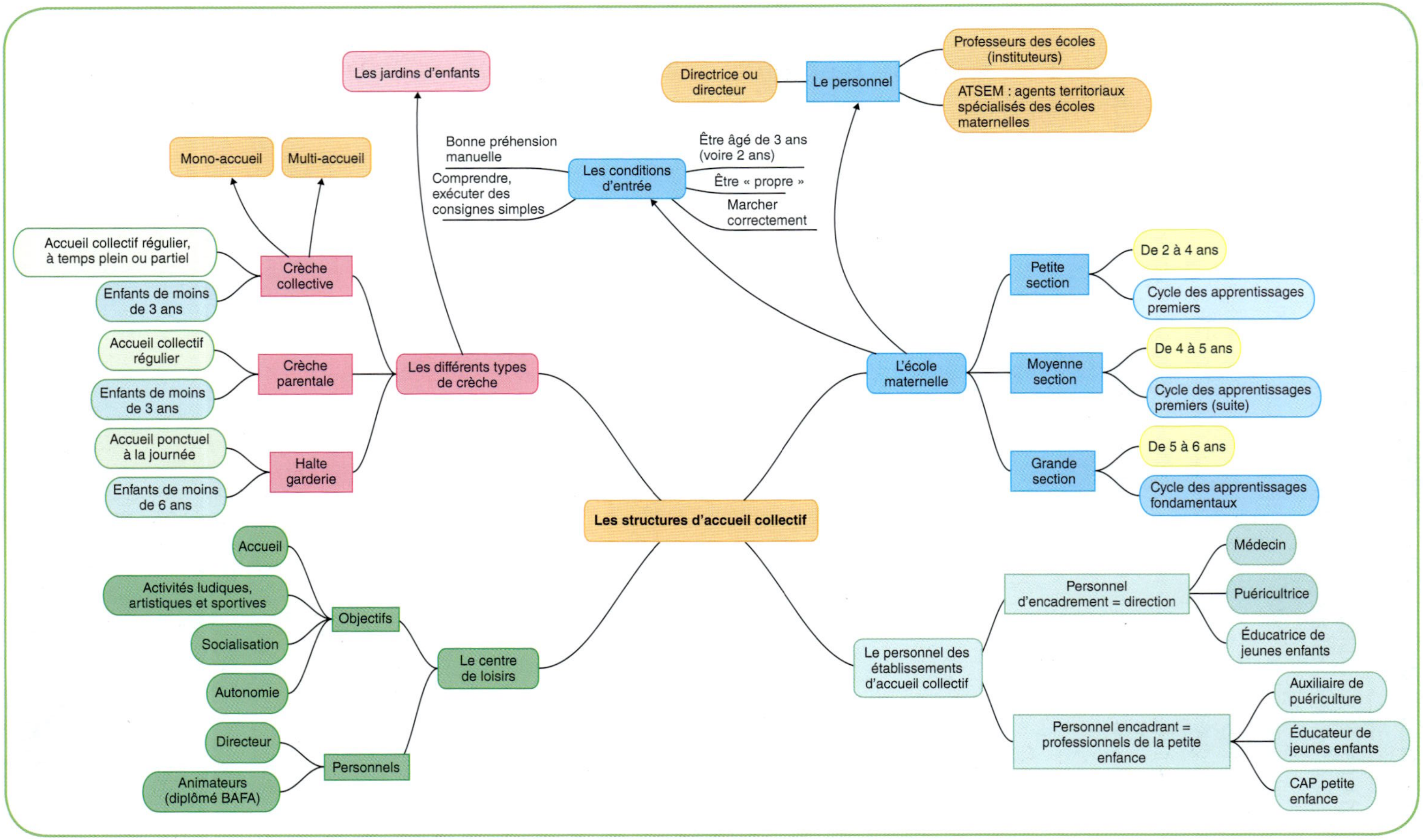

Figure 24.5 : Les structures d'accueil collectif.

5 Les conduites à risque chez l'adolescent

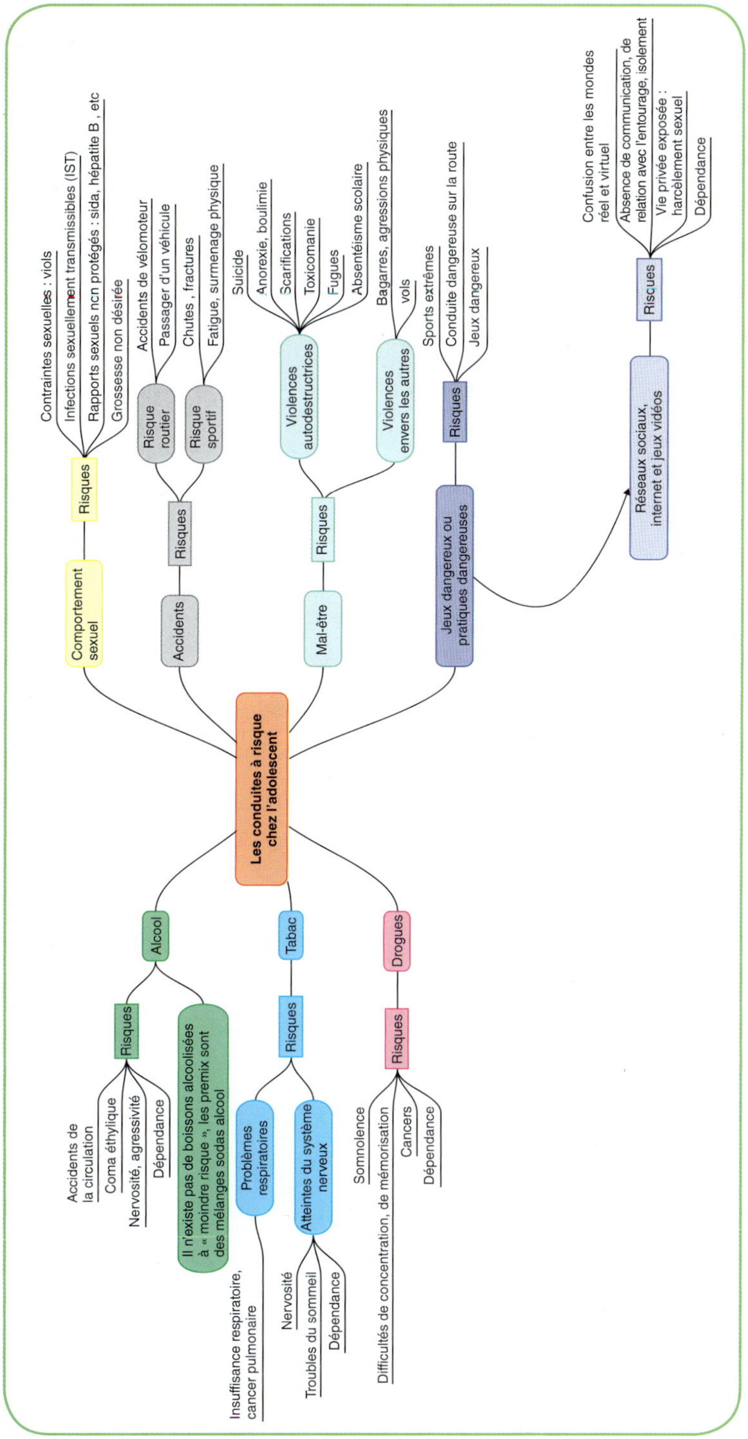

Figure 24.6 : Les conduites à risque chez l'adolescent.

L'adolescence est une période où le jeune construit progressivement sa propre identité. L'adolescent affirme peu à peu sa personnalité en s'opposant souvent au « modèle parental », et alterne des moments de crise et d'angoisse.

L'adolescence est donc une période d'une grande vulnérabilité qui expose certains jeunes à des conduites à risque.

À savoir

Une conduite à risque est la mise en danger potentielle de sa vie ou de celle des autres.

La famille

1 Évolution de la famille

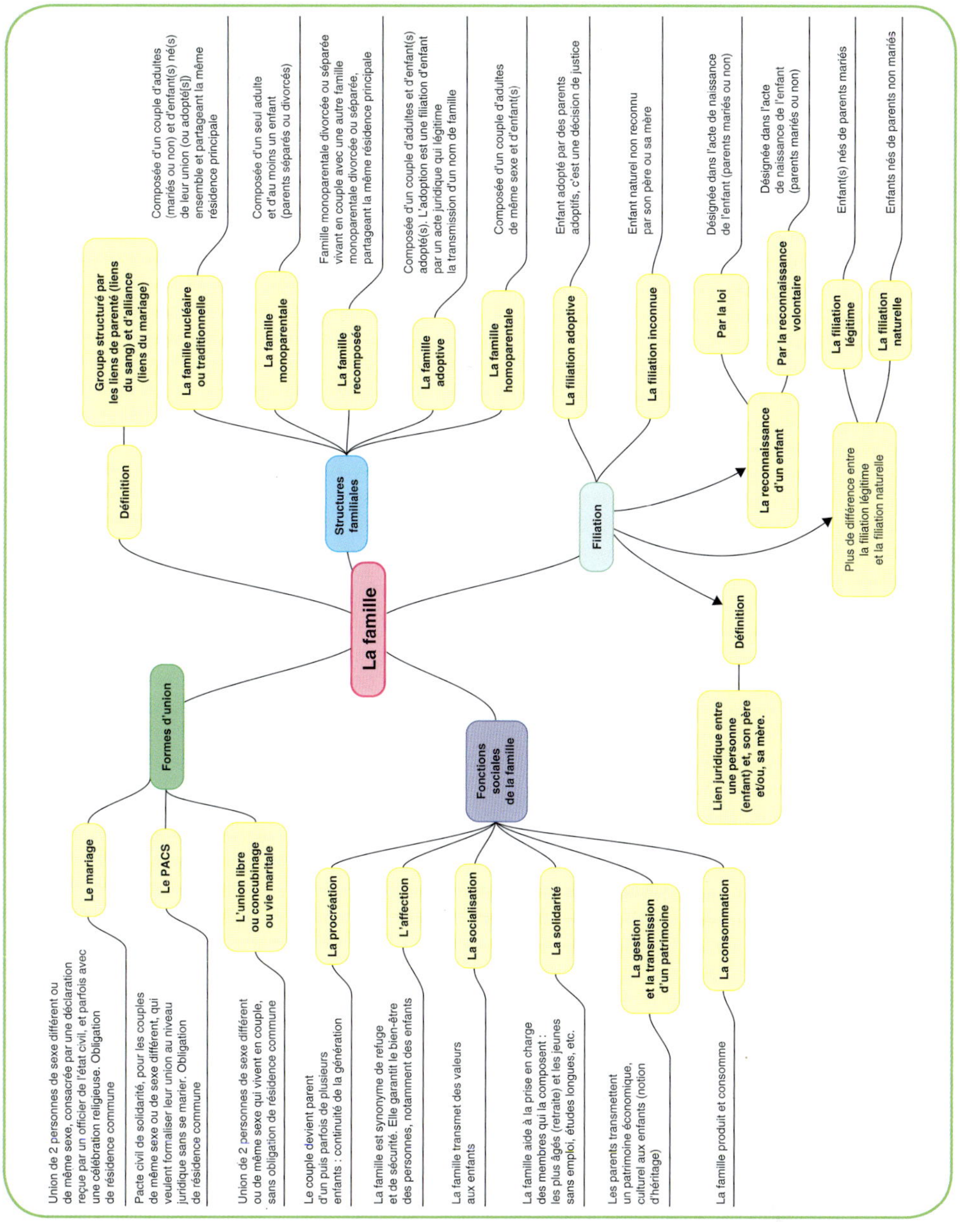

Figure 25.1 : L'évolution de la famille.

La **famille est en mutation** : les structures familiales changent, les familles se recomposent.

La **parentalité** évolue, faisant place à des tiers : beaux-parents, parent de même sexe, etc.

La **famille traditionnelle** est composée des parents et des enfants, vivant sous un même toit. Cette forme de famille reste le modèle dominant

« La famille est un ménage qui comprend au moins deux membres ayant des liens de parenté soit un couple, marié ou non, avec ou sans enfant, soit un parent seul avec au moins un enfant[1]. »

À noter

La **parentalité** est une notion qui correspond à l'ensemble des relations entre les parents et leurs enfants.

2 Autorité parentale

L'autorité parentale est un ensemble de droits et de devoirs ayant pour finalité l'intérêt de l'enfant.

L'autorité parentale appartient aux parents jusqu'à la majorité (18 ans) de l'enfant pour le protéger (sécurité, santé et moralité), pour assurer son éducation et permettre son développement.

Les parents doivent associer l'enfant aux décisions qui le concernent, selon son âge et son degré de maturité.

1. Source : INSEE (Institut national de la statistique et des études économiques).

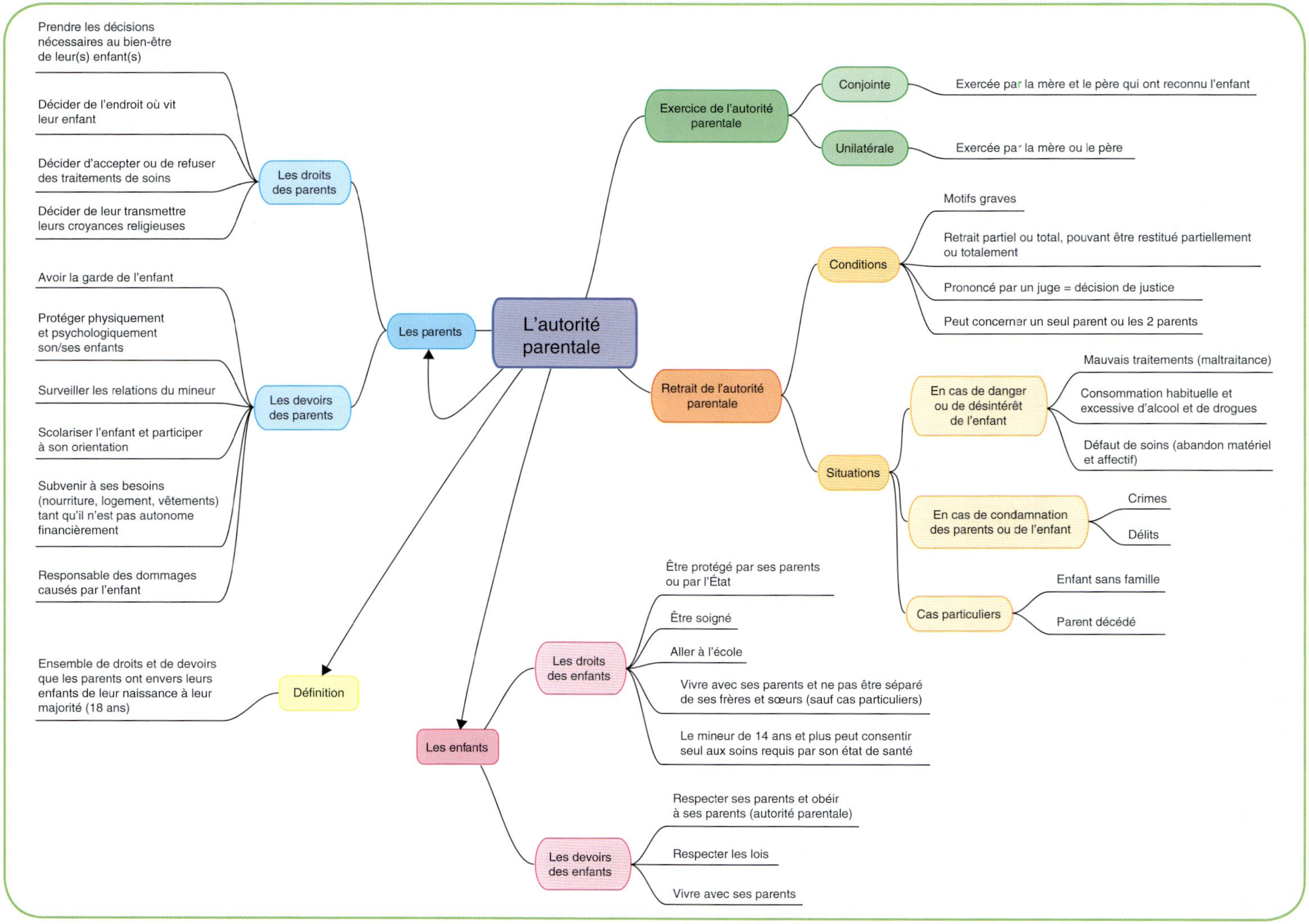

Figure 25.2 : L'autorité parentale.

FICHE 26

La personne âgée

1 Le vieillissement

Le processus de vieillissement est un phénomène biologique naturel et physiologique qui concerne toutes les cellules de l'organisme humain.

Le vieillissement a pour conséquence un affaiblissement et un ralentissement des fonctions organiques, psychologiques et cognitives.

Néanmoins, chaque personne vieillit à son propre rythme.

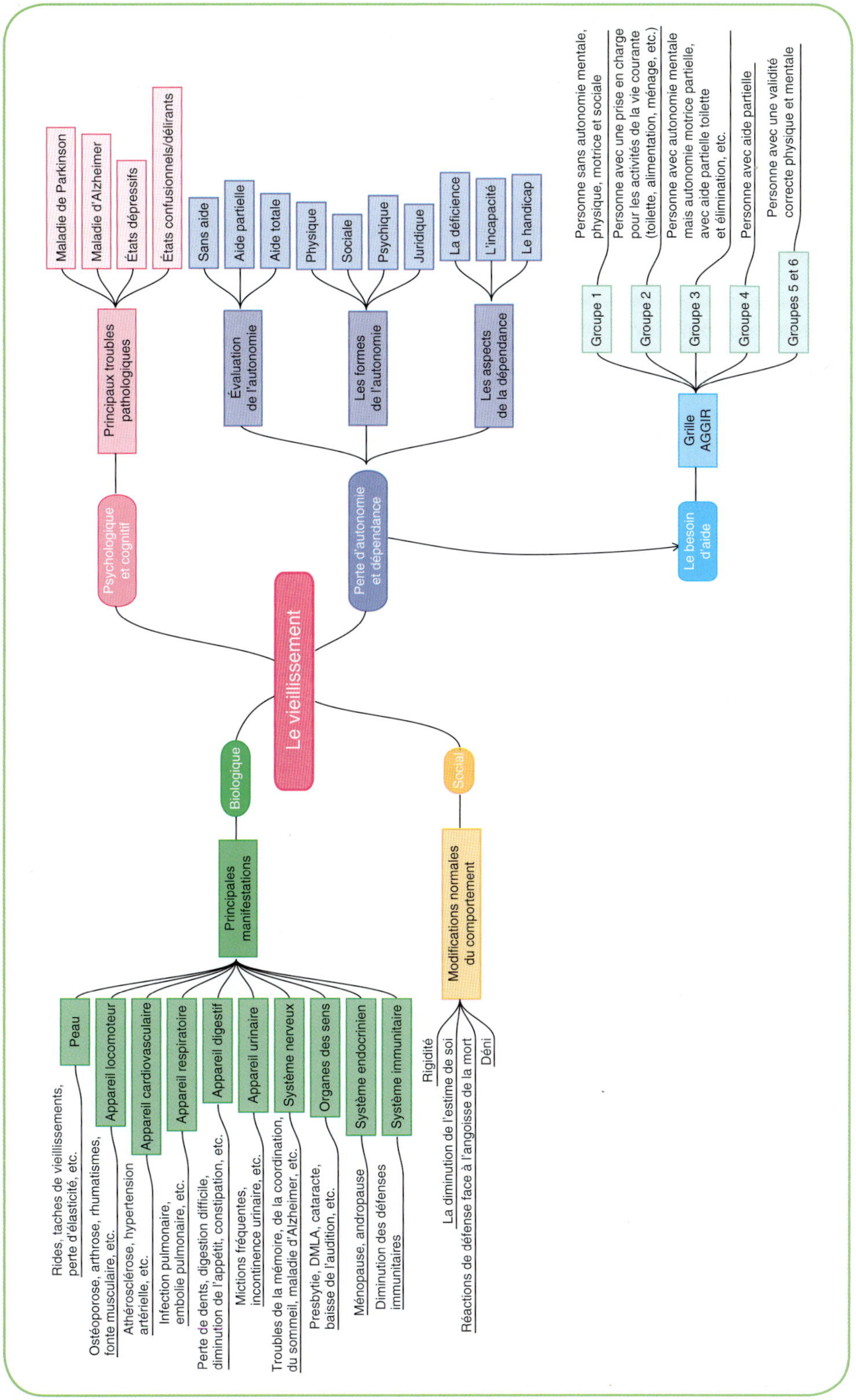

Figure 26.1 : Le vieillissement.

2 La politique en faveur des personnes âgées

La politique médico-sociale en faveur des personnes âgées dépend du ministère de la Santé et du ministère de la Solidarité et de la Cohésion sociale.

- **Au niveau régional**, l'Agence régionale de santé (ARS) met en œuvre la politique médico-sociale en collaboration avec la Caisse d'assurance retraite et de la santé au travail (CARSAT).

- **Au niveau local**, le Conseil général est responsable de la politique en faveur des personnes âgées, avec comme partenaires le centre communal d'action sociale (CCAS) et le centre local d'information et de coordination (CLIC).

Le **vieillissement de la population** pose les problèmes :

- de l'augmentation des besoins en institution gériatrique ;
- de l'isolement des personnes au domicile et donc de leur vulnérabilité ;
- des dépenses liées à la dépendance ;
- de l'augmentation des besoins des aidants (familiaux et professionnels).

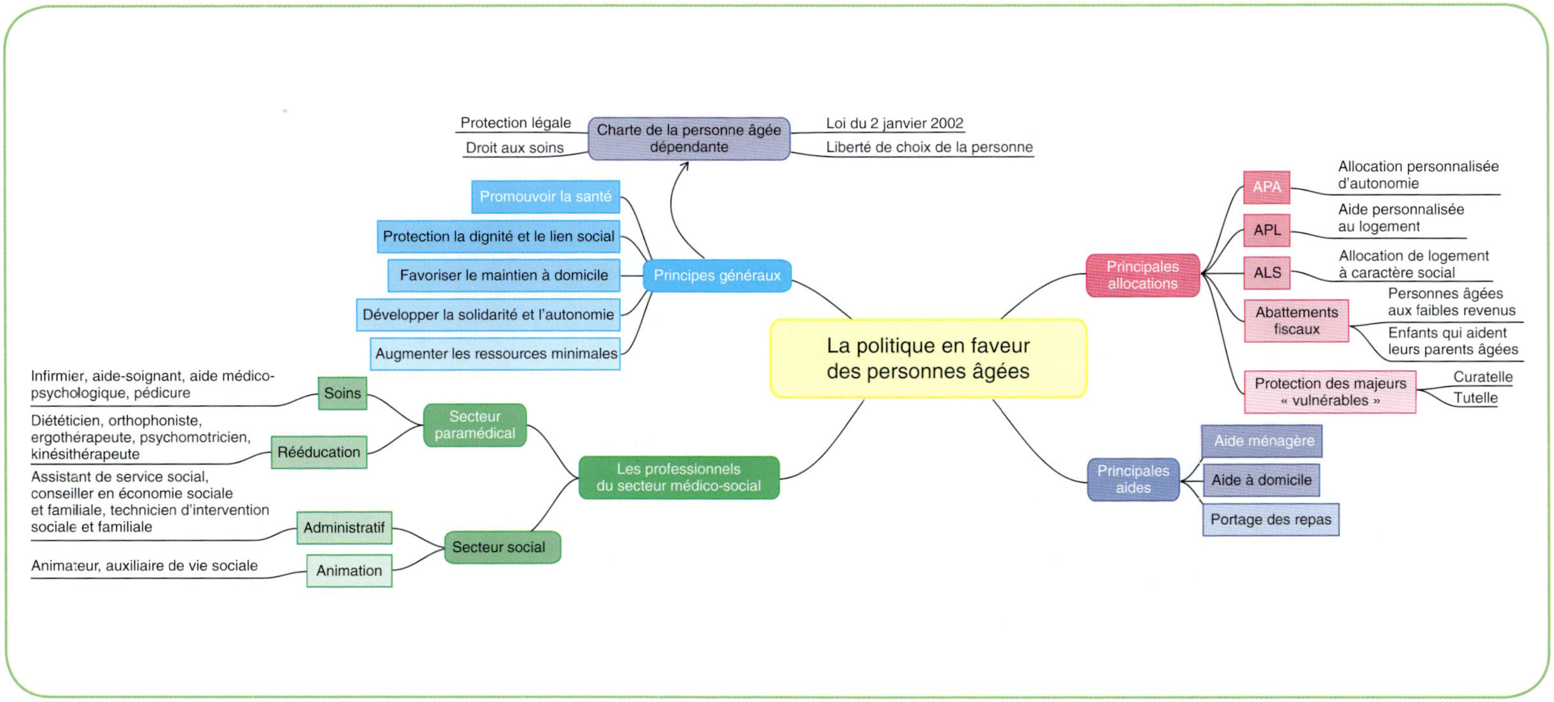

Figure 26.2 : La politique en faveur des personnes âgées.

3 Les structures d'accueil

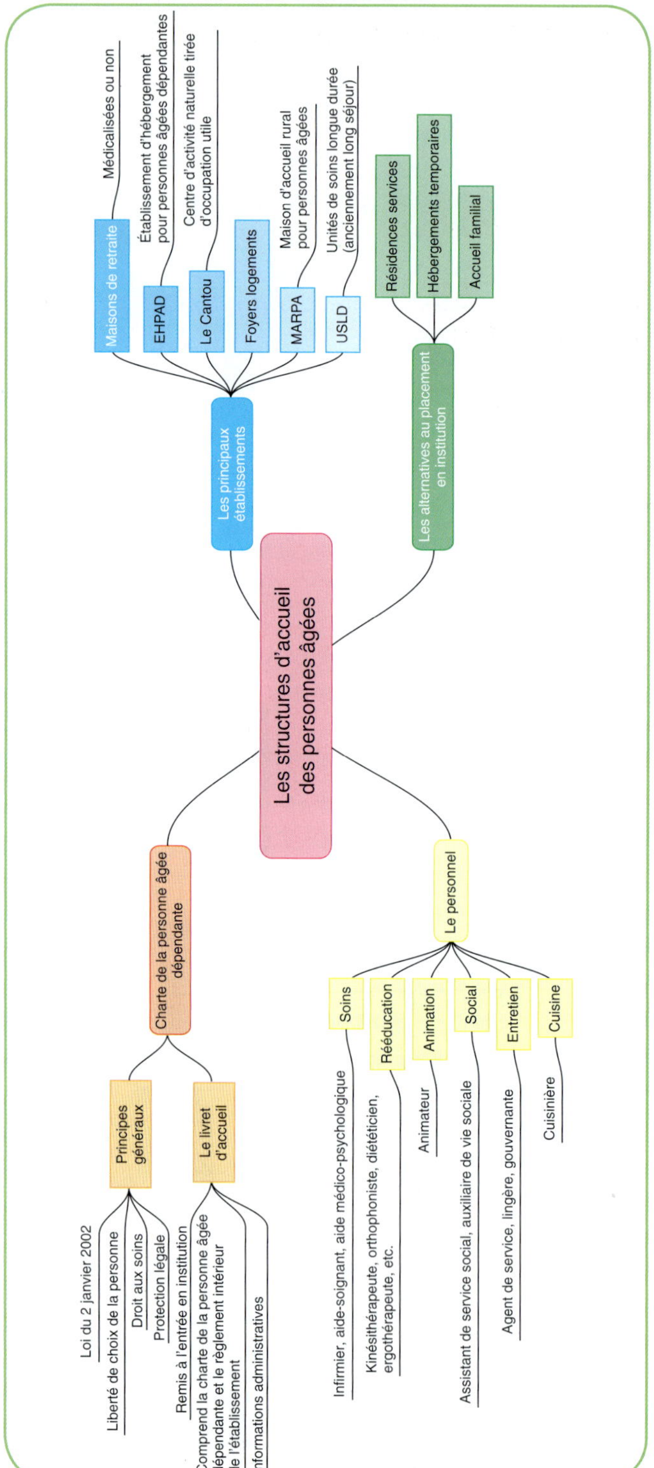

Figure 26.3 : Les structures d'accueil.

De nombreux établissements et structures proposent des **prestations aux personnes âgées** en fonction :

- de leur état de santé : maintien à domicile, maisons de retraite médicalisées ou pas, etc. ;
- du niveau de leur dépendance : résidences-services, foyers-logements, établissements d'hébergement pour personnes âgées dépendantes (EHPAD), etc. ;
- de leur situation financière : allocation personnalisée d'autonomie, aides au logement, etc.

4 La fin de vie

La notion de « fin de vie » concerne les derniers moments de vie d'une personne (enfant, adulte ou âgée). Cette période fait généralement suite à une maladie grave pour laquelle aucun traitement curatif n'est envisagé.

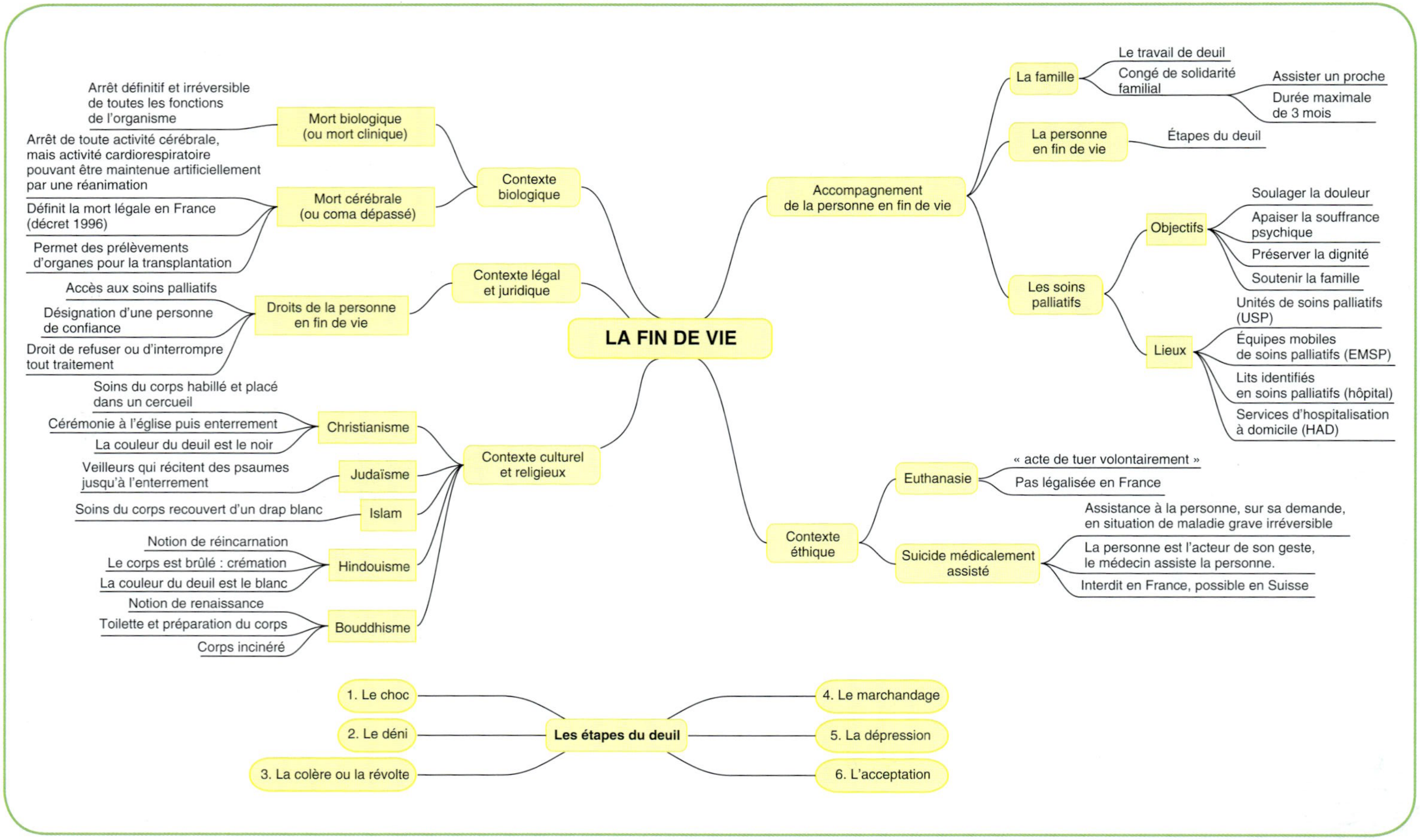

Figure 26.4 : **La fin de vie.**

La personne handicapée

1 Définition

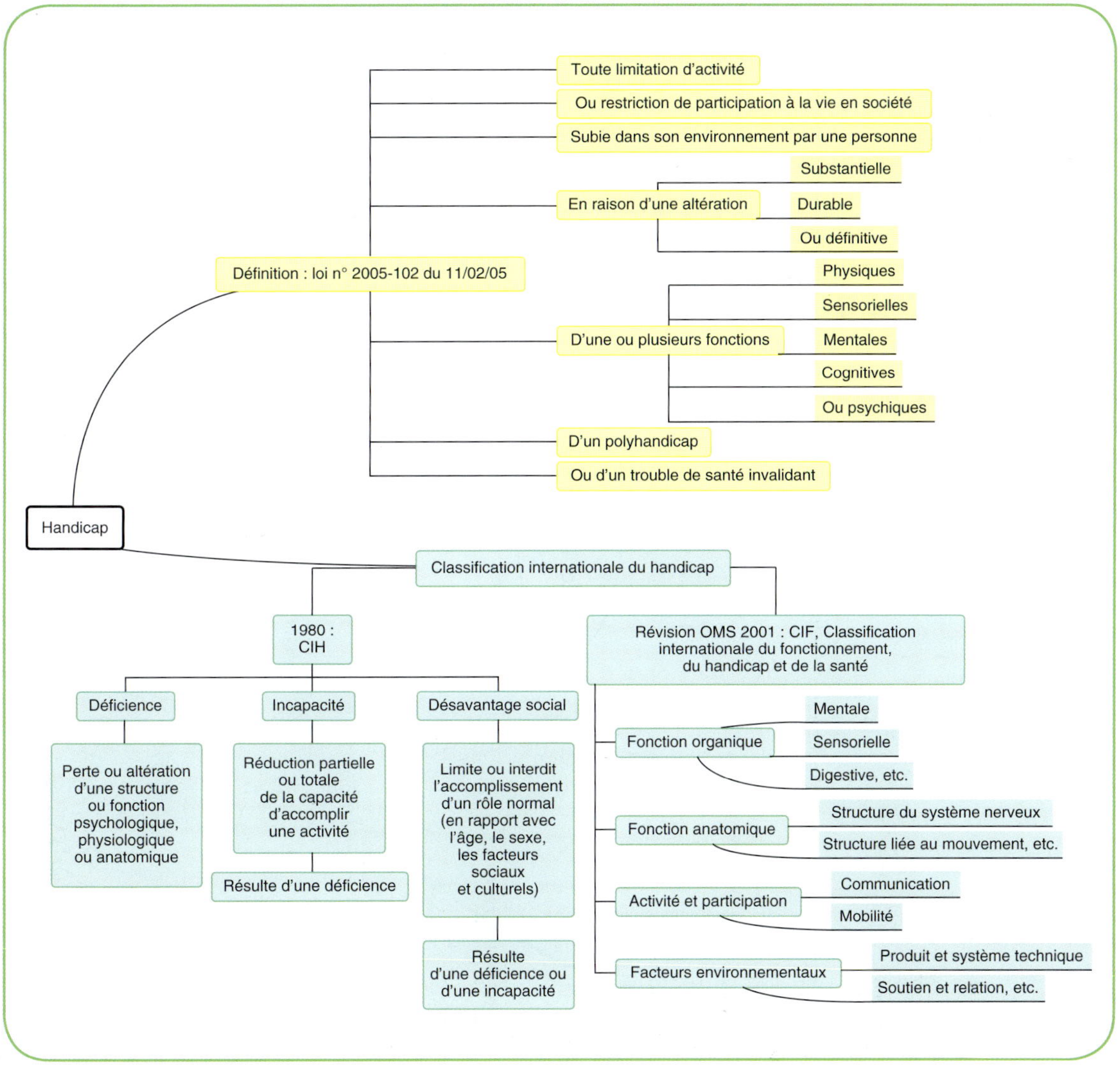

Figure 27.1 : **Définition du handicap.**

2 Typologie et origine des handicaps

A – Origine des handicaps

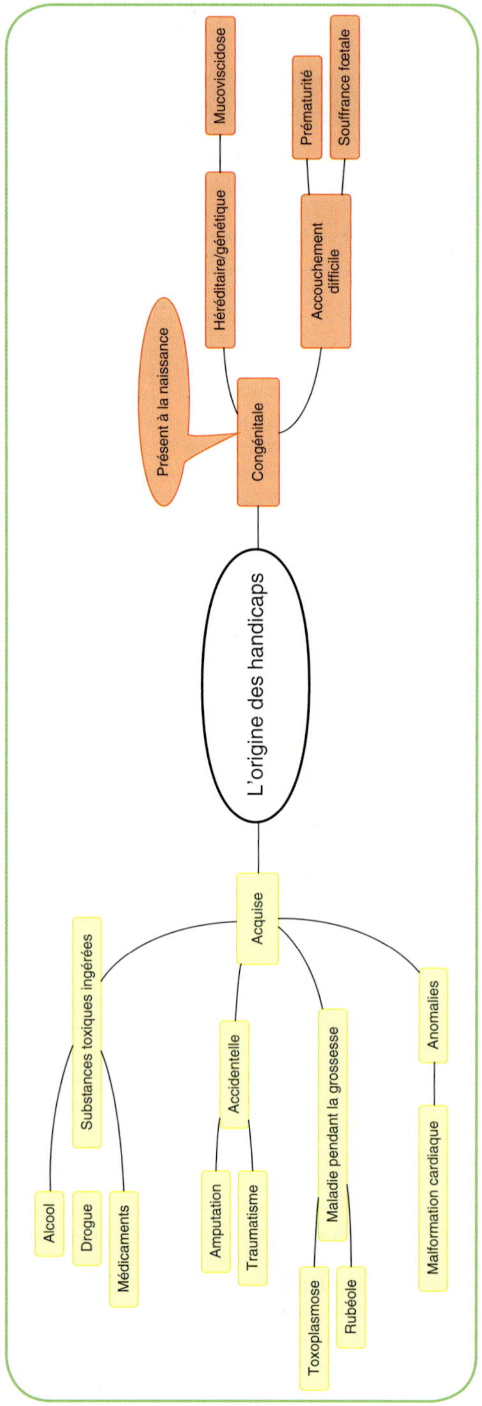

Figure 27.2 : L'origine des handicaps.

B – Les différents types de handicap

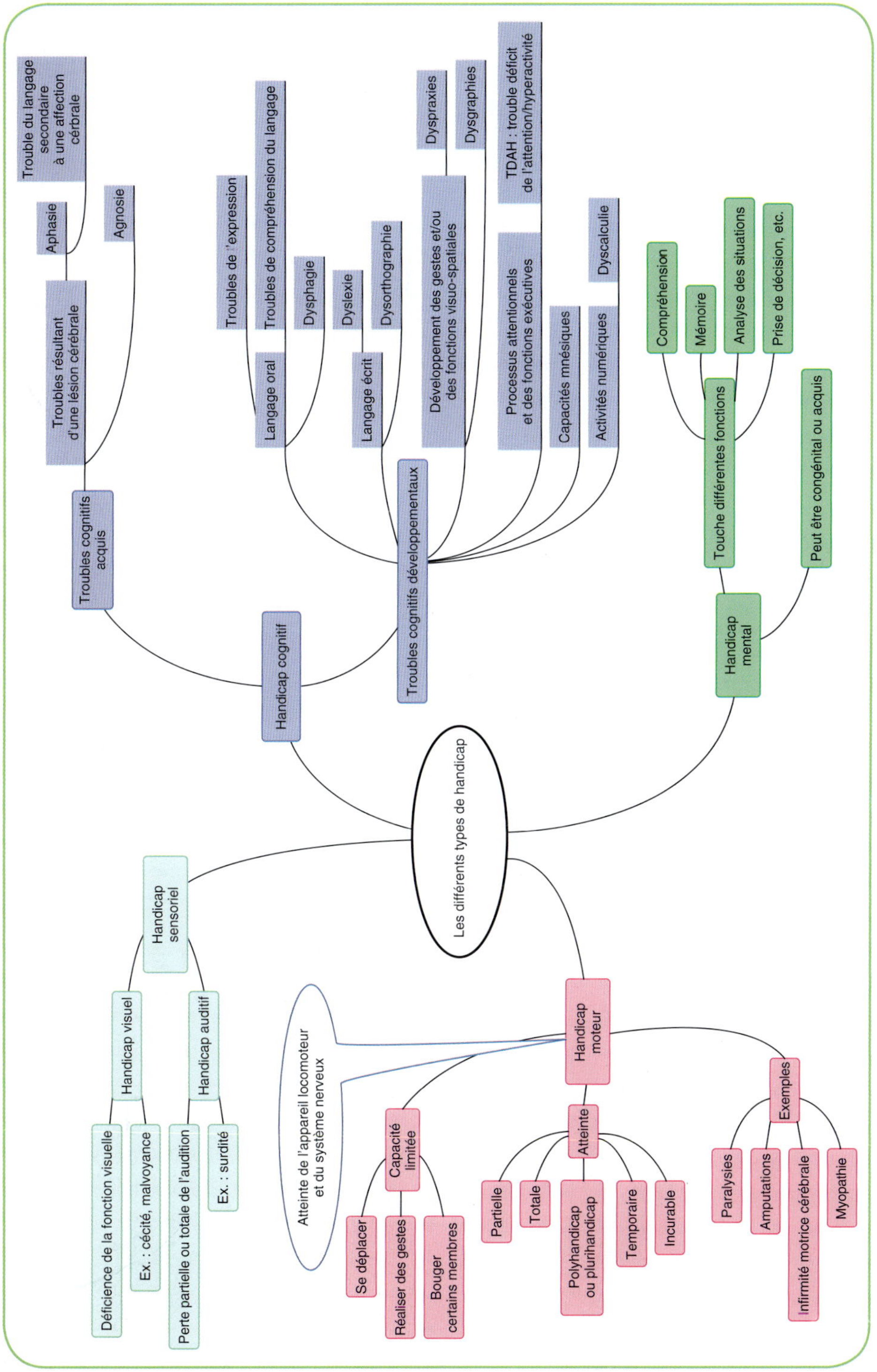

Figure 27.3 : Les différents types de handicap.

3 Les attitudes face au handicap

A – Inclusion de la personne handicapée

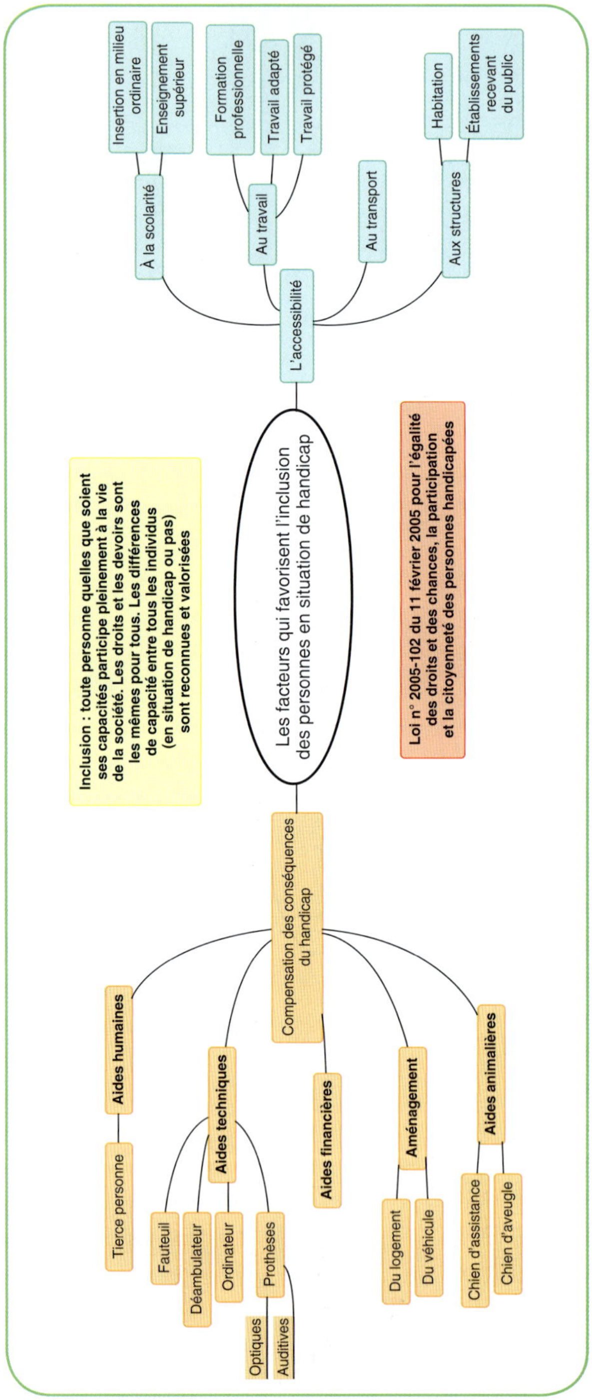

Figure 27.4 : Inclusion de la personne handicapée.

B – Réactions vis-à-vis du handicap

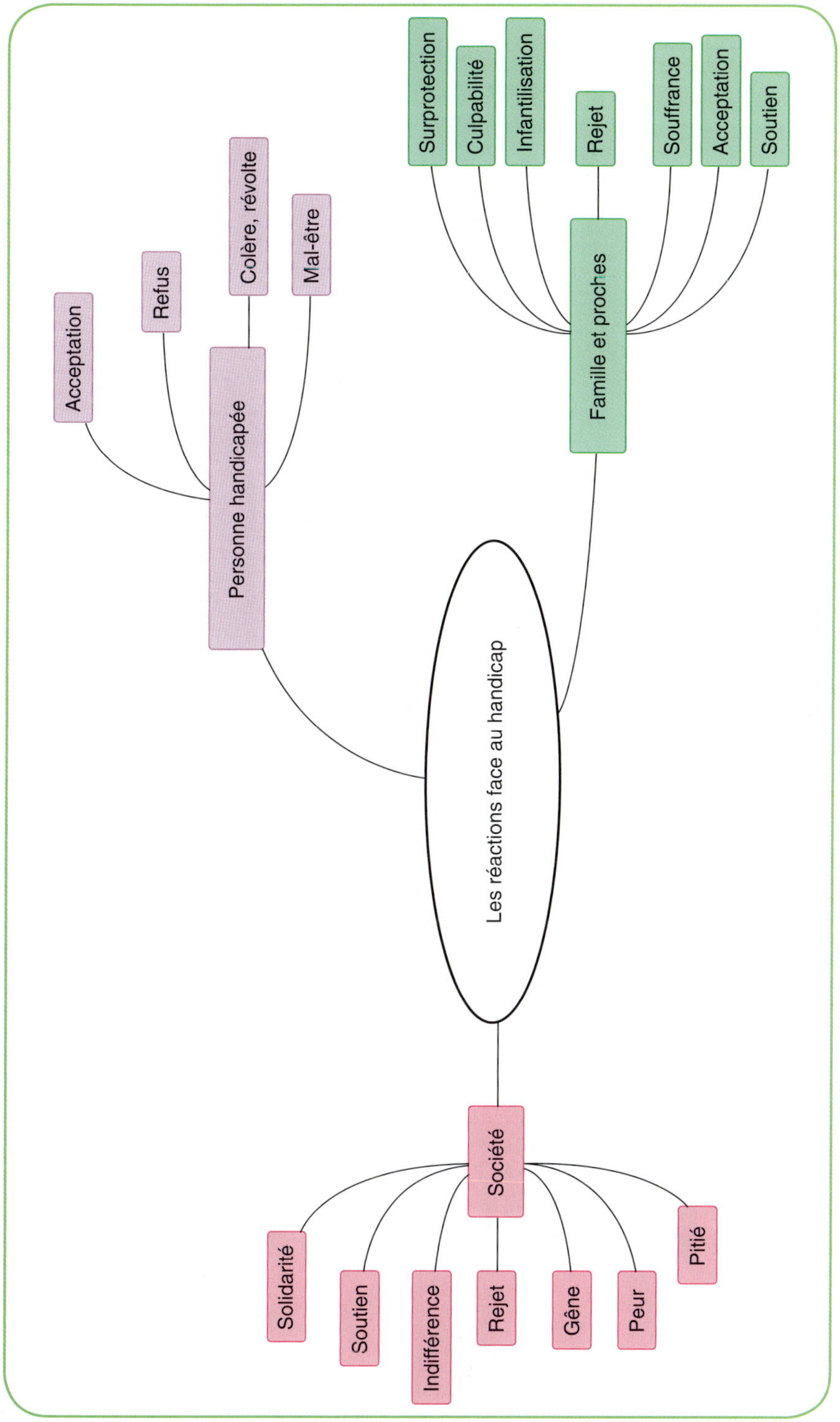

Figure 27.5 : Les réactions face au handicap.

4 Législation en faveur des personnes en situation de handicap

A – La loi du 11 février 2005

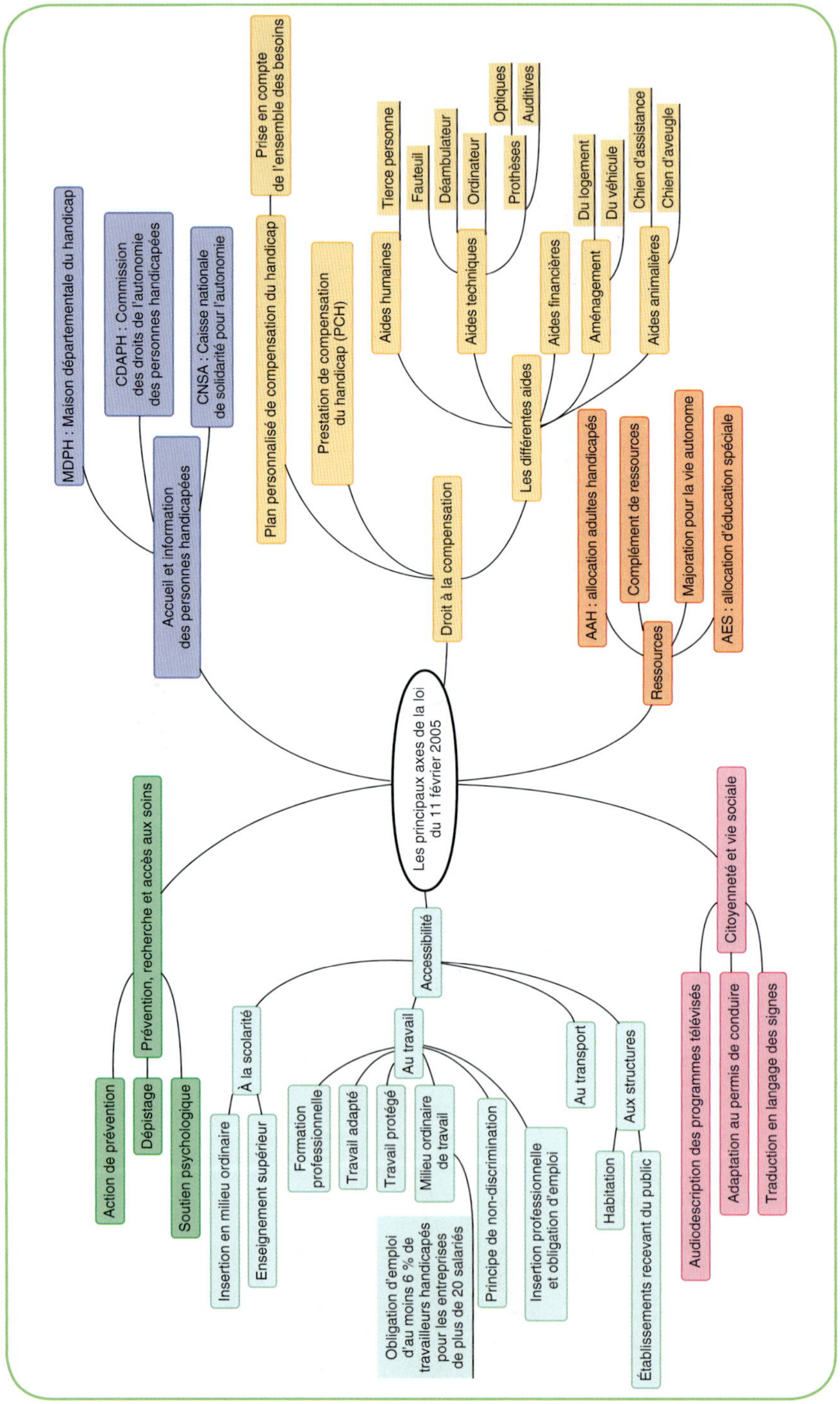

Figure 27.6 : **Les principaux axes de la loi du 11 février 2005.**

Le principal texte de loi sur les droits des personnes handicapées est la loi n° 2005-102 pour l'égalité des droits et des chances, la participation et la citoyenneté des personnes handicapées.

B – La maison départementale des personnes handicapées (MDPH)

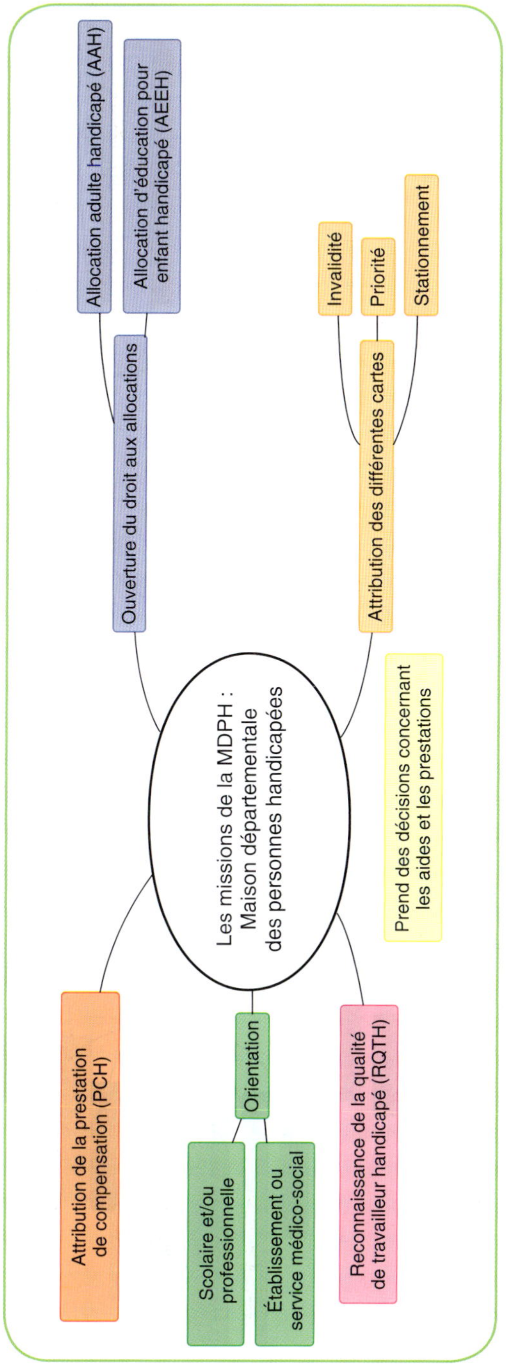

Figure 27.7 : **Les missions de la MDPH.**

B – Hébergement des adultes en situation de handicap

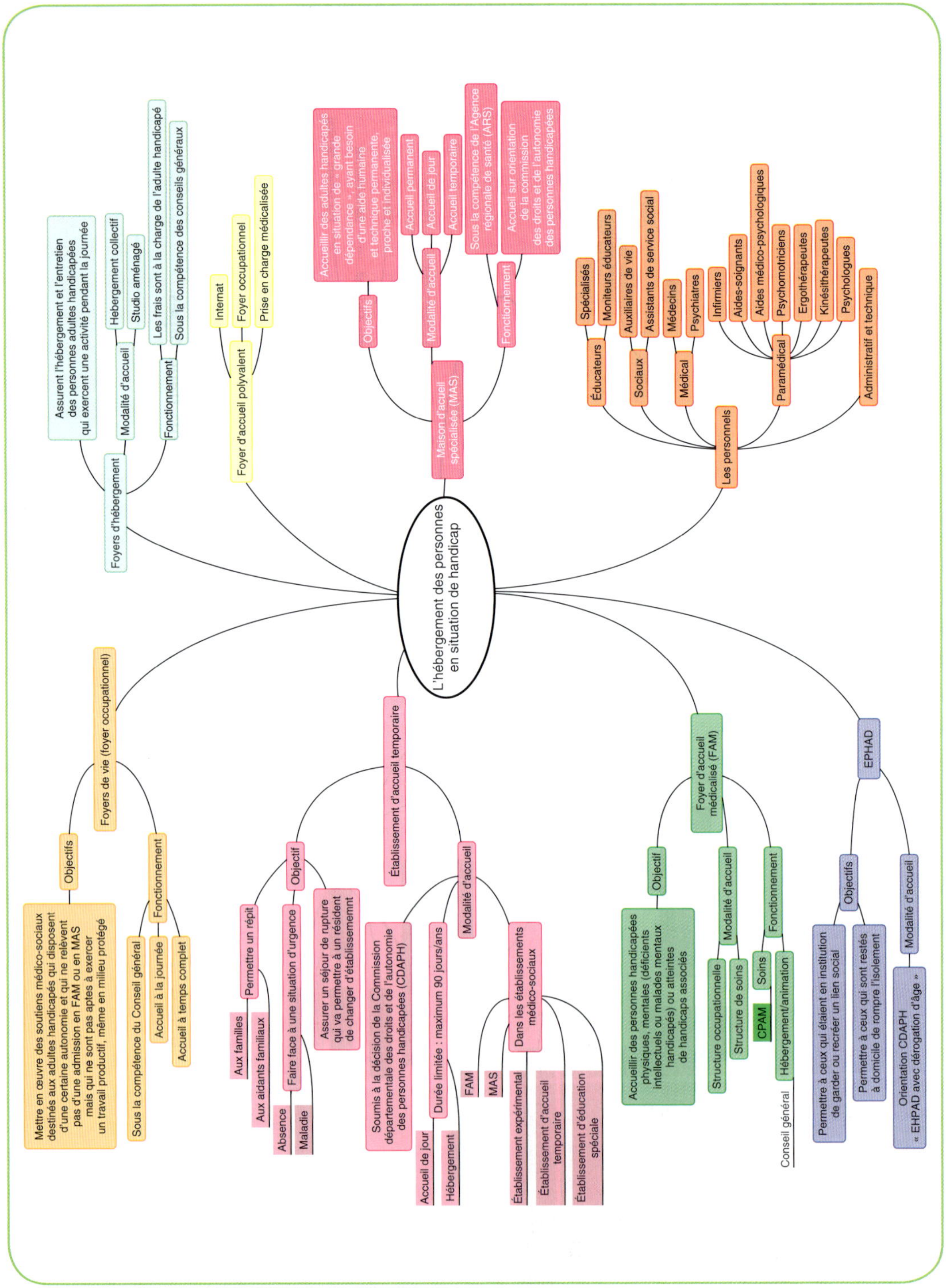

Figure 27.10 : L'hébergement des personnes en situation de handicap.

C – Travail

Des structures existent pour les personnes en situation de handicap qui ne peuvent pas travailler en milieu ordinaire

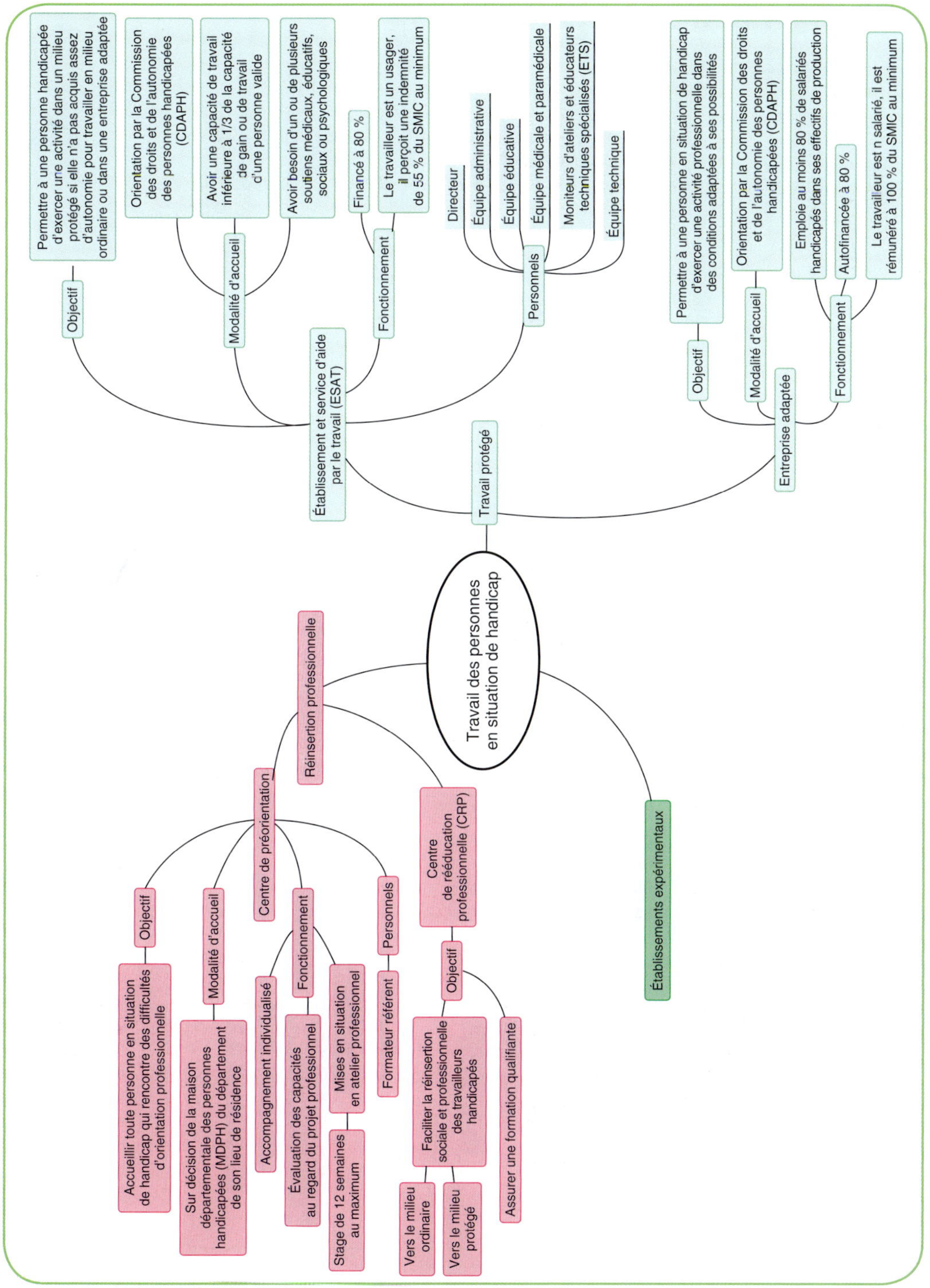

Figure 27.11 : Le travail des personnes en situation de handicap.

6 Maintien à domicile

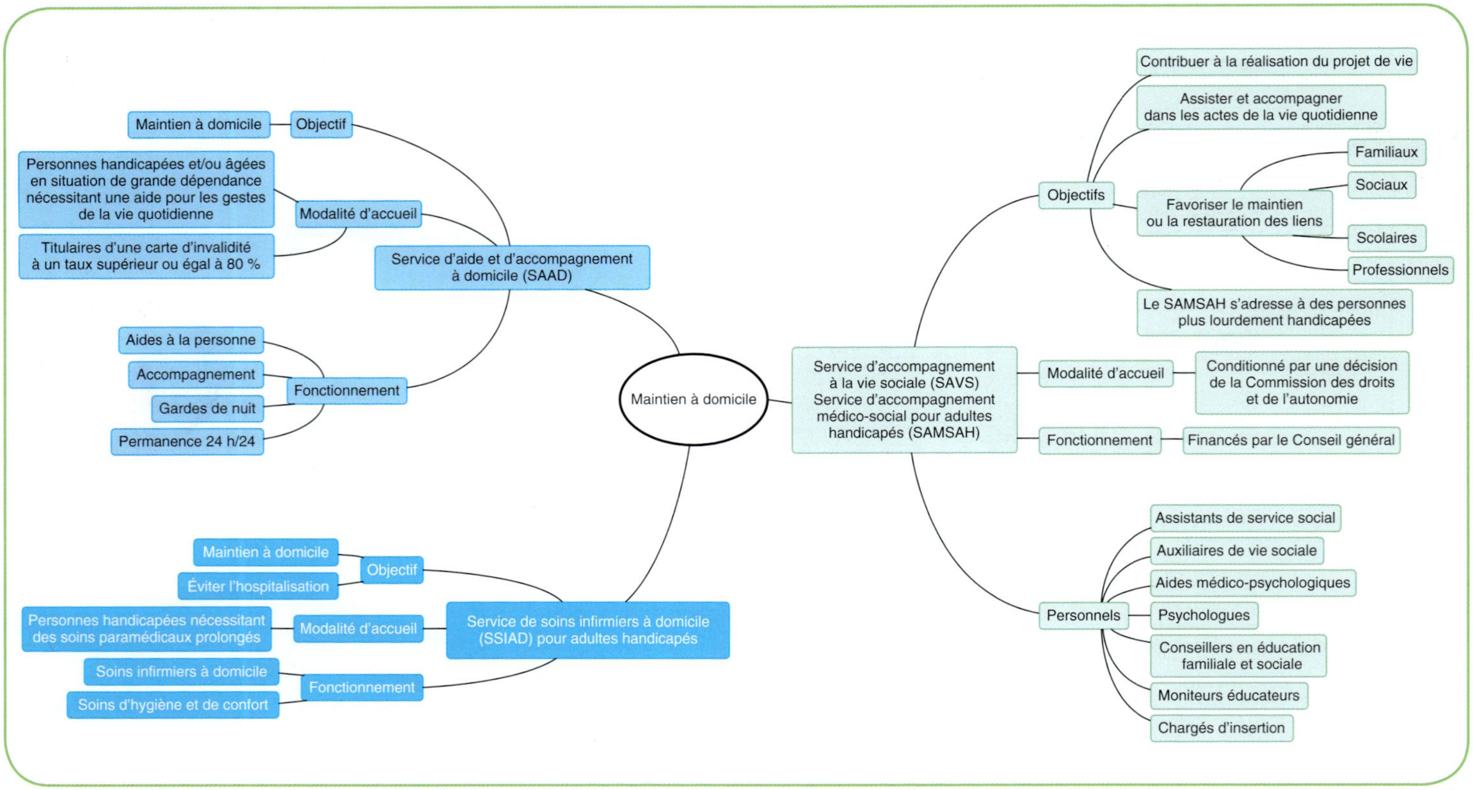

Figure 27.12 : Le maintien à domicile.

7 Handicap et scolarisation

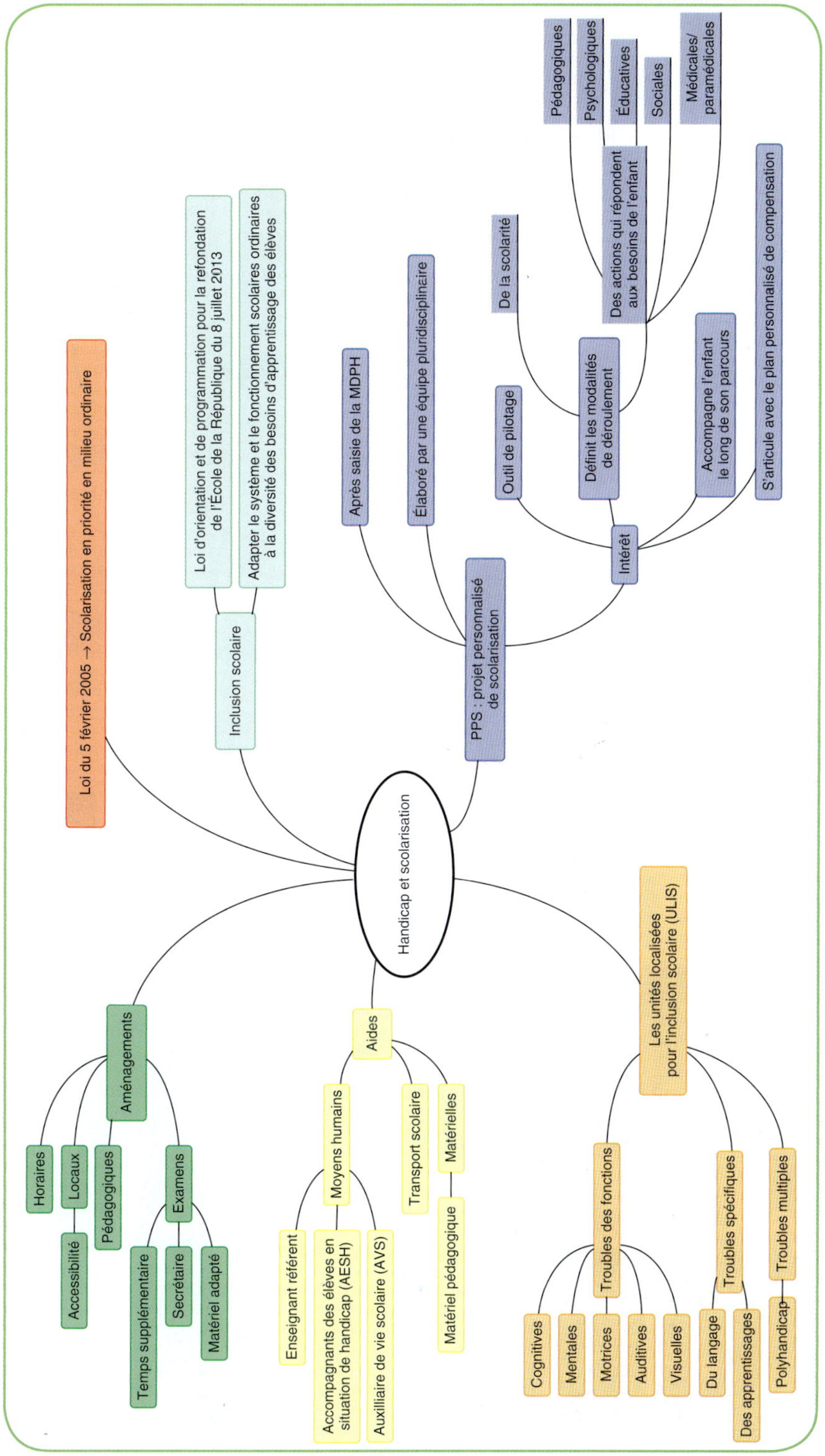

Figure 27.13 : Handicap et scolarisation.

Sciences médico-sociales

8 Protection juridique des majeurs vulnérables

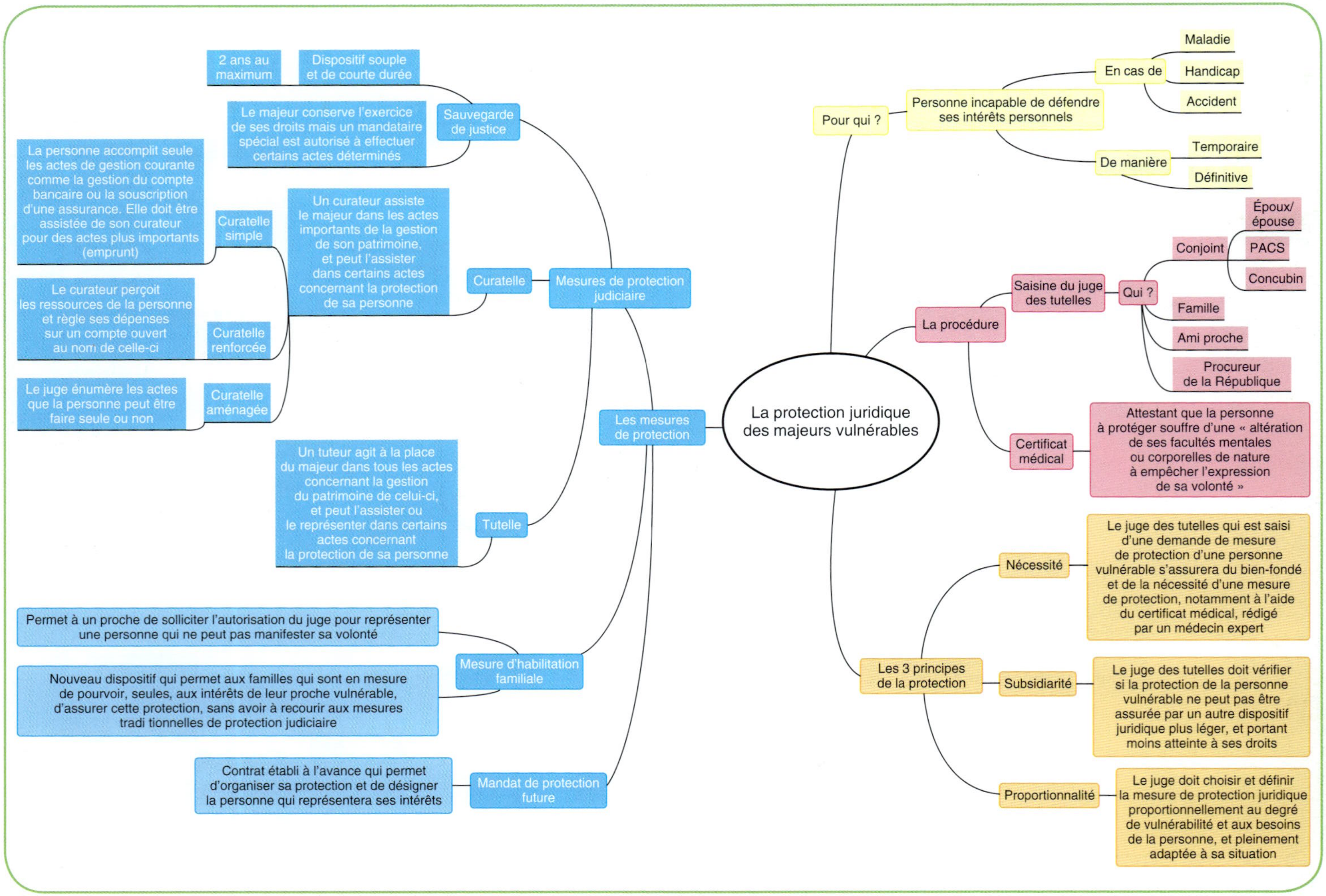

Figure 27.14 : La protection juridique des majeurs vulnérables.

La personne malade

1 Les maladies : définitions

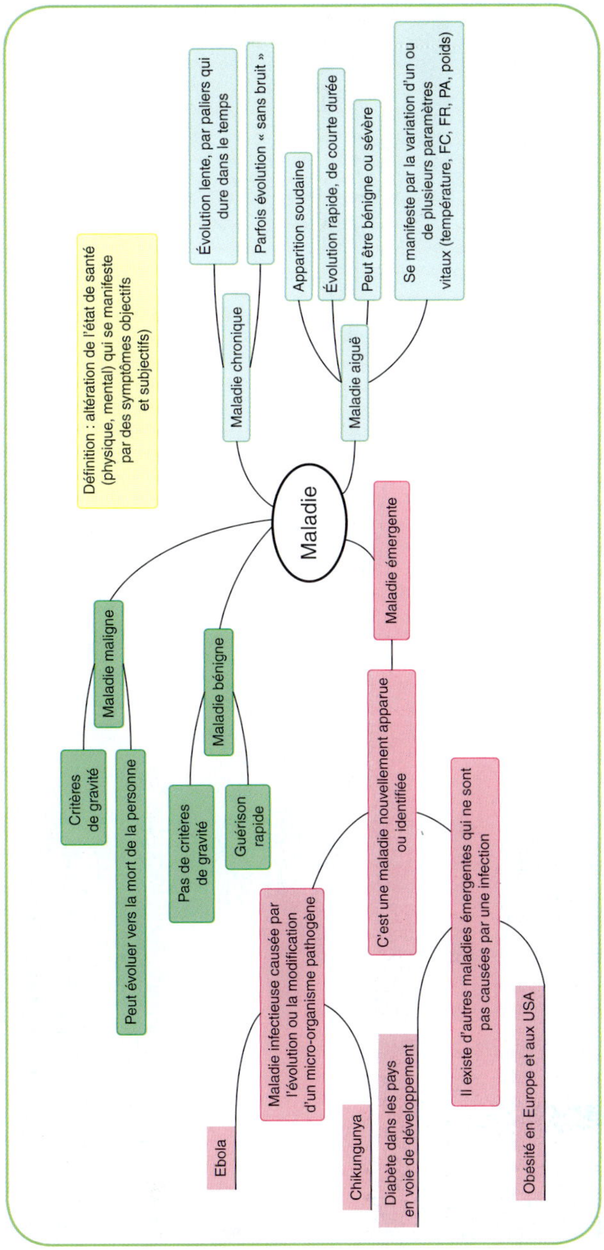

Figure 28.1 : Les définitions de la maladie.

2 Classification des maladies

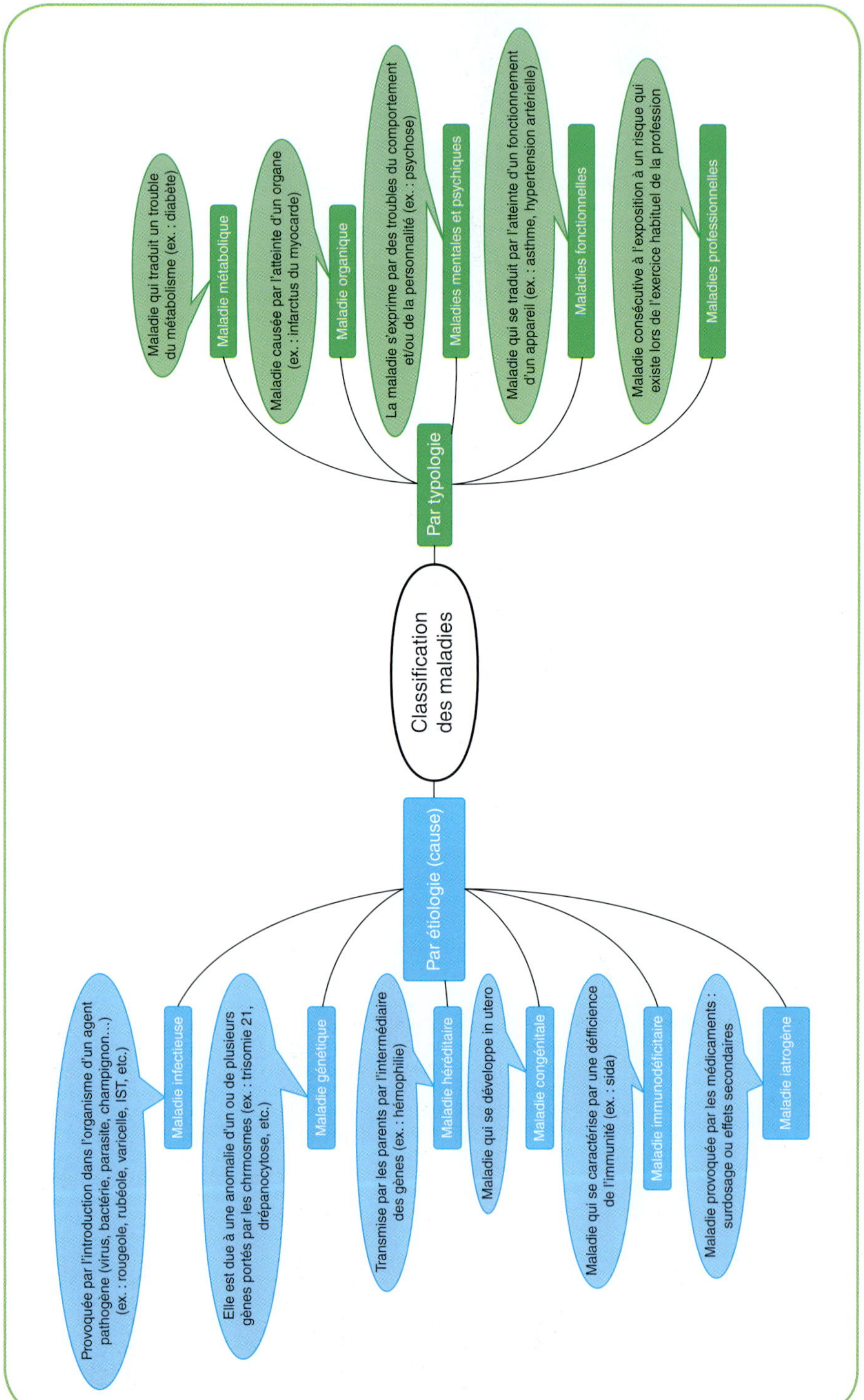

Figure 28.2 : Classification des maladies.

3 Les troubles mentaux et comportementaux

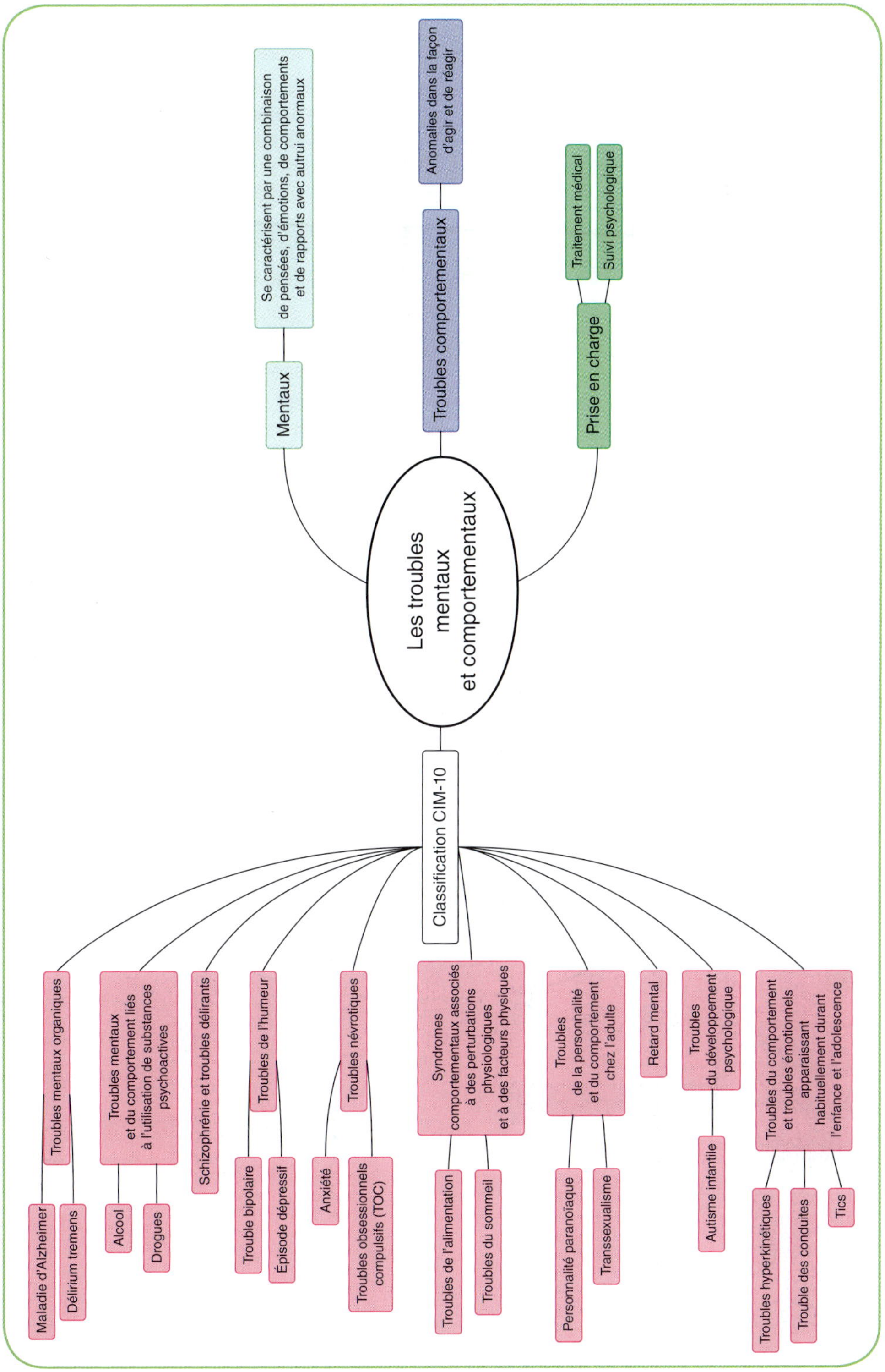

Figure 28.3 : Les troubles mentaux et comportementaux.

4 Les conséquences de la maladie sur la personne et son entourage

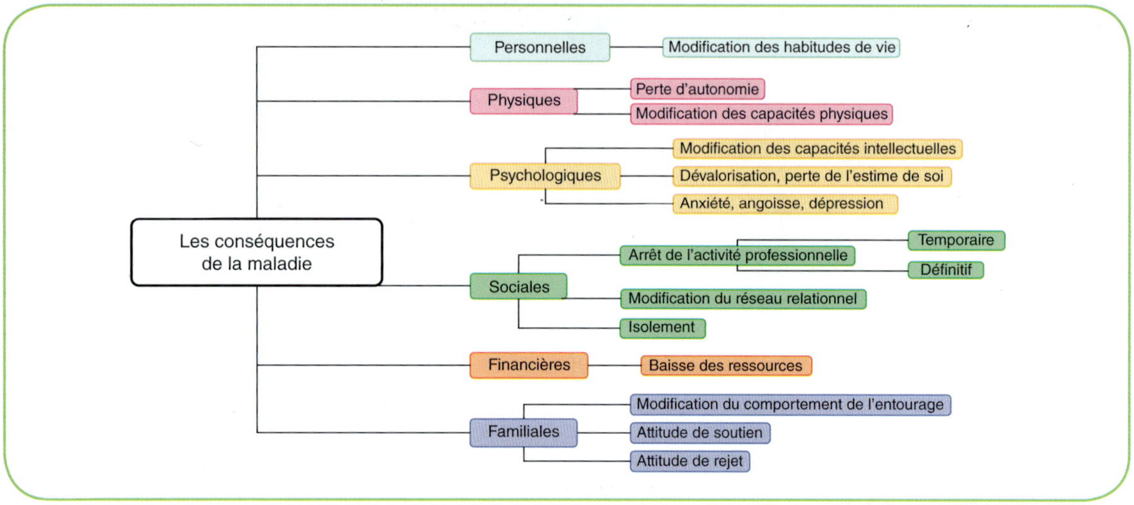

Figure 28.4 : **Les conséquences de la maladie.**

5 Les réactions face à la maladie

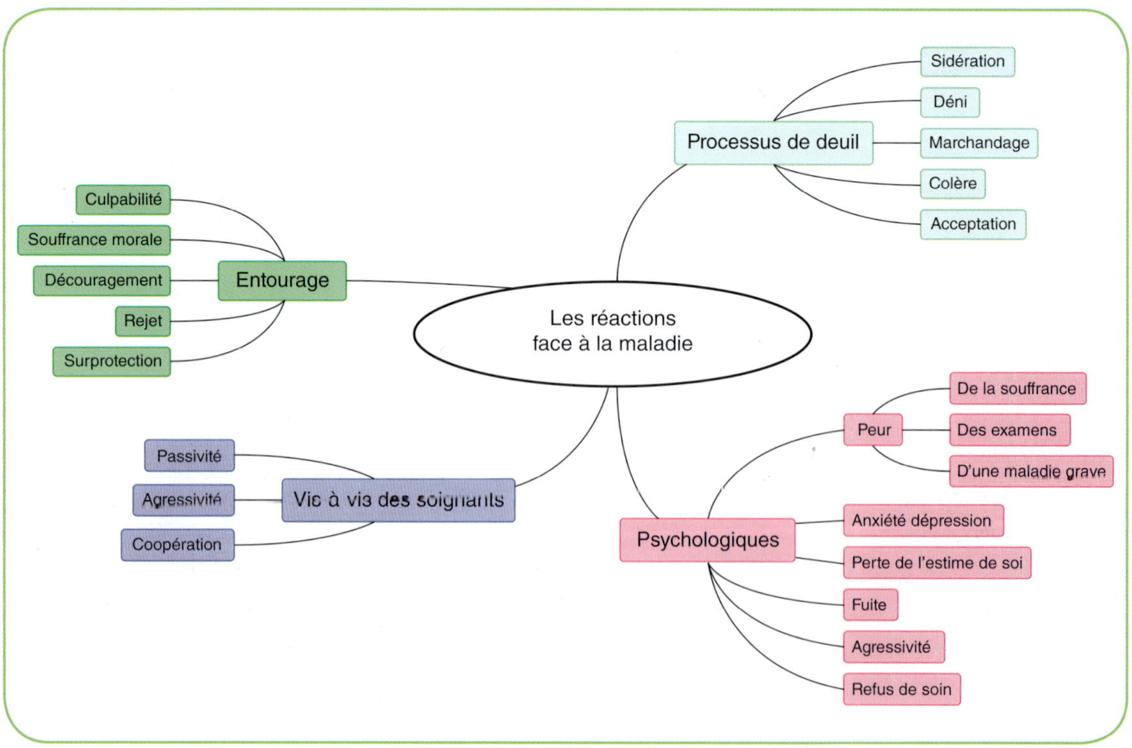

Figure 28.5 : **Les réactions face à la maladie.**

6 Prise en charge de la douleur

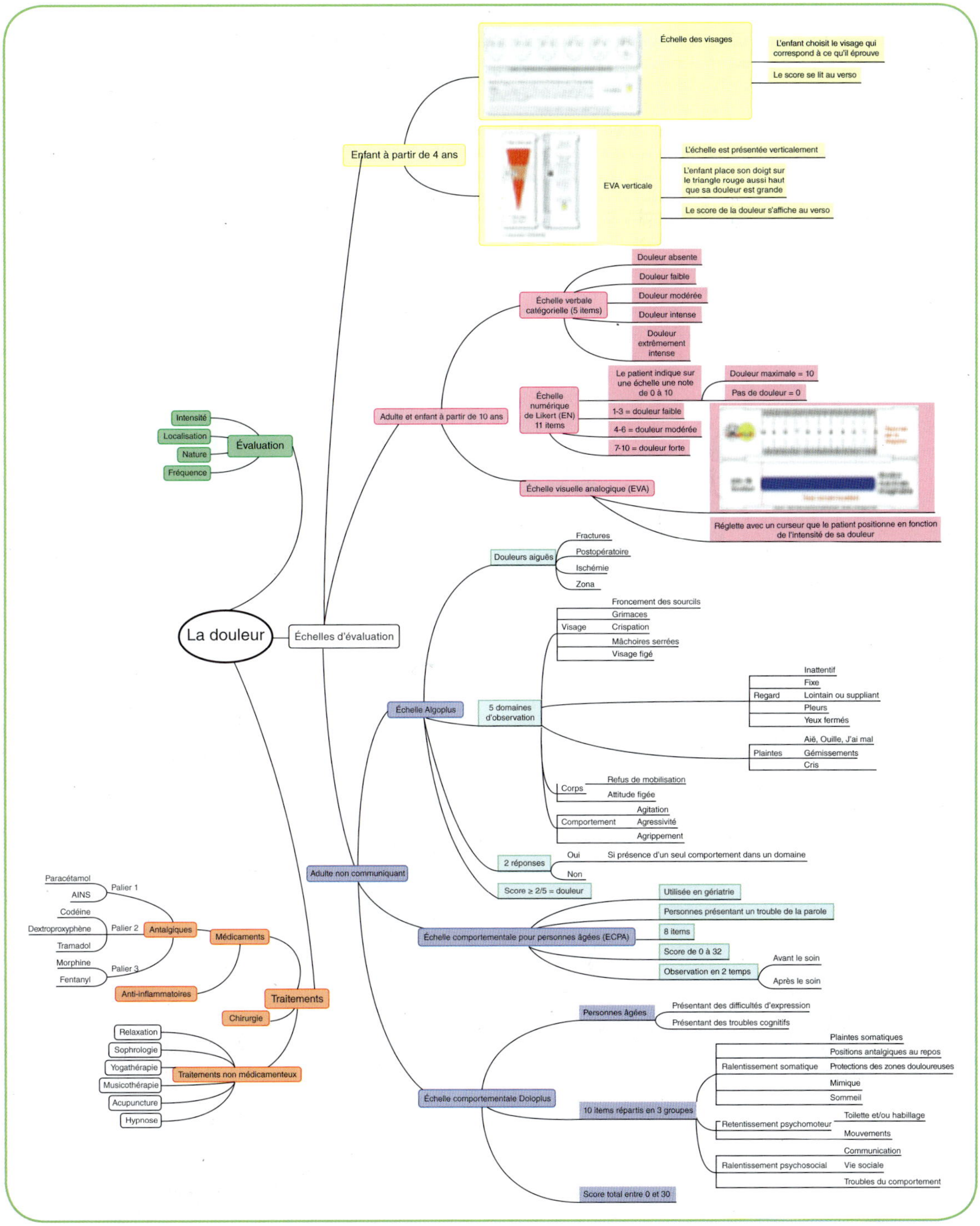

Figure 28.6 : **La prise en charge de la douleur.**

L'évaluation de la douleur s'effectue grâce à des échelles qui permettent de donner un score à la douleur. Il existe plusieurs types d'échelles adaptés en fonction de l'âge et de la possibilité de communiquer.

7 Les droits du malade

Les droits fondamentaux des malades sont inscrits dans plusieurs textes de loi. La loi du 4 mars 2002 regroupe l'ensemble des droits fondamentaux devant être respectés lors de la prise en charge du patient. La charte de la personne hospitalisée doit être obligatoirement affichée et remise aux usagers.

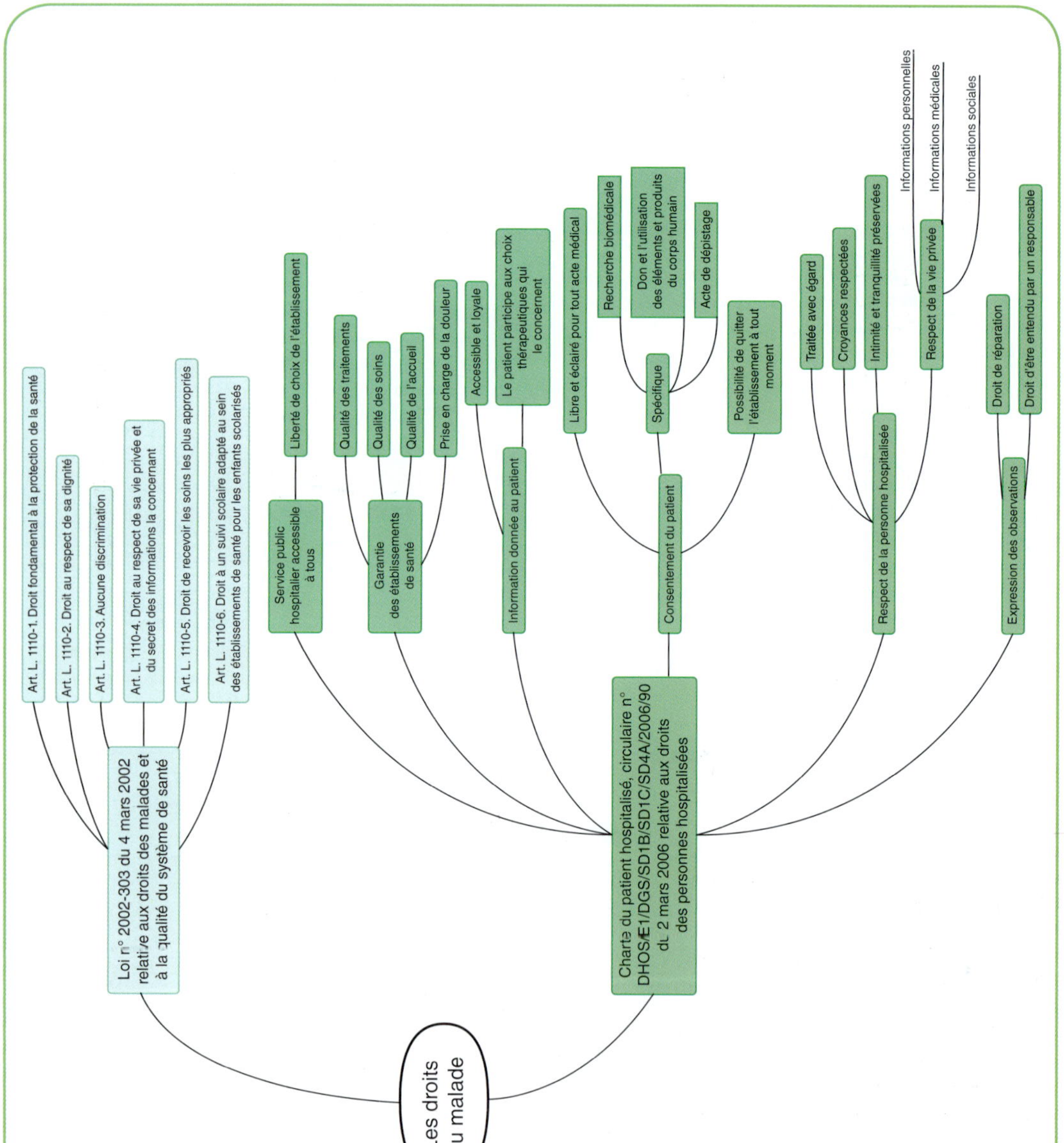

Figure 28.7 : Les droits du malade.

8 Les établissements en faveur des malades

Les établissements de santé sont des personnes morales de droit public ou privé.

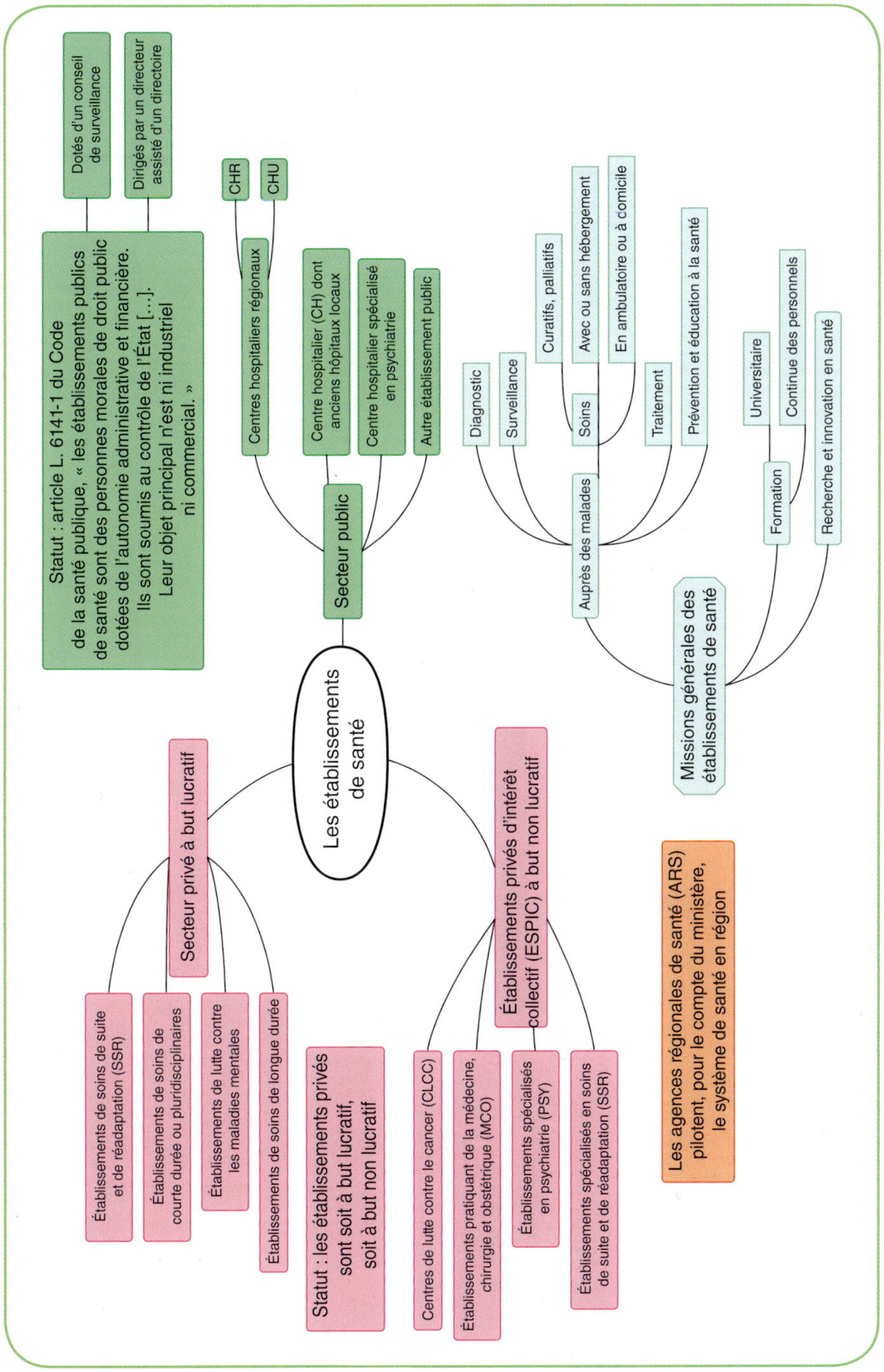

Figure 28.8 : Les établissements de santé.

Les établissements de santé sont dirigés par un directeur et sont dotés d'un conseil de surveillance. Les différents services sont regroupés par pôles (équipes médicales, paramédicales, médico-techniques, etc.).

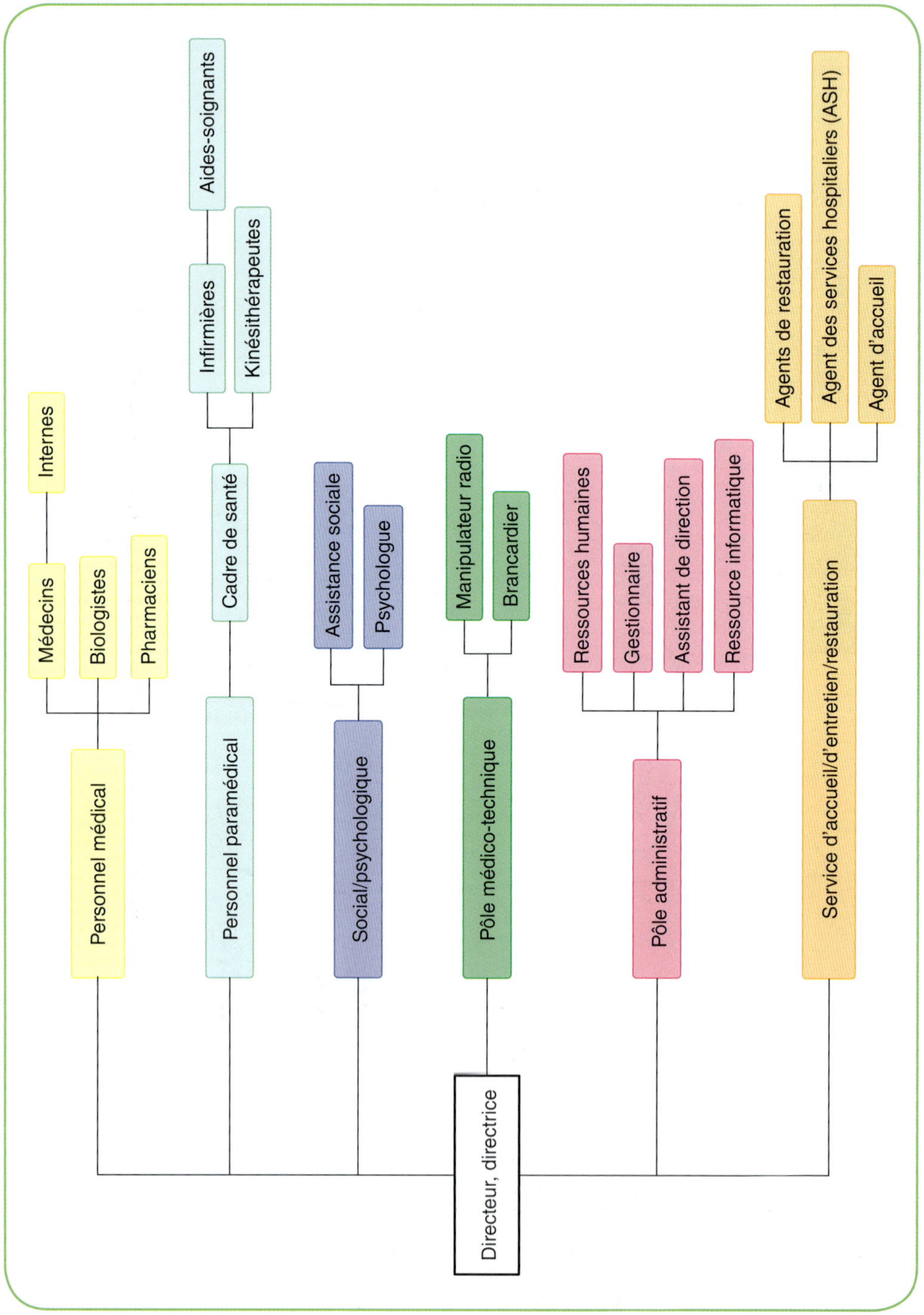

Figure 28.9 : Organigramme d'un établissement de santé.

9 La Sécurité sociale

La branche maladie de la Sécurité sociale assure la prise en charge des dépenses de santé des assurés malades et garantit l'accès aux soins.

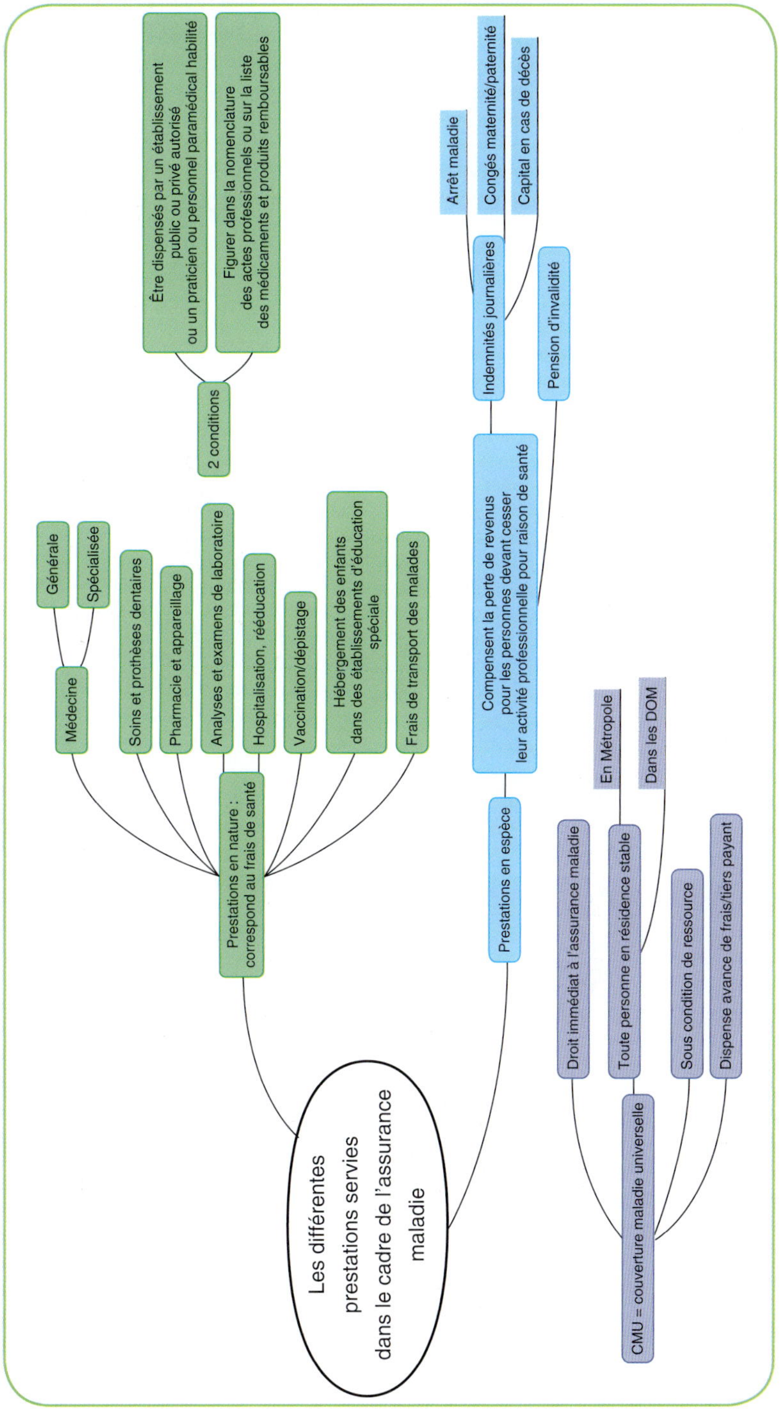

Figure 28.10 : Les différentes prestations servies dans le cadre de l'assurance maladie.

Sciences médico-sociales

Le **forfait hospitalier** correspond à la participation financière du patient aux frais d'hébergement et d'entretien entraînés par une hospitalisation. Il est dû pour chaque journée d'hospitalisation, le jour de sortie. Il peut être pris en charge par une mutuelle. Il existe une exonération du forfait hospitalier dans certaines situations (couverture maladie universelle [CMU], derniers mois de la grossesse et accouchement, etc.).

L'**aide médicale de l'État (AME)** est un dispositif qui permet aux étrangers en situation irrégulière de bénéficier d'un accès aux soins. Elle est attribuée sous conditions de résidence stable et de ressources. Pour la demander, un dossier est à constituer (formulaires et justificatifs). Une fois attribuée, l'AME est accordée pour 1 an. Le renouvellement doit être demandé chaque année.

La **mutuelle** est une association à but non lucratif dans laquelle chaque membre appartenant à une même branche professionnelle apporte une cotisation, dans les domaines de la prévoyance et de l'assurance. Elle offre à ses adhérents un complément de remboursement de certains frais médicaux non couverts par la Sécurité sociale.

FICHE 29

Les techniques d'intervention

1 La communication

Le besoin de communiquer est un besoin fondamental de l'être humain. La communication est définie comme le « processus par lequel s'opère la transmission plus ou moins réciproque entre des personnes, de connaissances, d'information d'émotion[1] ».

A – Analyse d'une situation de communication

Plusieurs facteurs sont à prendre en compte dans l'analyse d'une situation de communication (voir figure 29.2).

1. P. Champy, C. Étevé, *Dictionnaire encyclopédique de l'éducation et de la formation*, 3e éd., Paris, Retz, 2005.

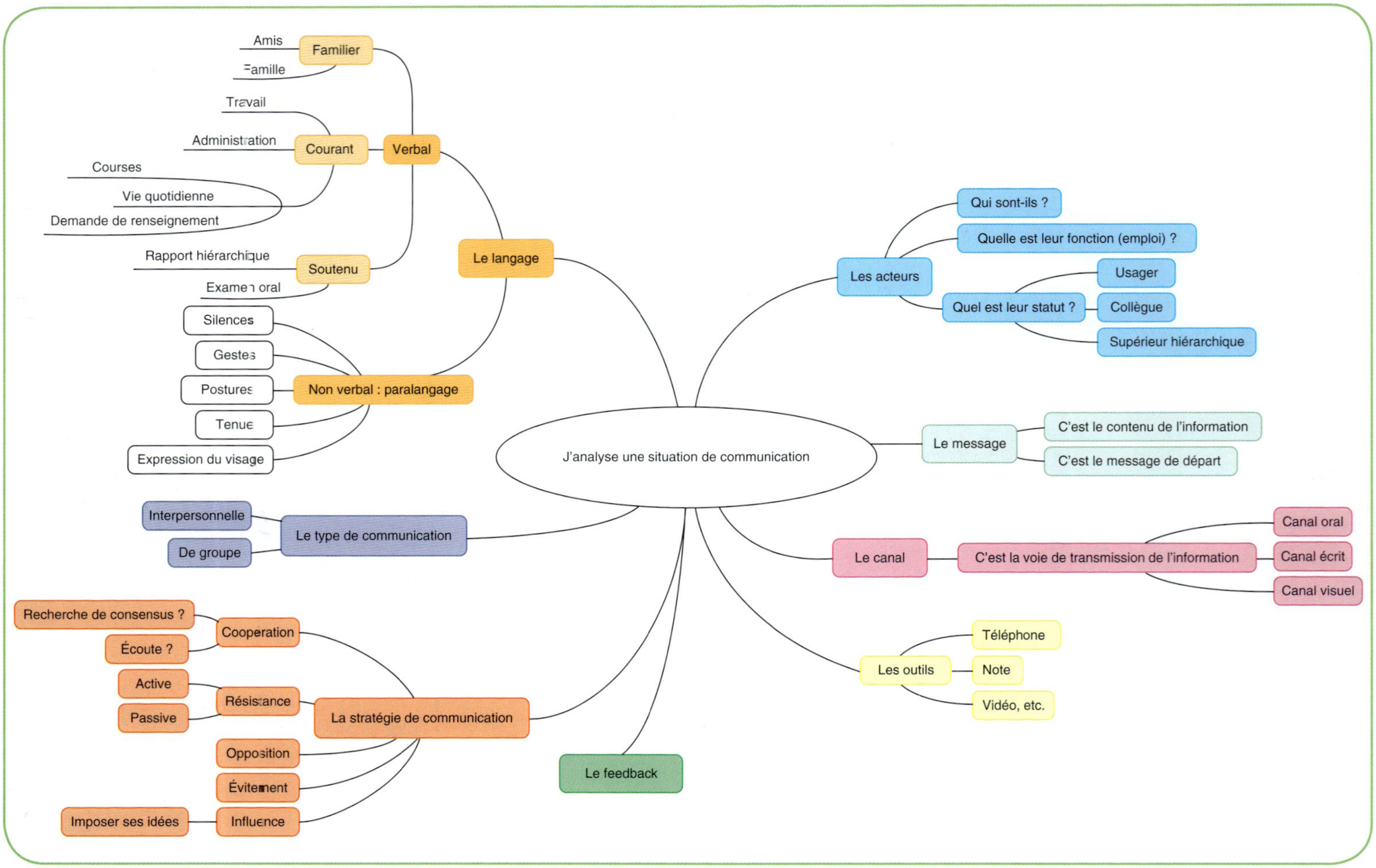

Figure 29.1 : **Analyse d'une situation de communication.**

Une communication interpersonnelle (entre deux personnes) peut être schématisée (voir figure 29.2).

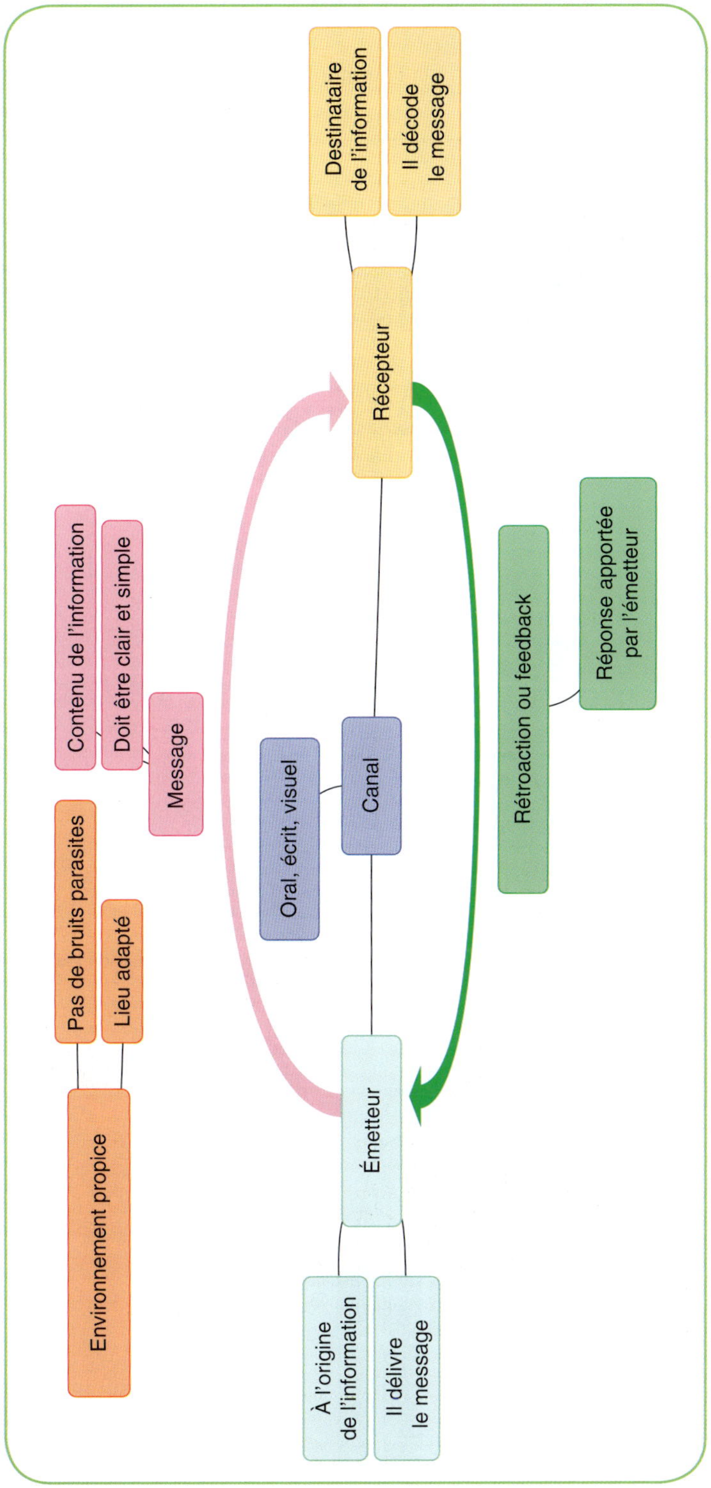

Figure 29.2 : La communication interpersonnelle.

B – Les caractéristiques de la communication

Les formes de communication

Il existe trois grandes formes de communication : la communication orale, la communication écrite et la communication visuelle.

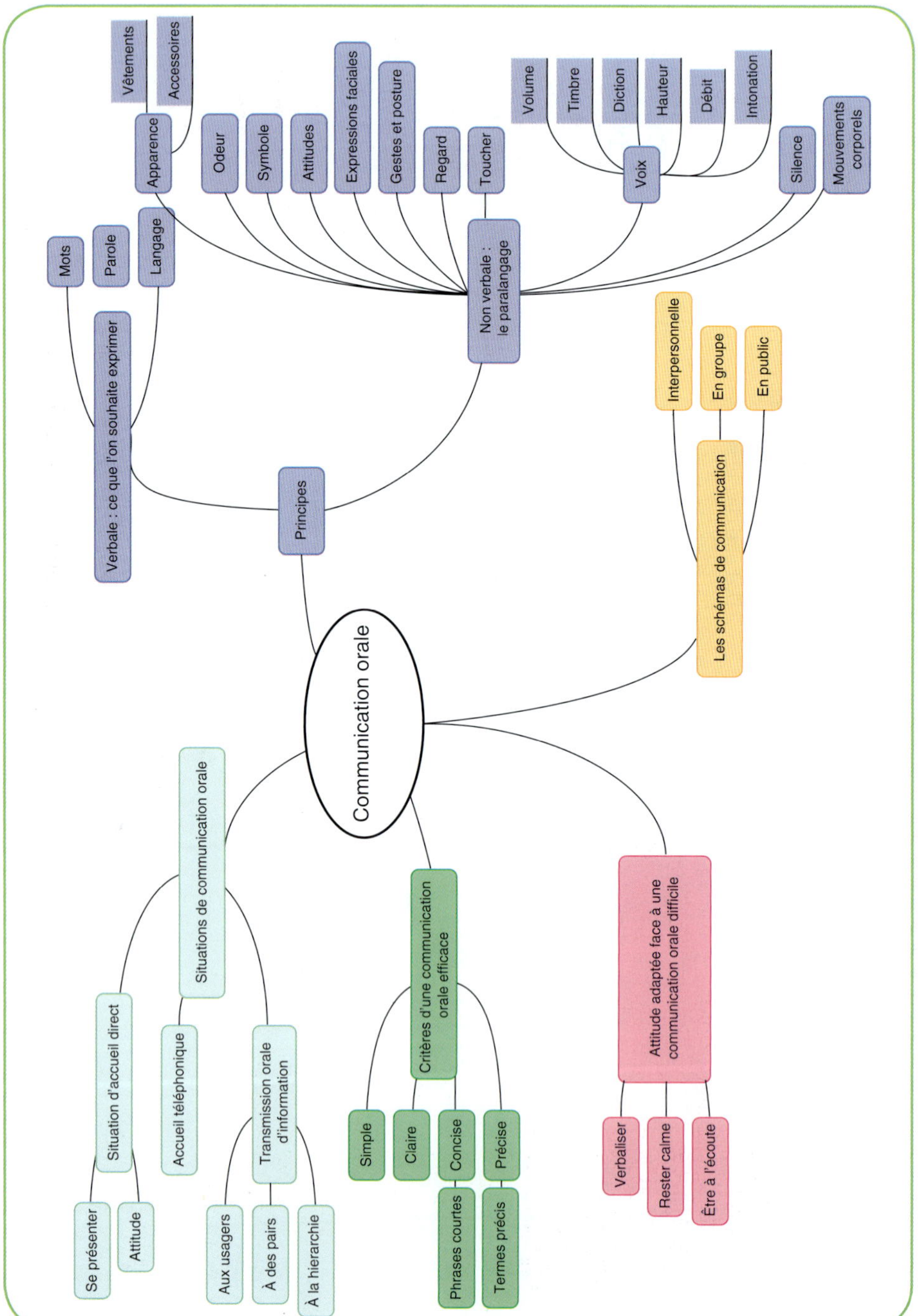

Figure 29.3 : La communication orale.

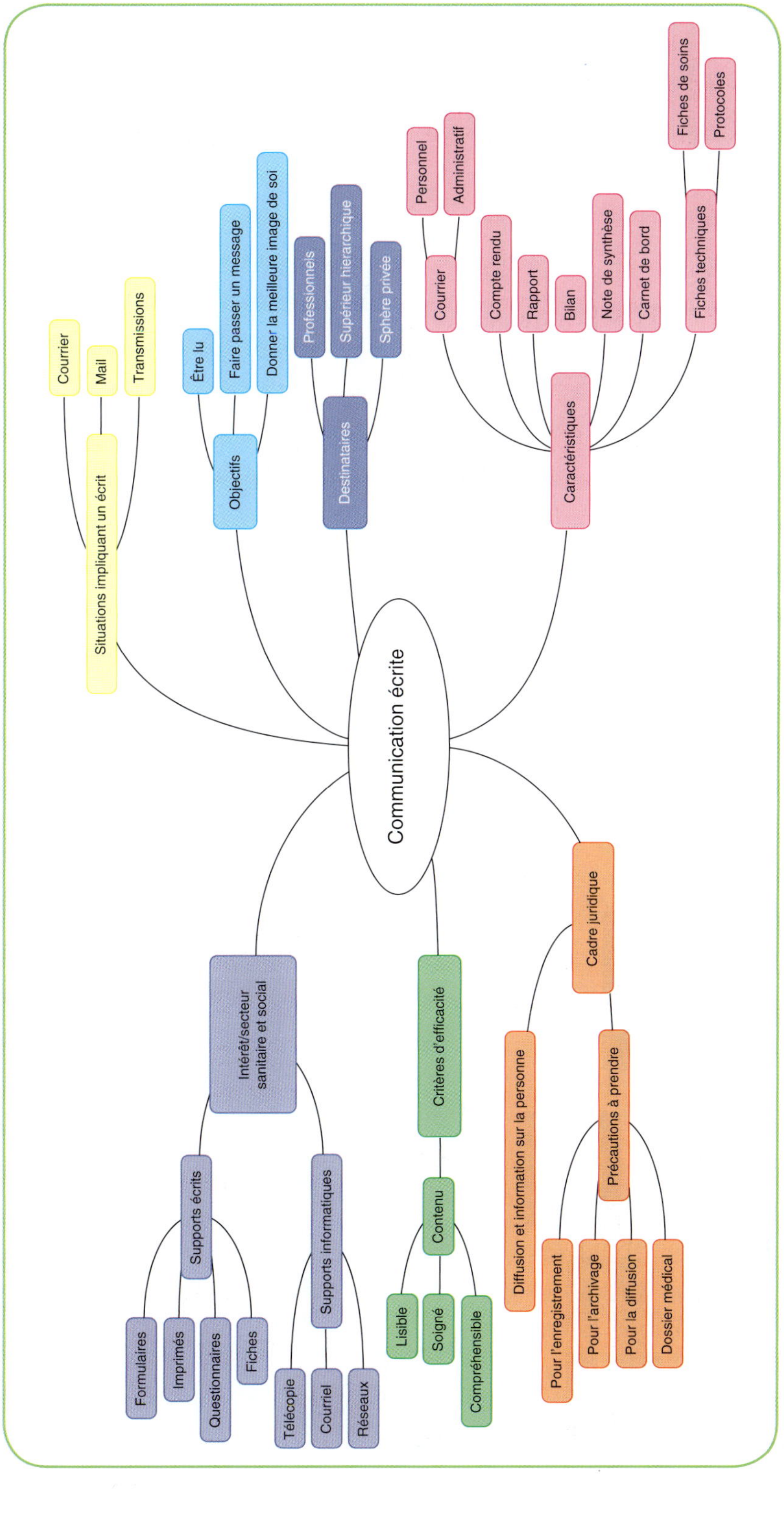

Figure 29.4 : La communication écrite.

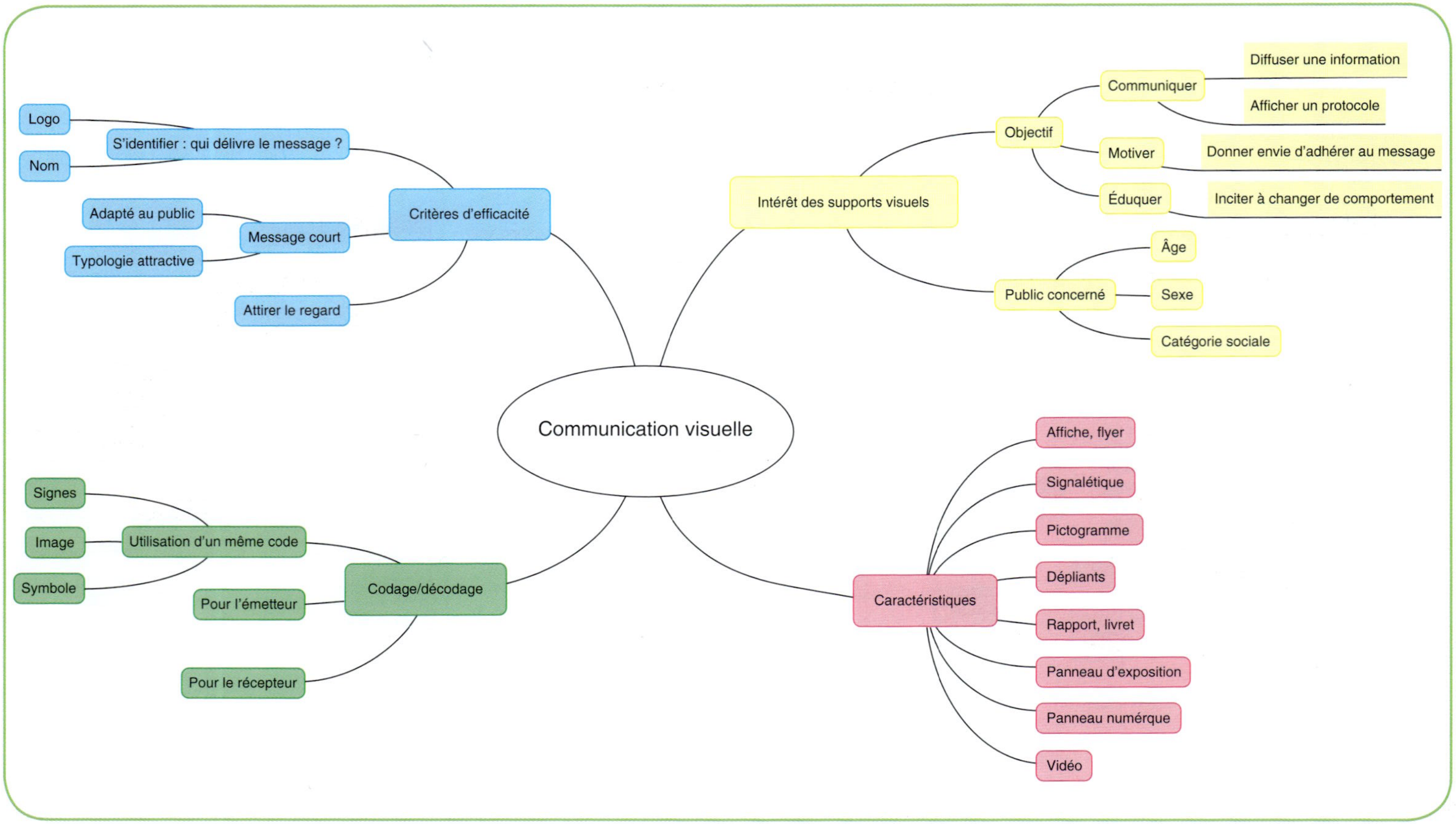

Figure 29.5 : La communication visuelle.

Les fonctions de la communication

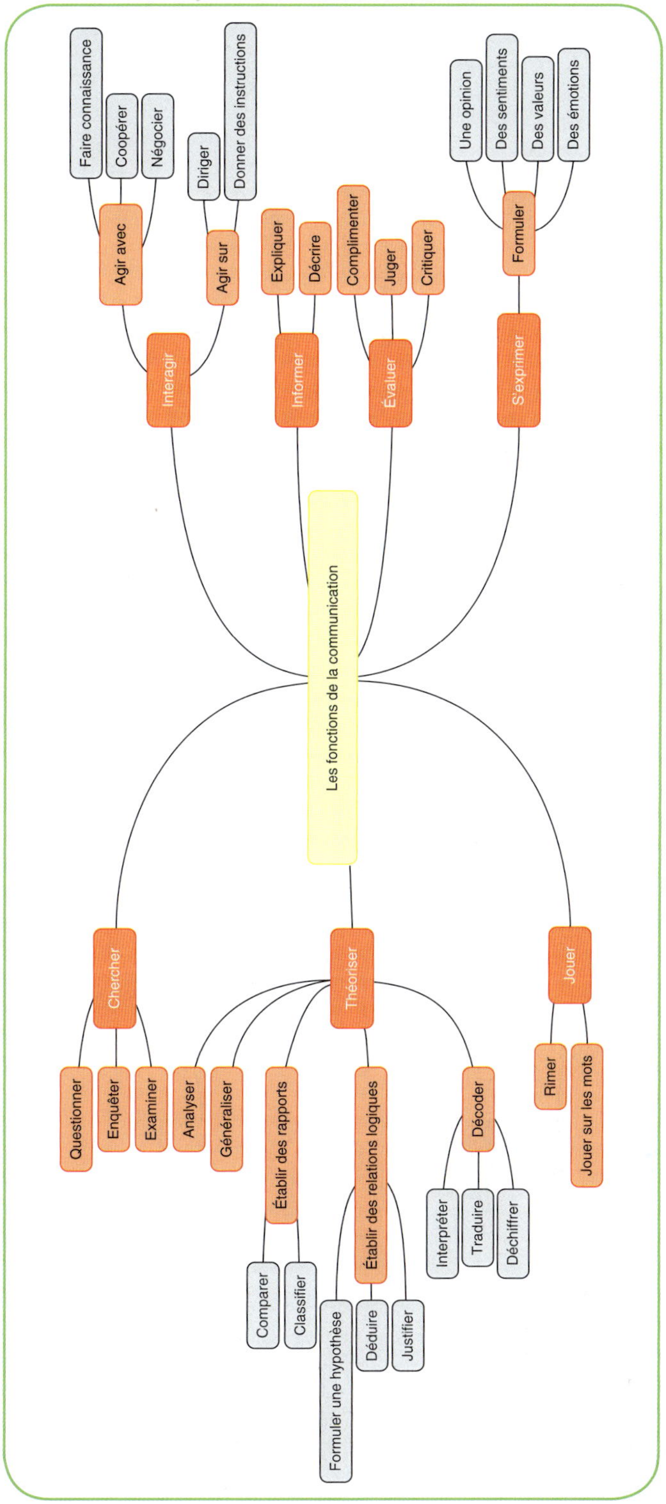

Figure 29.6 : Les fonctions de la communication.

Les facteurs influençant la communication

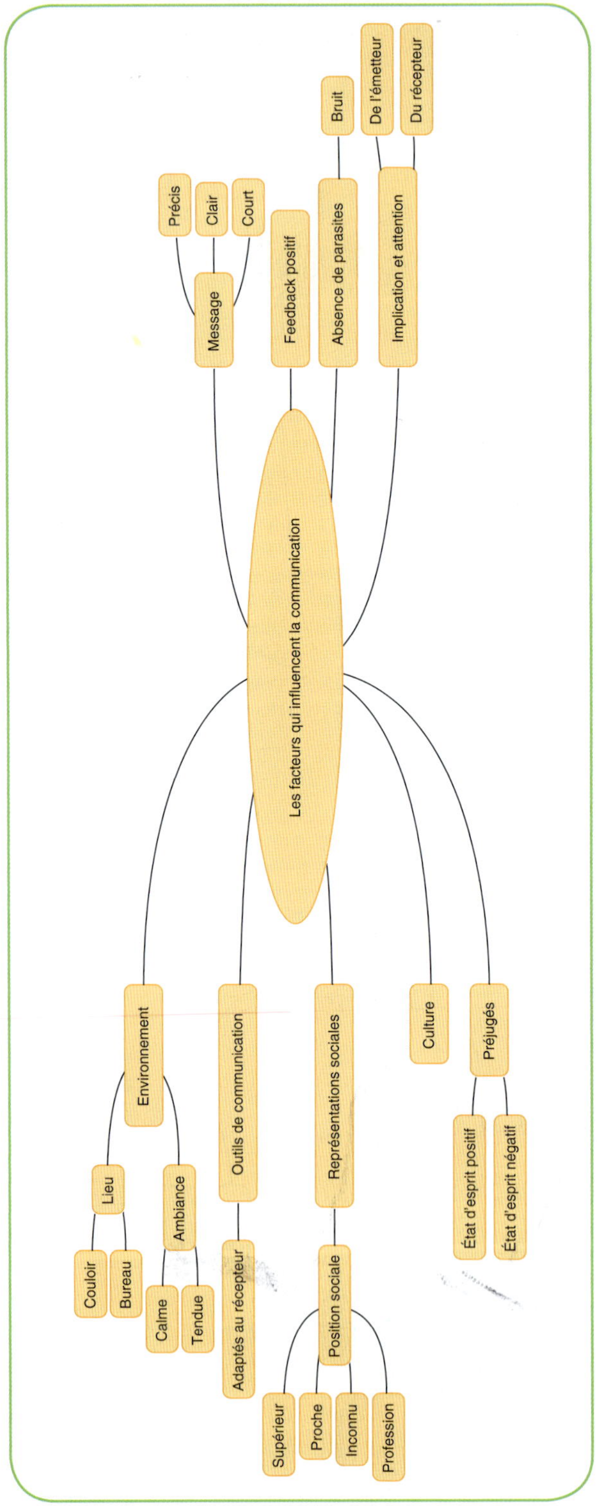

Figure 29.7 : Les facteurs qui influencent la communication.

2 La relation personne aidante/personne aidée

C'est une relation entre deux personnes : une personne qui accompagne et une autre dépendante qui a besoin d'être accompagnée.

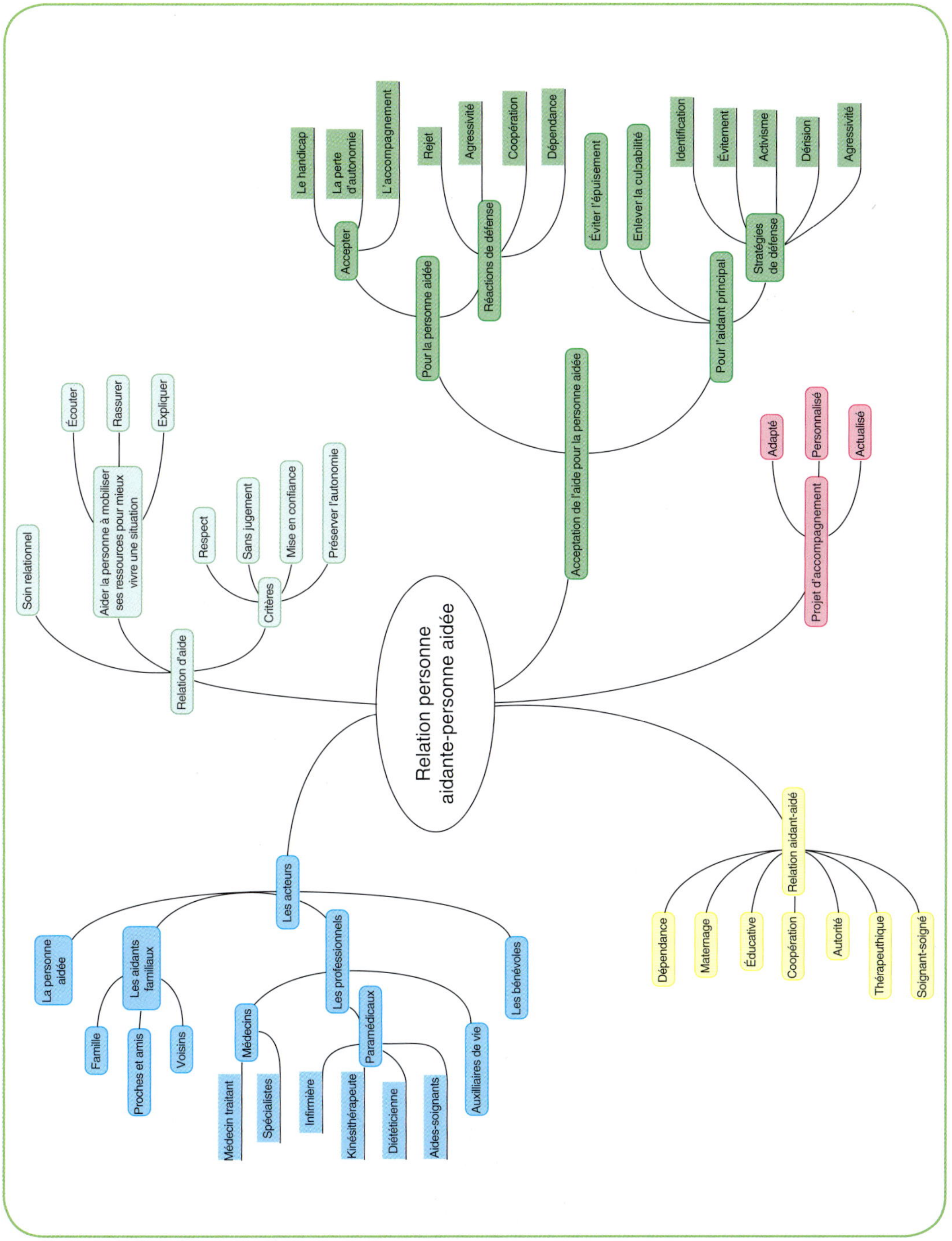

Figure 29.8 : La relation personne aidante/personne aidée.

3 Relations fonctionnelles et hiérarchiques

- La **relation fonctionnelle** est la relation de tous les jours pour communiquer avec une personne, avec la famille et avec les membres d'une équipe. Son objectif premier est surtout utilitaire.
- La **relation hiérarchique** est une relation d'autorité qui permet la transmission des ordres.

4 Bientraitance et maltraitance

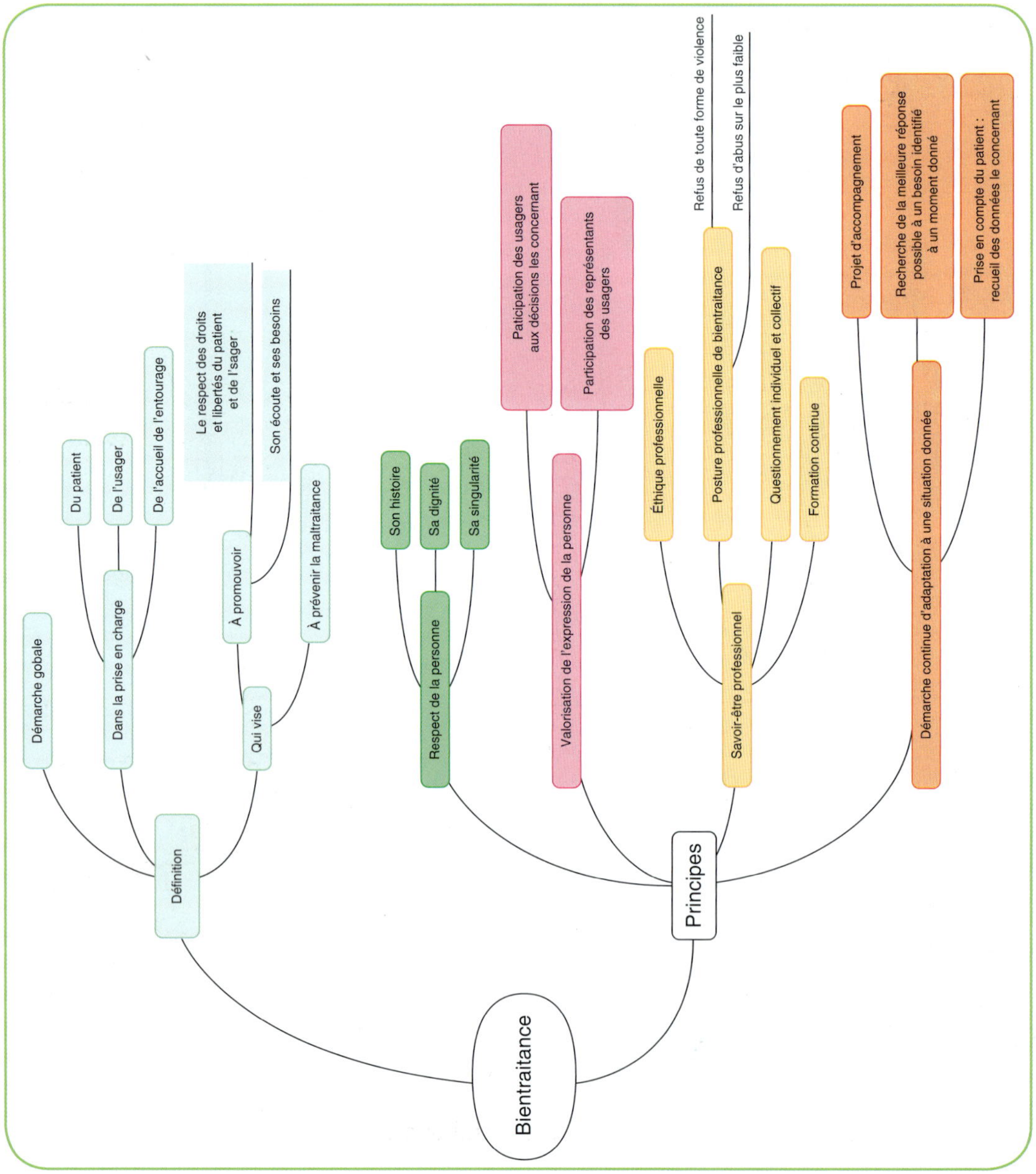

Figure 29.9 : La bientraitance.

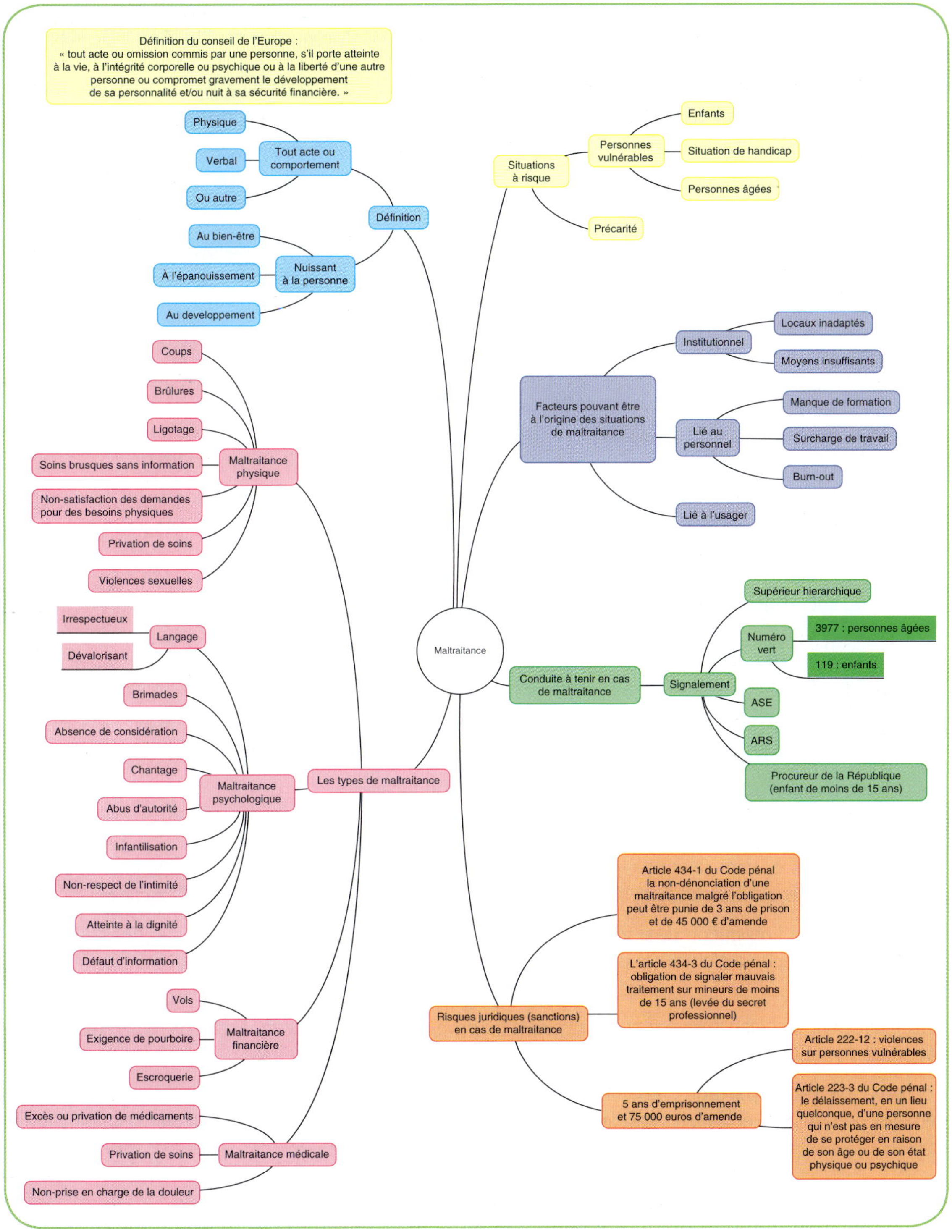

Figure 29.10 : La maltraitance.

5 Éthique et déontologie

L'**éthique** est l'ensemble des principes moraux qui sont à la base de la conduite d'une personne. Dans le domaine médical, c'est « l'ensemble des règles de conduite des professionnels de santé vis-à-vis de leurs patients[1] ».

La **déontologie** est une discipline qui regroupe un ensemble de règles, de devoirs moraux et éthiques qui doivent être respectés par des catégories de professionnels (médecins, sages-femmes, etc.).

Le **secret professionnel** est l'obligation pour un professionnel de ne pas révéler des informations (relatives à la santé, au comportement, à la situation familiale, etc.) obtenues dans le cadre de son travail. Ces informations comprennent ce qui a été vu, entendu et compris.

Plusieurs textes de lois régissent le secret professionnel :

- article 226-13 du Code pénal modifié par l'ordonnance n° 2000-916 du 19 septembre 2000 – article 3 (V) *JORF* du 22 septembre 2000 en vigueur le 1er janvier 2002 – : « La révélation d'une information à caractère secret par une personne qui en est dépositaire soit par état ou par profession, soit en raison d'une fonction ou d'une mission temporaire, est punie d'un an d'emprisonnement et de 15 000 euros d'amende » ;
- article 26 de la loi n° 83-634 du 13 juillet 1983 portant droits et obligations des fonctionnaires : « les fonctionnaires sont tenus au secret professionnel dans le cadre des règles instituées dans le code pénal [...] ».

Le secret professionnel peut être levé sur autorisation de la personne concernée par l'information.

La **levée du secret professionnel** est obligatoire pour assurer :

- la protection des personnes (révélation de maltraitances par exemple) ;
- la préservation de la santé publique (révélation de maladies nécessitant une surveillance par exemple) ;
- la préservation de l'ordre public (dénonciation de crimes ou de délits) et le bon déroulement des procédures de justice (témoignages en justice par exemple) ;
- la réponse aux demandes d'information de l'administration fiscale.

Le secret professionnel n'est pas opposable au défenseur des droits.

Les fonctionnaires doivent faire preuve de **discrétion professionnelle** pour tous les faits, informations ou documents dont ils ont connaissance dans l'exercice ou à l'occasion de l'exercice de leurs fonctions.

Le manquement à l'obligation de discrétion n'est pas un délit passible de sanctions pénales, mais une **faute disciplinaire** susceptible d'entraîner des sanctions disciplinaires pouvant aller jusqu'à la révocation ou le licenciement.

Seul le directeur de l'établissement de santé public ou privé peut relever le professionnel de santé de son obligation de discrétion. Cette autorisation du directeur doit être écrite.

Concernant le **secret partagé** : des informations concernant une personne, sauf en cas d'opposition de cette dernière, peuvent être échangées par deux ou plusieurs professionnels de santé afin d'assurer la continuité des soins.

1. *Dictionnaire de l'Académie de médecine.*

CHE 30

L'épreuve E32

C'est une épreuve que vous réaliserez en 1re ou en terminale lors d'une période de formation en milieu professionnel

1 En structure le projet d'animation

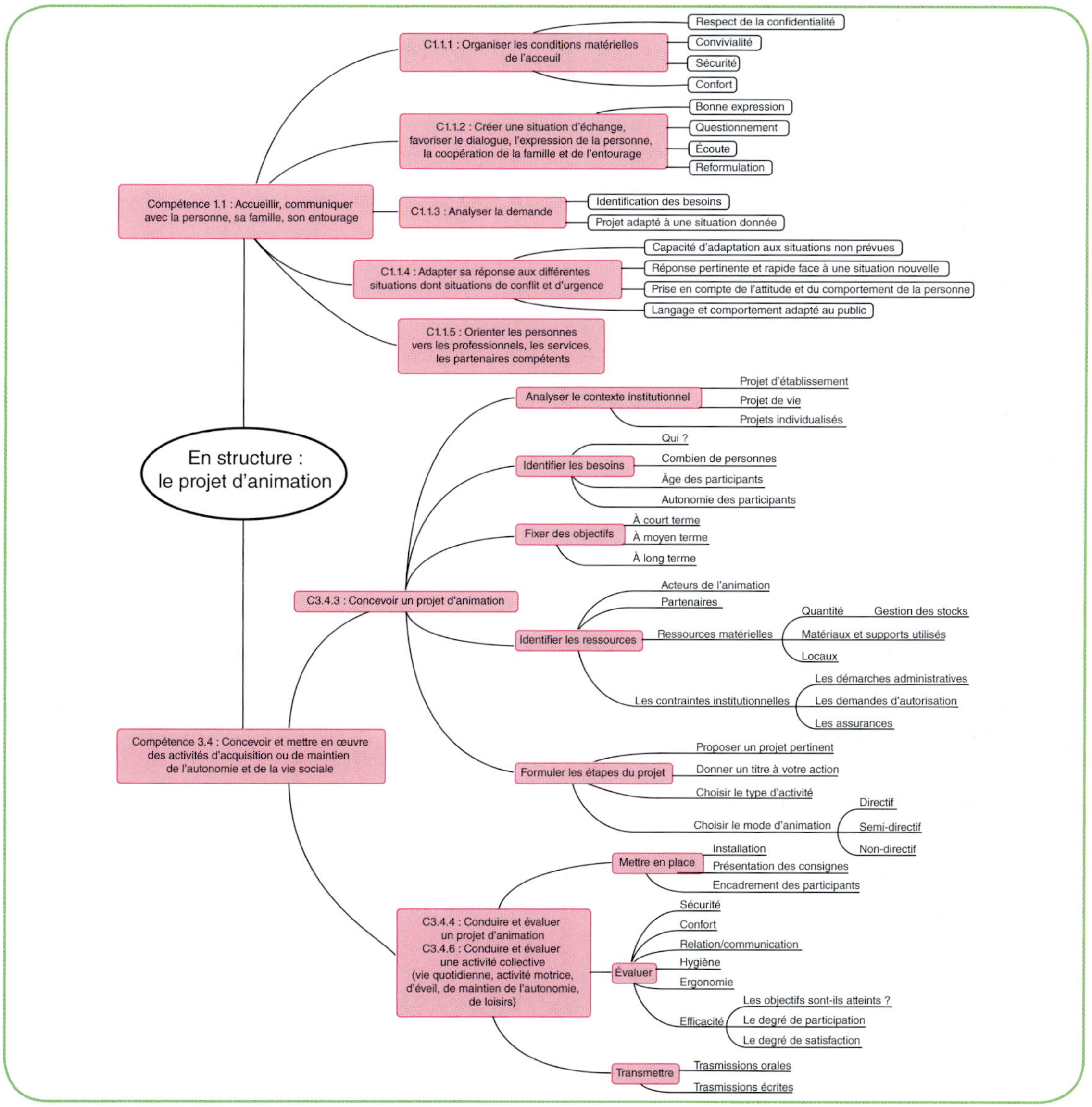

Figure 30.1 : **En structure : le projet d'animation.**

2 À domicile, organisation d'intervention à domicile

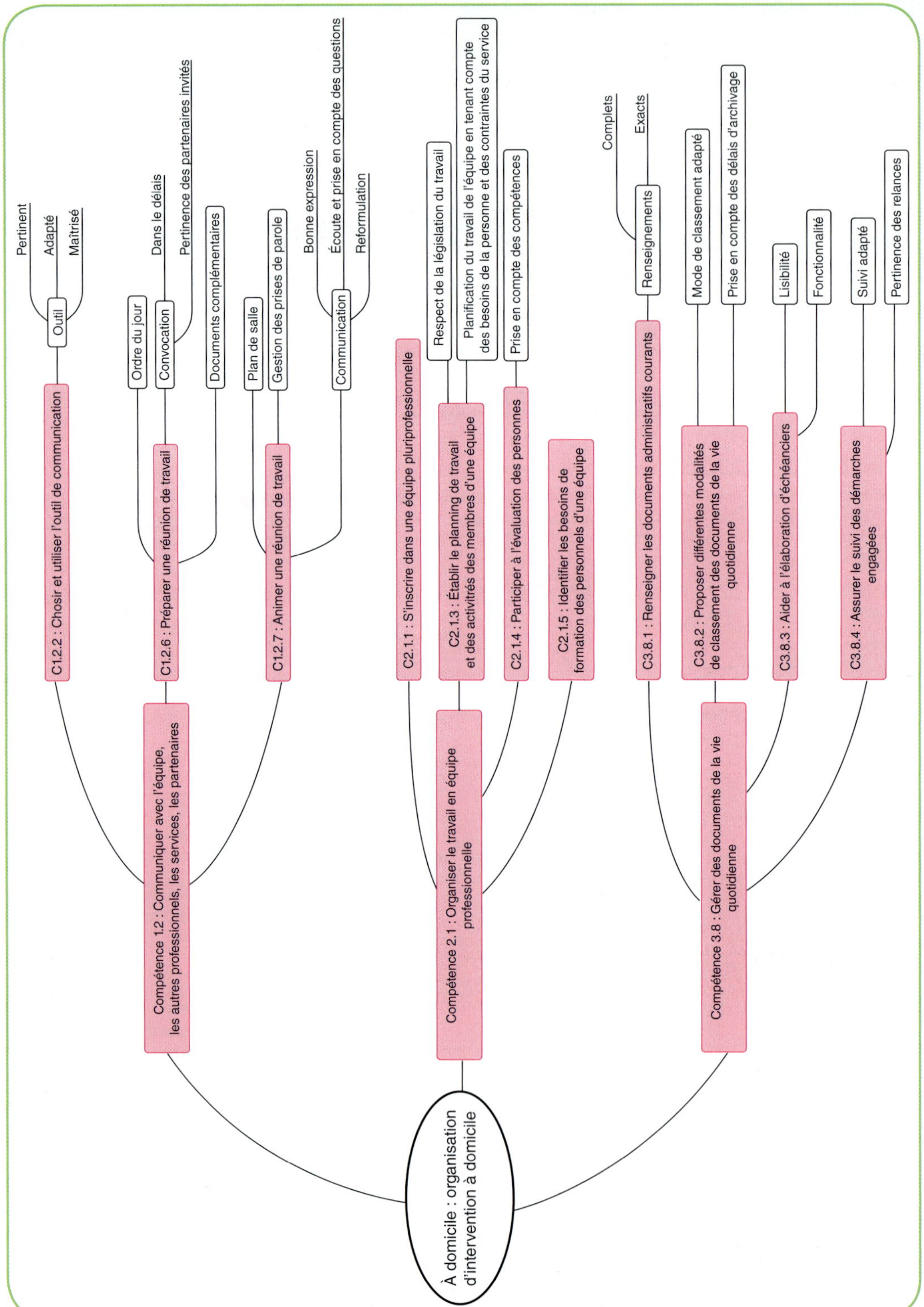

Figure 30.2 : À domicile, organisation d'intervention à domicile.

Pôle 3 : Nutrition-alimentation et services à l'usager

PARTIE

3

FICHE 31

Les groupes alimentaires

L'être humain se nourrit : il ingère des **aliments**.

Les aliments contiennent des substances nutritives indispensables au fonctionnement de l'organisme humain.

Les aliments sont classés en 7 groupes en fonction de leurs principaux constituants ou substances nutritives.

Les aliments sont des combinaisons d'un ou de plusieurs **nutriments**.

Une alimentation variée est une alimentation qui apporte toutes les substances nutritives (apport qualitatif) utiles au fonctionnement de l'organisme humain.

Groupes alimentaires	Principaux constituants
Les produits laitiers	Calcium, vitamine A, D, acides aminés essentiels, protéines
Les fruits et légumes	Eau, fibres, vitamine C
Les céréales et féculents	Glucides complexes, vitamine B
Les produits sucrés	Glucides simples (glucose)
Les VPO (viandes, œufs et poissons)	Protéines, fer (viandes), iode (poisson), vitamine B, certains acides aminés
Les matières grasses	Acides gras insaturés et saturés, vitamines A et D (beurre) et E (huiles)
Les boissons	Glucides simples, eau

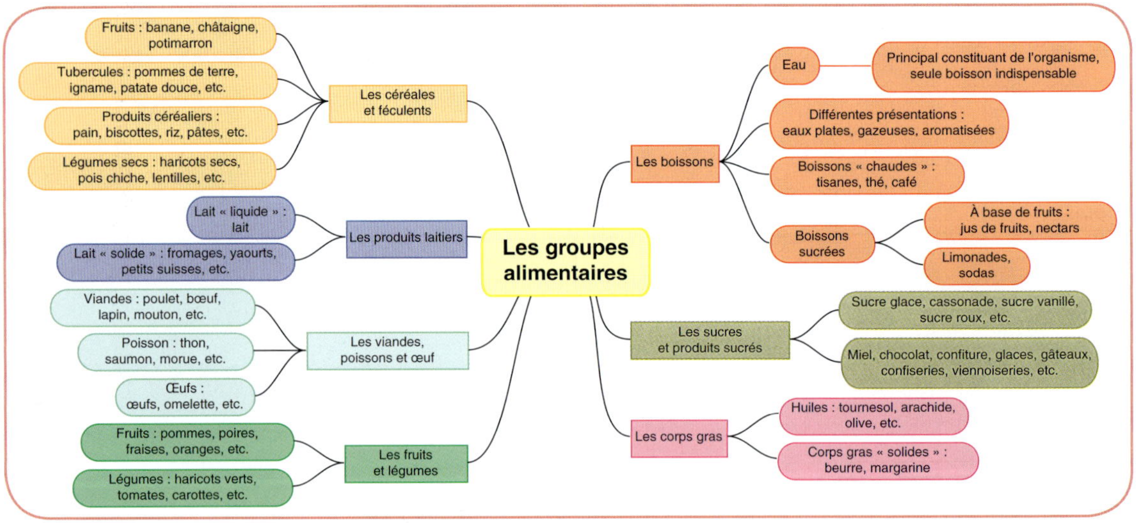

Figure 31.1 : Les groupes alimentaires.

À noter

- Un **aliment** : produit brut ou transformé d'origine animale ou végétale.
- Un **nutriment** : substance organique ou minérale issue de la dégradation des aliments par la digestion.

Les principaux constituants alimentaires

Les constituants alimentaires sont des substances organiques d'origine végétale ou animale qui composent les aliments.

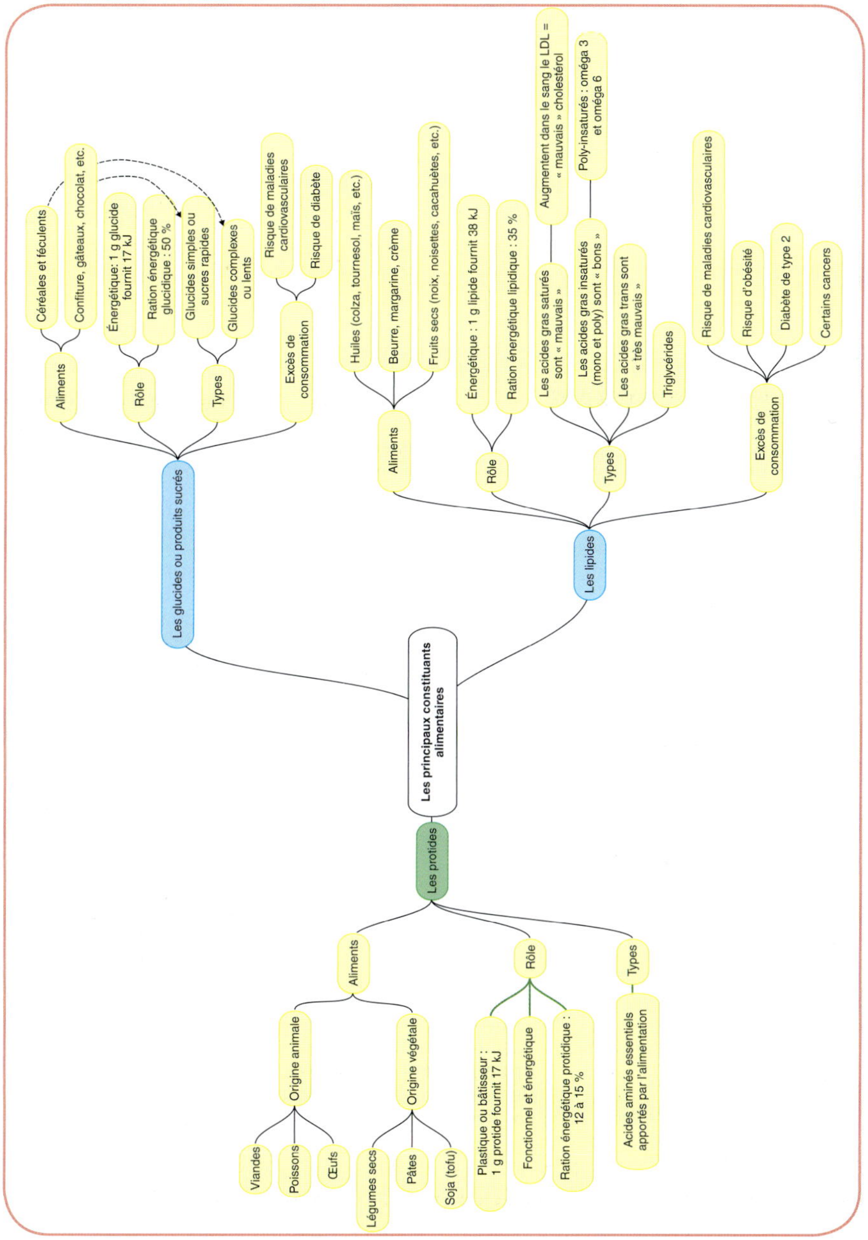

Figure 32.1 : Les principaux constituants alimentaires.

1 Les principaux constituants énergétiques

	Catégories	Rôle	Ration énergétique
Les glucides	Les glucides simples ou rapides : les sucres Les glucides complexes ou sucres lents : les féculents lents	Énergétique 1 g de glucide fournit 17 kJ d'énergie à l'organisme	Représentent 50 % de la ration quotidienne
Les lipides	Acides gras saturés Acides gras insaturés (mono- et poly-insaturés), Acides gras trans	Énergétique 1 g de lipides fournit 38 kJ d'énergie à l'organisme	Représentent 35 % de la ration quotidienne
Les protides	Acides aminés essentiels	Plastique ou bâtisseur 1 g de protides fournit 17 kJ d'énergie à l'organisme	Représentent 12 à 15 % de la ration quotidienne

2 Les principaux constituants non énergétiques

Il s'agit des nutriments qui ne fournissent pas d'énergie, mais qui sont indispensables à l'organisme.

	Catégories	Rôle	Apports
L'eau	Principal constituant de l'organisme	Transporte les éléments indispensables au fonctionnement des cellules	L'individu devrait boire 1,5 litre d'eau par jour Insuffisance d'apport : déshydratation, voire décès
Les minéraux	Sodium, potassium, calcium, iode, etc.	Participent principalement à : • l'élaboration des tissus • la régulation de l'eau dans l'organisme • la synthèse (fabrication) des hormones	*Insuffisance d'apport :* troubles spécifiques – déminéralisation osseuse (calcium), anémie (fer), goitre (iode), etc.
Les vitamines	Principales vitamines : • vitamine C : contre les infections • vitamine D : facilite la fixation du calcium sur les os	Indispensables à l'organisme qui ne peut pas les synthétiser	*Insuffisance d'apport* Le manque ou l'absence entraîne des carences ou des maladies nutritionnelles spécifiques : • le scorbut : carence en vitamine C • le rachitisme : carence en vitamine D
Les fibres	Cellulose (légumes et graines de céréales) Pectines (fruits et légumes)	Facilitent le transit intestinal, et participent à la prévention de certaines maladies (cancer colorectal)	*Insuffisance d'apport :* constipation *Excès d'apport :* diarrhée, gaz et ballonnements intestinaux

FICHE 33

Qualité organoleptique des aliments

Les aliments émettent des informations ou stimuli perçus par les organes des sens au niveau des récepteurs sensoriels.

Chaque organe des sens joue un rôle essentiel dans l'analyse sensorielle d'un aliment (fruit, légume, fromage, etc.) ou d'une préparation de cuisine (tarte aux pommes, crème au chocolat, etc.).

À noter

Qualités organoleptiques : ensemble des propriétés d'un aliment perçu par les sens : couleur, odeur, saveur et consistance.

Organes des sens	Sens	Propriétés organoleptiques de l'aliment
Nez	Odorat	Odeur
Œil	Vue	Couleur, taille, forme, apparence
Oreille	Ouïe	Croustillant, craquant
Peau (les mains)	Toucher	Consistance, température, texture
Langue	Goût	Saveurs : sucré, salé, amer, acide

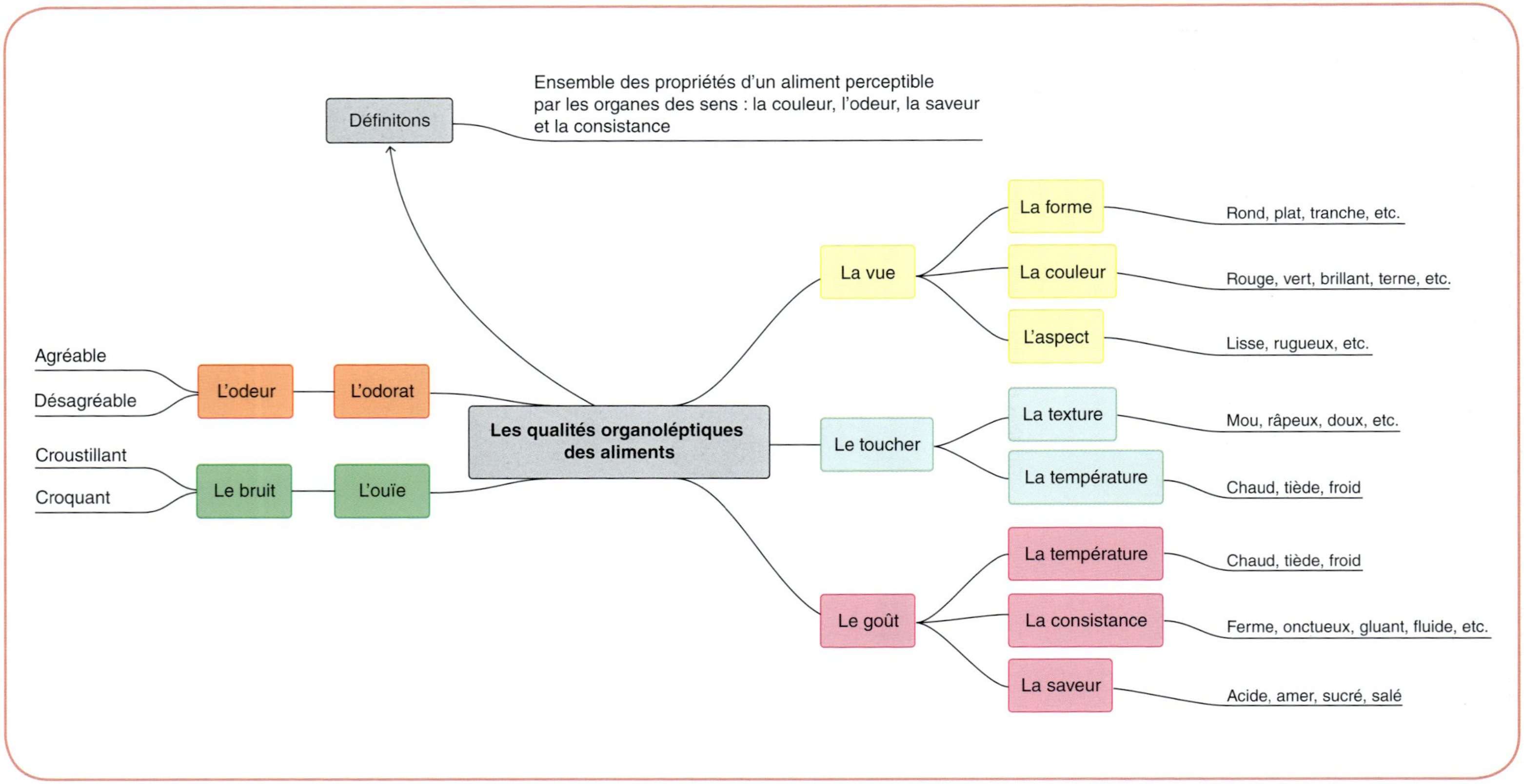

Figure 33.1 : **La qualité organoleptique des aliments.**

• Les qualités organoleptiques des aliments interviennent dans **l'appétit**.

• La faim exprime le besoin physiologique de manger ; elle est déclenchée par la baisse de la **glycémie** (taux de sucre dans le sang).

À noter

• **Appétit :** envie de manger, associée au plaisir ressenti par la prise d'aliments et pas nécessairement associée à une sensation de faim.

• **Satiété :** absence de faim après le retour de la glycémie à la normale.

FICHE 34

Les besoins alimentaires

Le besoin de boire et manger est indispensable à l'individu pour vivre car toutes les cellules ont besoin d'éléments nutritifs pour participer aux fonctions de l'organisme. L'individu est incapable de fabriquer de l'énergie ; il la puise dans son alimentation ou dans ses réserves.

L'individu (bébé, enfant, adolescent, adulte ou personne âgée) est caractérisé par des besoins nutritionnels et des dépenses énergétiques spécifiques.

Besoins nutritionnels	Apports nutritionnels	Dépenses énergétiques
Ils désignent les éléments nutritifs nécessaires à la vie	Ils indiquent des quantités de constituants alimentaires (valeurs moyennes) qu'une personne doit consommer chaque jour afin de maintenir une bonne santé	Elles résultent de trois secteurs : • le métabolisme de base : dépense énergétique liée au fonctionnement et à l'entretien de l'organisme • la dépense énergétique pendant le sommeil • la dépense énergétique pendant les activités physiques (le travail musculaire)
La satisfaction de trois types de besoins est essentielle à l'organisme : • le besoin énergétique • le besoin plastique • le besoin fonctionnel	La notion de *ration alimentaire* représente la quantité d'aliments que doit consommer chaque jour une personne pour : • satisfaire les apports nutritionnels conseillés (ANC) • couvrir les besoins de son organisme	Elles doivent être compensées par les apports nutritionnels
Ils varient au cours de la vie de la personne en fonction de différents paramètres : • âge • sexe • activités physiques • santé ou maladie, etc.	Ils varient au cours de la vie de la personne en fonction de différents paramètres : • âge • sexe • activités physiques • santé ou maladie, etc.	Elles varient au cours de la vie. Principales situations où les dépenses énergétiques sont importantes : • poids : croissance des enfants et des adolescents • activités physiques : sportif • femme enceinte et allaitante
Ils sont couverts par les apports nutritionnels	Si les apports sont insuffisants, il y a un risque de déséquilibre ou de carence Si les apports sont trop importants, il y a un risque de surcharge (maladie cardiovasculaires, diabète, etc.) et d'obésité	Si les apports sont insuffisants, déséquilibrés ou mal répartis dans la journée, il y aura des conséquences sur la santé de la personne : • retard de croissance chez l'enfant ou l'adolescent • retard du développement du fœtus • faible production de lait, etc.

À noter

L'énergie est exprimée en kilojoules. La calorie mesure exclusivement l'énergie contenue dans les aliments.
1 kilocalorie = 4,18 kilojoules.

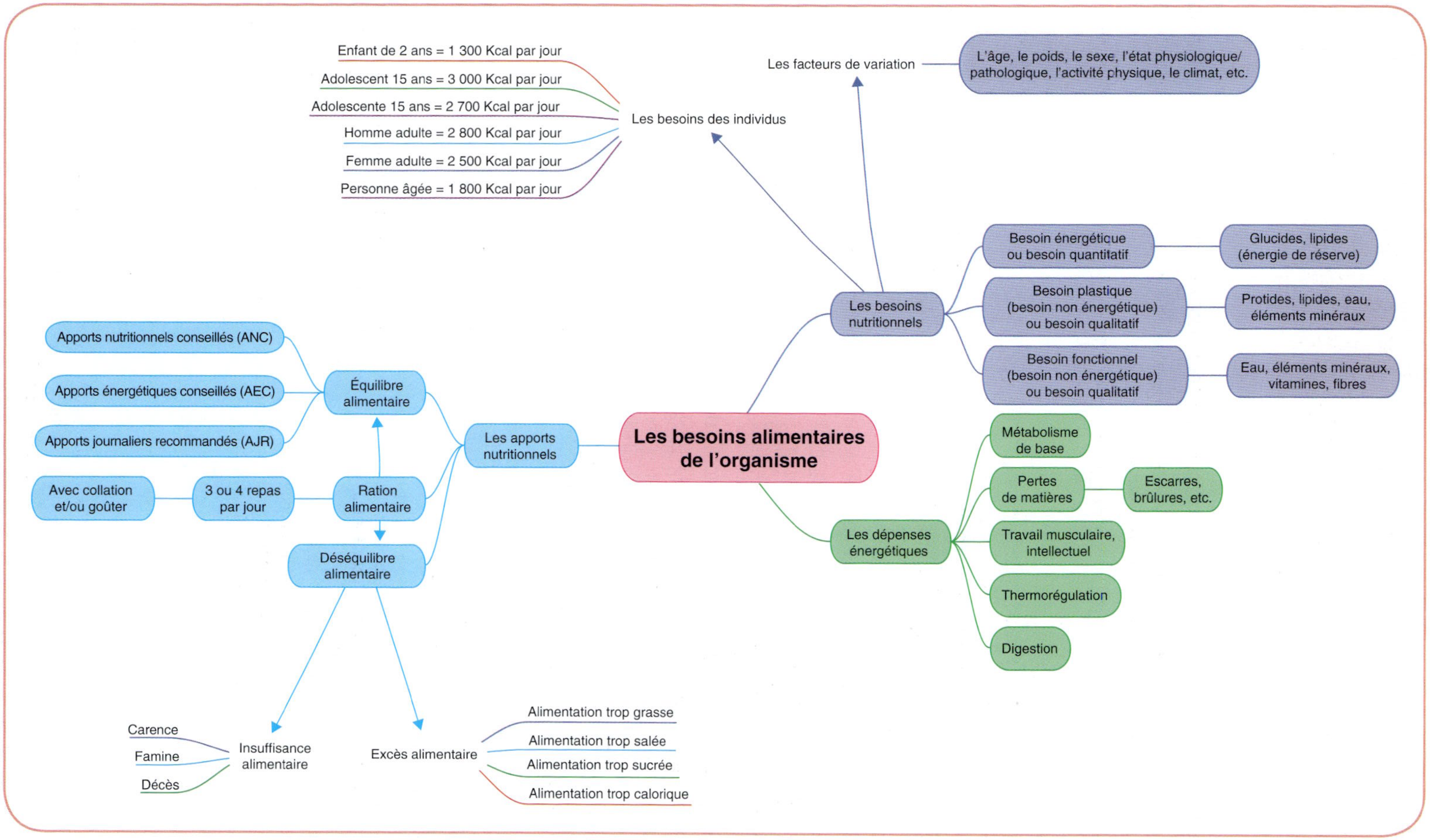

Figure 34.1 : **Les besoins alimentaires de l'organisme.**

FICHE 35

Alimentation de l'enfant

L'alimentation de l'enfant doit couvrir ses besoins nutritionnels pour assurer son développement et sa croissance.

L'alimentation lactée est la première alimentation du nouveau-né et peut couvrir ses besoins nutritionnels (énergétiques, calciques et protidiques) jusqu'à l'âge de 5 mois environ.

Les **laits infantiles** sont en poudre et sont d'origine animale (lait de vache) et sont enrichis :

- en fer : prévention de l'anémie ;
- en vitamine C : prévention des infections ;
- en vitamine D : prévention du rachitisme, etc.

La **préparation des biberons** doit respecter un certain nombre de règles d'hygiène : lavage des mains, biberons stérilisés, eau minérale, et les dosages doivent être respectés.

La **ration lactée** va évoluer avec l'âge du bébé :

- à partir de 5 mois environ, le bébé sera progressivement sevré de son alimentation exclusivement lactée pour une diversification alimentaire progressive. L'alimentation liquide va devenir semi-liquide (bouillie) puis solide, en fonction des possibilités de l'enfant ;
- à partir de 12 mois, l'alimentation sera peu à peu celle des plus grands, l'appareil digestif devenant mature.

Les habitudes alimentaires de l'enfant, son éducation alimentaire et l'apprentissage du goût seront fonction du modèle culturel, familial et des préférences alimentaires.

À noter

La **diversification alimentaire** correspond à l'introduction progressive d'aliments autres que le lait dans l'alimentation de l'enfant.

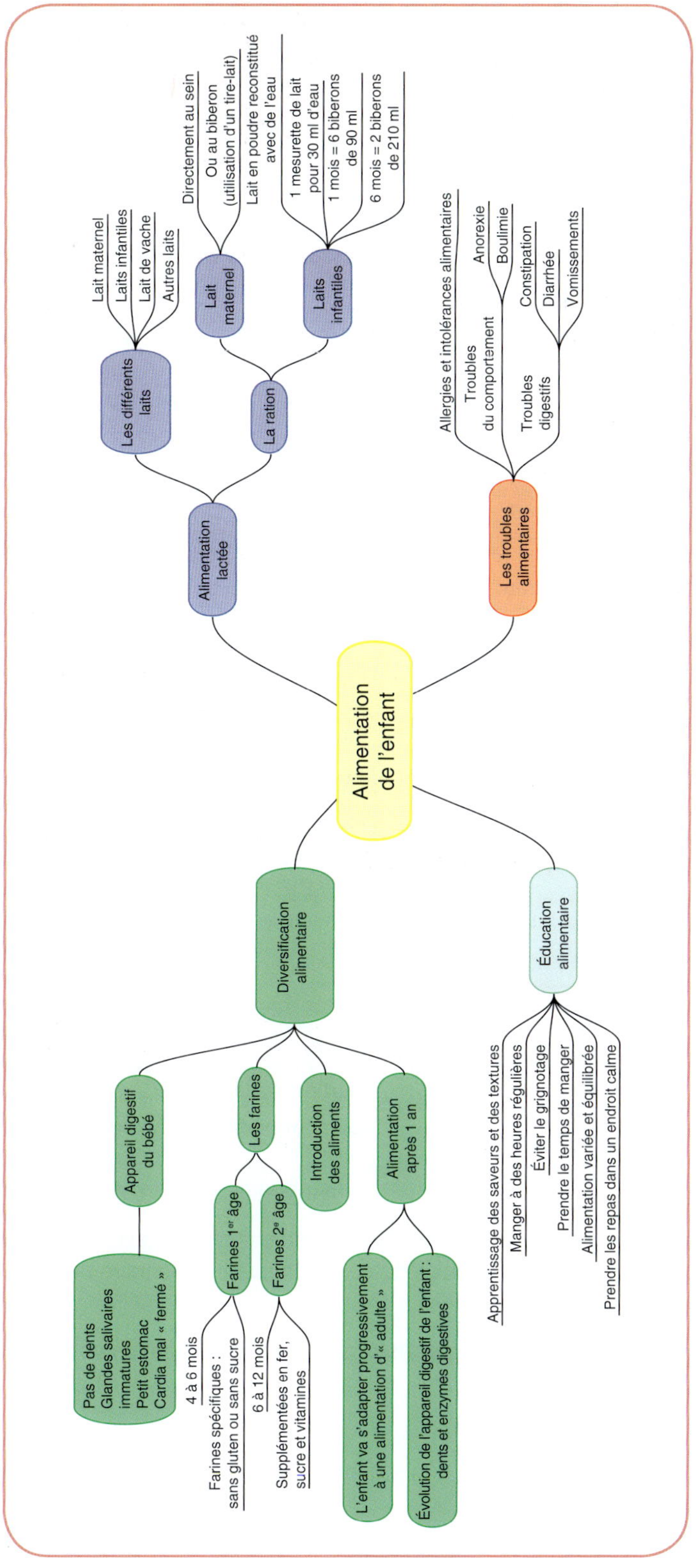

Figure 35.1 : L'alimentation de l'enfant.

FICHE 36

Alimentation de l'adolescent

L'adolescence est la deuxième période de croissance, après la première année de vie, la plus intense de la vie d'un individu.

L'adolescence est caractérisée par des changements physiques, hormonaux, psychologiques et sociaux qui apparaissent dès la puberté et l'enfant devient peu à peu un adulte.

Cette période de changements implique des besoins nutritionnels spécifiques.

Les apports énergétiques dépendent du stade de la croissance, de facteurs génétiques, et du niveau d'activité physique de l'adolescent.

Besoins spécifiques de l'adolescence	Justifications
Faire 3 repas par jour + 1 à 2 collations dans la journée (facultatif)	L'alimentation doit apporter de l'énergie et pas faire grossir L'adolescent sportif ou grandissant « très vite » a des besoins nutritionnels plus importants
Consommer 1 à 2 portions de viandes ou poissons ou œufs par jour	Apport de protéines car augmentation de la masse musculaire
Consommer 5 fruits et légumes par jour (crus et cuits)	Apport de vitamines, minéraux et fibres indispensables à la croissance et au bon fonctionnement de l'organisme
Consommer 3 à 4 portions de produits laitiers par jour	Apport en calcium et en protéines car augmentation de la masse osseuse (croissance)
Faire 30 minutes au minimum d'activités physiques par jour	Le manque d'activité physique (ou son absence) intervient dans le développement de l'obésité à l'adolescence
Limiter la consommation de produits sucrés (glucides rapides)	Lutter contre la prise de poids et l'obésité
Limiter la consommation des graisses (essentiellement les saturées)	Lutter contre la prise de poids et prévenir les maladies cardiovasculaires
Le fer	(Surtout pour les filles) : augmentation de la masse corporelle Apparition des menstruations (les règles)

L'**image corporelle** est une notion très importante chez les adolescents : l'objectif de la minceur est très souvent une obsession qui peut entraîner des troubles du comportement alimentaire avec des effets négatifs sur leur santé.

Le **stress émotionnel** peut également avoir des conséquences sur la consommation alimentaire (trop ou trop peu d'aliments) ou d'alcool chez l'adolescent.

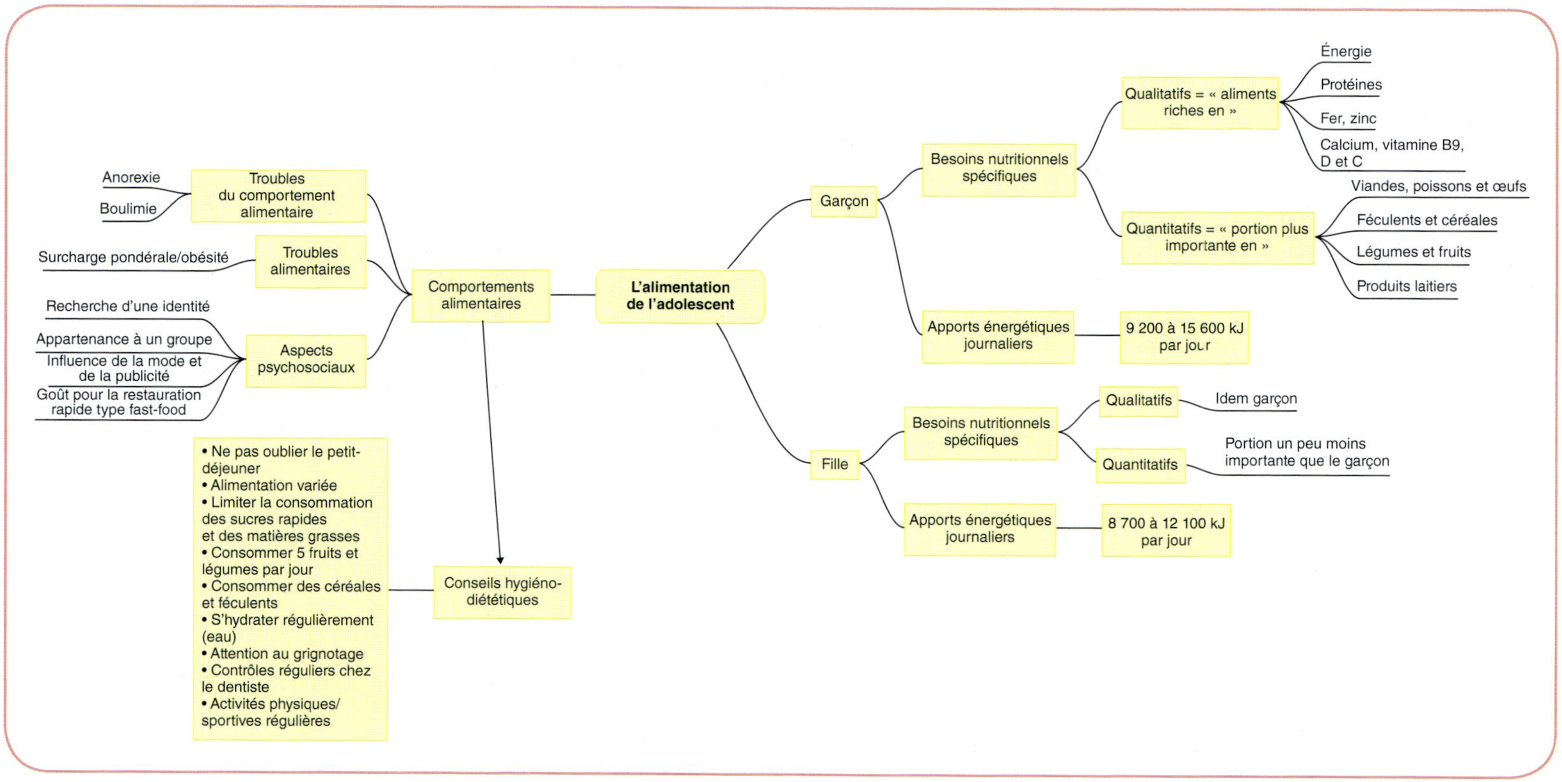

Figure 36.1 : **L'alimentation de l'adolescent.**

Faire le lien avec les cours de PSE : Module 2.

FICHE 37

Alimentation de l'adulte

Une alimentation équilibrée permet de garder la forme et de maintenir son « capital santé ». L'objectif de cette période est de prévenir le risque et l'apparition de certaines maladies (cancer, maladies cardiovasculaires et obésité).

Cette période est caractérisée par une croissance terminée.

Besoins spécifiques de l'adulte et conseils hygiéno-diététiques	Objectifs
Faire 3 repas par jour + 1 collation dans l'après-midi (facultatif)	L'alimentation doit apporter de l'énergie et pas faire grossir
Consommer 1 à 2 portions de viandes ou poissons ou œufs par jour	Apport de protéines et vitamines
Consommer 5 fruits et légumes par jour (crus et cuits)	Apport de vitamines, minéraux et fibres
Consommer 3 à 4 portions de produits laitiers par jour	Apport en calcium et en protéines
Consommer des féculents-céréales à chaque repas	Apport de glucides lents (source d'énergie), de vitamines et de fibres
Boire au moins 1,5 litre d'eau par jour	Hydratation de l'organisme
Faire 30 minutes au minimum d'activités physiques par jour	Lutter contre la fonte musculaire et la prise de poids
Limiter la consommation de produits sucrés (glucides rapides)	Lutter contre la prise de poids et l'obésité
Limiter la consommation des graisses (essentiellement les saturés)	Prévenir les maladies cardiovasculaires
Limiter la consommation de sel (de table et « caché » : charcuterie, fromages, eaux minérales gazeuses, plats cuisinés)	Prévenir les maladies cardiovasculaires

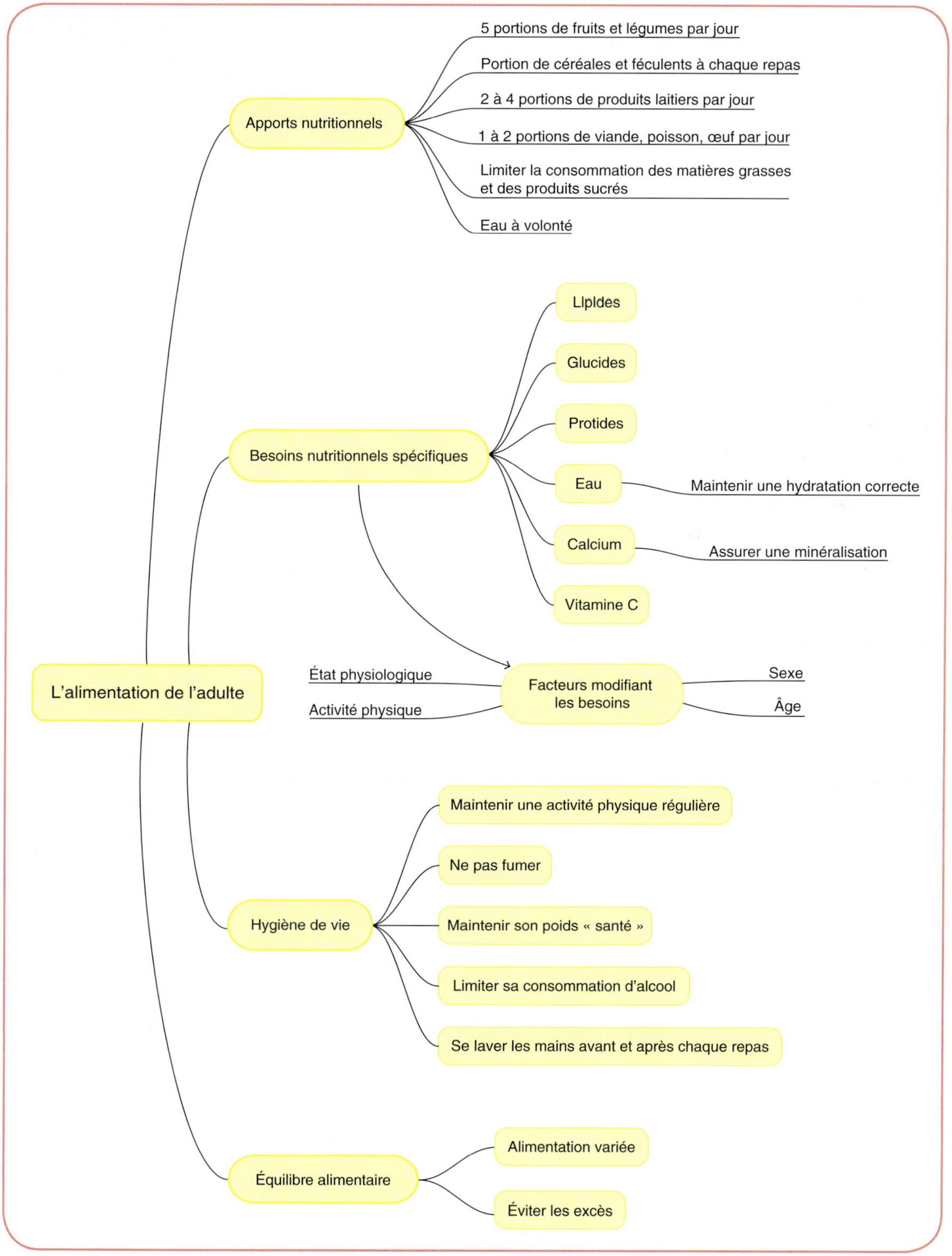

Figure 37.1 : L'alimentation de l'adulte.

FICHE 38

Alimentation de la femme enceinte et de la femme allaitante

Une alimentation équilibrée, variée et de bonne qualité permet de couvrir les besoins nutritionnels pendant la grossesse. L'alimentation est un élément essentiel de la grossesse pour la santé de la mère et celle de son futur bébé.

Les besoins nutritionnels de la femme enceinte augmentent progressivement au cours de la grossesse afin de permettre :

- la croissance du fœtus ;
- le développement du placenta ;
- les transformations de l'organisme de la femme.

Les besoins spécifiques au cours de la grossesse et de l'allaitement et conseils hygiéno-diététiques	Objectifs
Faire 3 repas par jour + 1 collation dans l'après-midi	L'alimentation doit apporter de l'énergie pour la croissance harmonieuse du fœtus et de la mère
Augmentation des apports en protides	Indispensables au développement du fœtus
Augmentation des apports en glucides « lents » ou complexes	Couvrent les besoins énergétiques augmentés au cours de la grossesse
Augmentation des apports en lipides (privilégier les lipides d'origine végétale)	Participent au développement du système nerveux du fœtus
Fer	Indispensable au développement du fœtus et des organes participant à la grossesse (placenta, vascularisation du cordon ombilical) Sa carence est une cause d'anémie
Calcium	Augmentation de la minéralisation osseuse lors de la croissance du fœtus
Vitamine D	Participe à la croissance des os du fœtus et à la fixation du calcium sur les os
Vitamine B9	Indispensable à la croissance du système nerveux du fœtus et prévient les malformations fœtales
Eau	Indispensable à la formation du liquide amniotique, à l'hydratation de la mère Les apports hydriques sont également essentiels chez la femme allaitante (le lait est principalement composé d'eau)
Prévention de la toxoplasmose	Bien laver les fruits et légumes Hygiène des mains avant et après les repas Manger de la viande bien cuite Éviter de consommer des aliments à base de lait cru Éviter le contact avec les chats

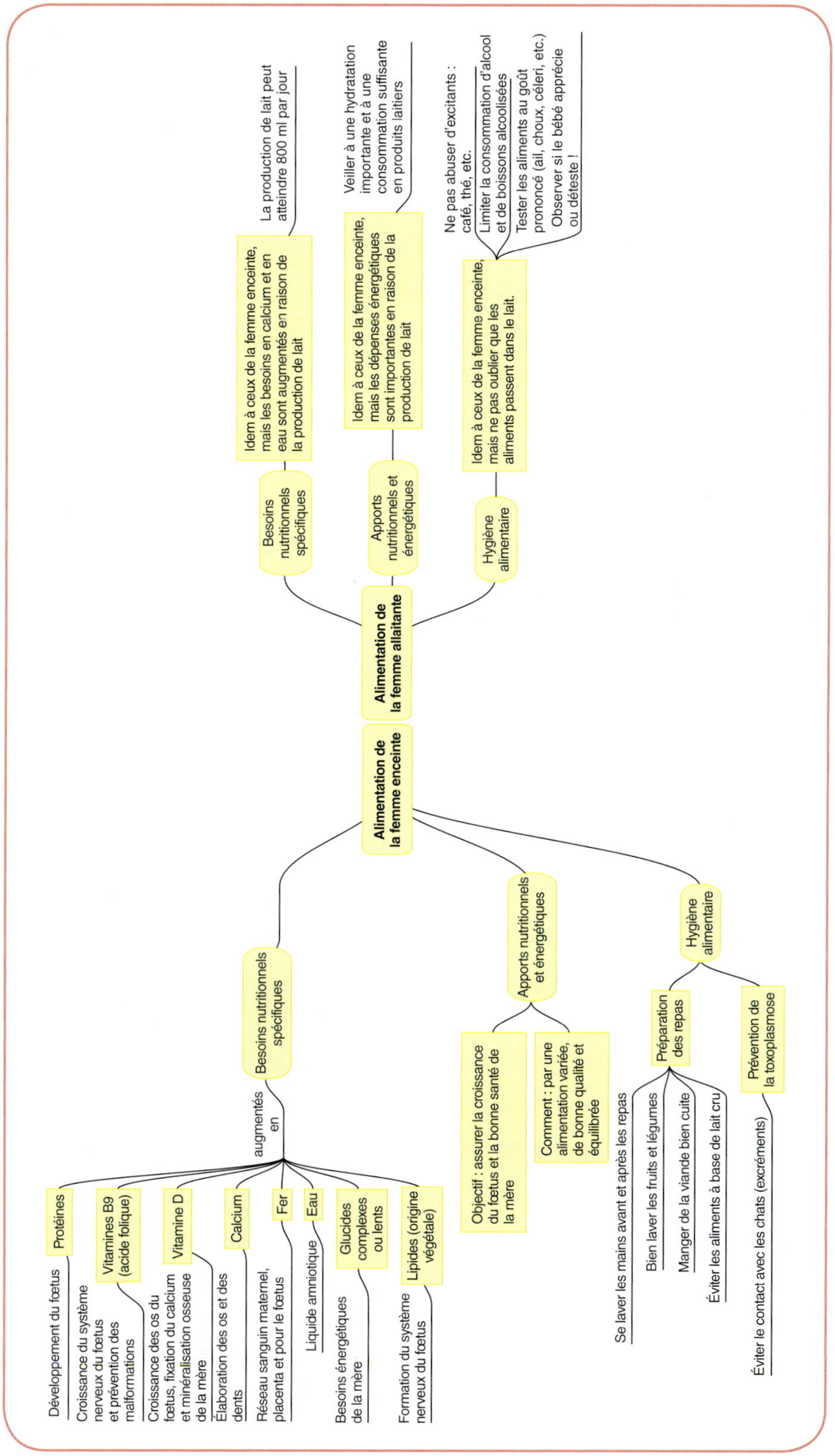

Figure 38.1 : L'alimentation de la femme enceinte et allaitante.

FICHE 39

Alimentation de la personne âgée

Le vieillissement de l'organisme présente de nombreuses **conséquences sur l'alimentation** de la personne âgée :

- vieillissement de l'appareil locomoteur :
- difficultés pour se déplacer ;
- difficultés pour faire ses courses ;
- difficultés pour faire la cuisine.
- vieillissement de l'appareil digestif :
- problèmes buccodentaires ;
- diminution du goût, de l'odorat ;
- diminution de l'appétit et de la soif.

Les **principales modifications de l'environnement familial et social** de la personne âgée sont :

- la perte du conjoint ;
- la diminution des ressources ;
- la maladie.

Ces modifications représentent des facteurs qui fragilisent la personne et qui la conduisent souvent à la sous-alimentation voire à la dénutrition.

Certains troubles ou pathologies de la personne âgée impliquent des régimes alimentaires spécifiques et/ou la prescription de compléments alimentaires (voir la fiche 41).

Les besoins spécifiques au cours du vieillissement	Objectifs
Faire 3 repas par jour + 1 ou 2 collations (matin et après-midi)	L'alimentation doit apporter de l'énergie pour la journée et pas faire grossir
Consommer 1 à 2 portions de viandes ou poissons ou œufs par jour	Prévenir la fonte musculaire
Consommer 3 à 4 portions de produits laitiers par jour	Prévenir la diminution du tissu osseux et la déminéralisation
Boire au moins 1,5 litre d'eau par jour	Prévenir la déshydratation
Consommer 5 fruits et légumes par jour (crus et cuits)	Apport de vitamines, minéraux et fibres

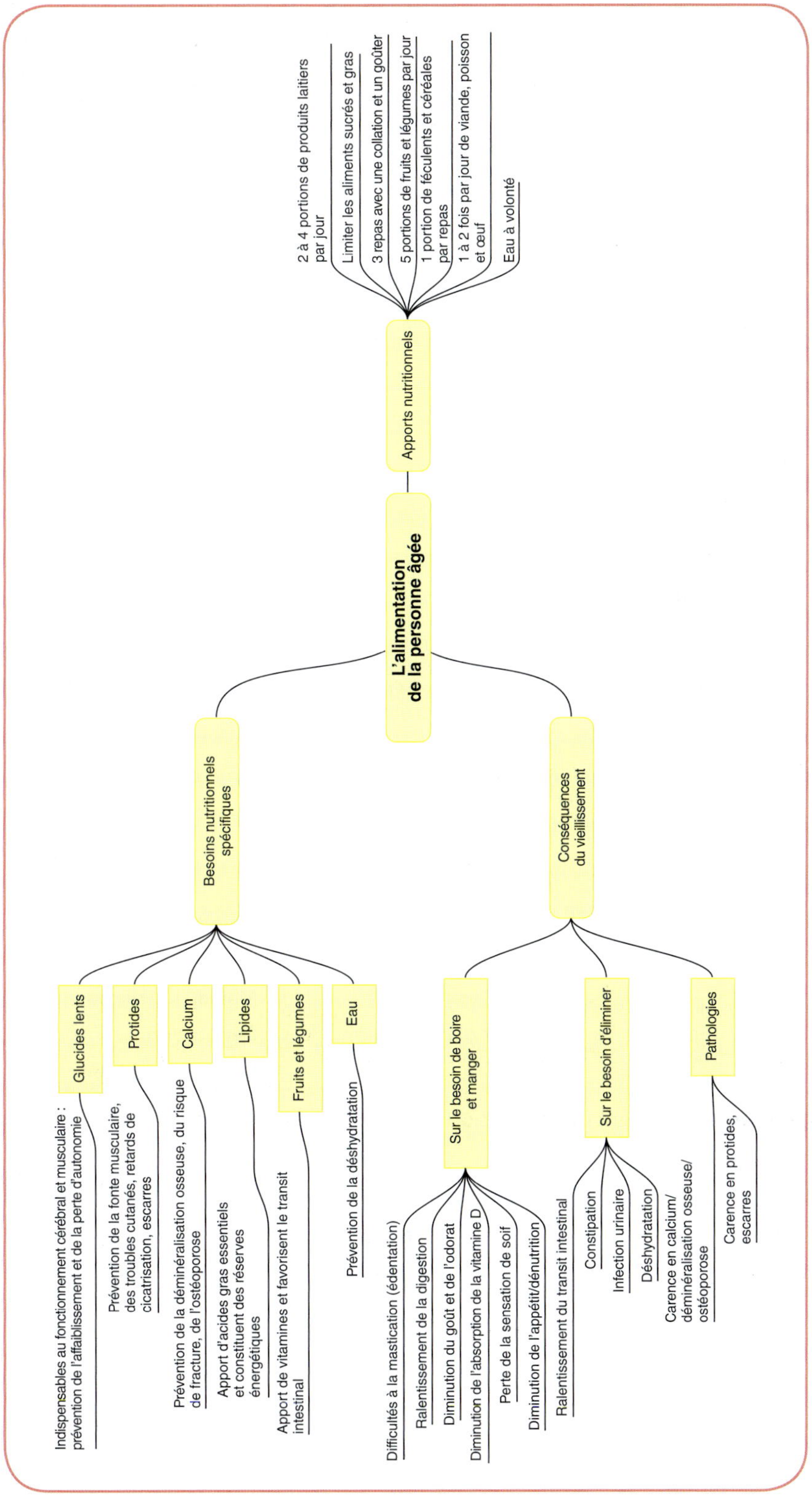

Figure 39.1 : L'alimentation de la personne âgée.

Nutrition-alimentation

FICHE 40

Les principaux régimes alimentaires

Le régime alimentaire ou régime diététique correspond à une modification de l'alimentation habituelle d'un individu (jeune, adulte ou âgé).

Le régime alimentaire est prescrit à la suite d'un diagnostic médical et il participe :

- à l'amélioration de l'état de santé d'une personne ;
- à la satisfaction des besoins physiologiques particuliers : la croissance de l'enfant ou de l'adolescent, la grossesse, la vieillesse, etc.

Régime alimentaire	Principales caractéristiques	Contextes pathologiques
Régime hypoglucidique ou diabétique	Privilégie les aliments dont l'index glycémique est bas (sucres lents) et élimine ceux dont l'index glycémique est haut (sucres rapides)	Diabète de type 1 Diabète de type 2 Obésité
Régime sans résidu	Élimine les aliments qui produisent des déchets ou des flatulences : les pommes de terre, le pain frais, les graisses cuites, les produits laitiers, les viandes, les épices, l'eau gazeuse, etc.	Examens médicaux Avant une intervention chirurgicale sur les intestins Pour traiter une diarrhée grave, etc.
Régime hyposodé	Élimine ou réduit les produits et plats cuisinés du commerce (riches en sel) : fromages, sauces, charcuteries, biscuits apéritifs, etc.	Hypertension artérielle Maladies rénales Œdèmes importants
Régime hypolipidique	Élimine ou réduit les produits et plats riches en lipides (graisses) : crème, beurre, huile, charcuteries, fromages, etc.	Diabète de type 2 Obésité Hypercholestérolémie Maladies cardiovasculaires
Régime hyperprotidique	Privilégie les produits et plats riches en protéines : viandes, poisson, œuf, etc.	Dénutrition Brûlures étendues

Les **troubles digestifs** correspondent à des gênes ou à des dysfonctionnements au niveau gastrique (de l'estomac) ou intestinal :

- **troubles gastriques :** perte d'appétit, nausées, vomissements, brûlures gastriques, douleurs abdominales, etc. ;
- **troubles intestinaux :** douleurs abdominales, constipation, diarrhée, gaz intestinaux, ballonnements, etc.

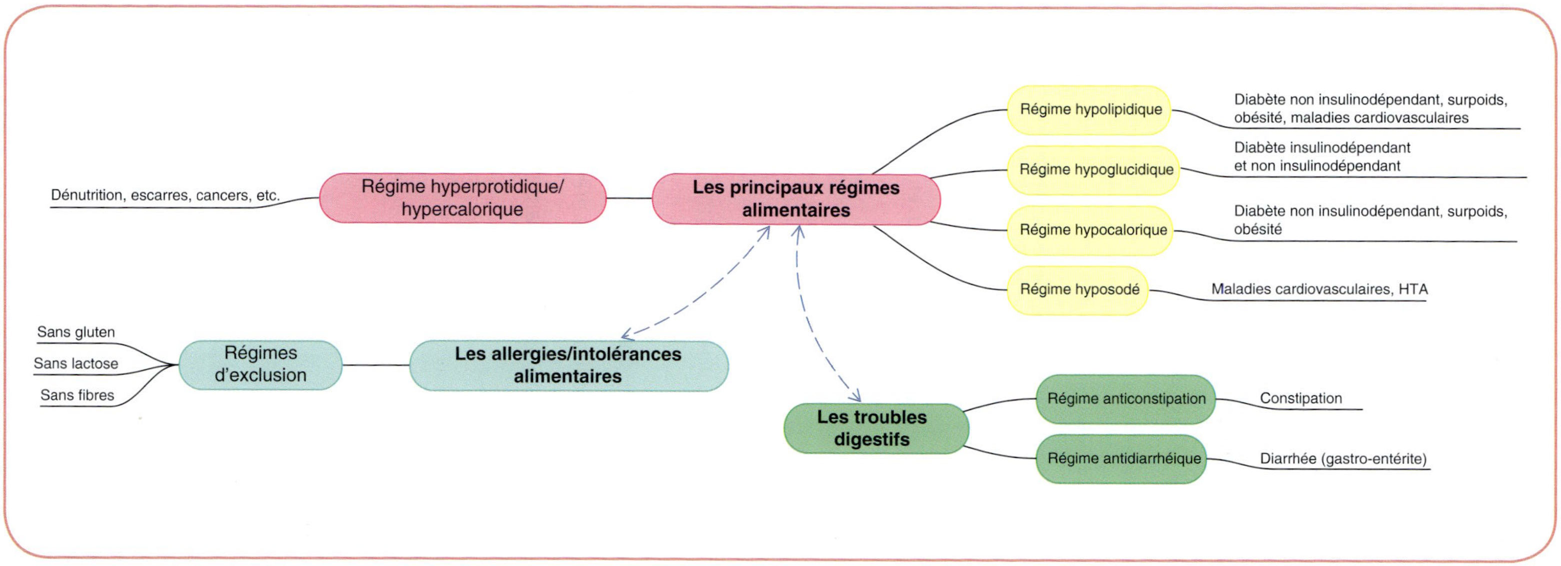

Figure 40.1 : Les principaux régimes alimentaires.

FICHE 41

Les compléments alimentaires

Il est essentiel de maintenir ou de restaurer un état nutritionnel satisfaisant pour un individu.

Dans certaines situations, il faut augmenter les apports énergétiques (glucides et lipides) et les apports protéiques. On parle alors d'**enrichir l'alimentation**.

L'enrichissement alimentaire consiste à ajouter aux aliments des nutriments :

- soit parce qu'ils en étaient dépourvus ;
- soit à des doses plus importantes que naturellement.

L'enrichissement sert à améliorer la valeur nutritionnelle des préparations en protéines et/ou en calories sans en modifier le volume, en y incorporant divers éléments.

Enrichissement « maison »	Compléments alimentaires
En protéines : ajout de jambon mixé, de fromage râpé ou fondu, etc.	Préparations industrielles, considérées comme des produits entre le médicament et l'aliment Ce sont des mélanges nutritifs complets (protéines, lipides, glucides, vitamines) hyperénergétiques et/ou hyperprotidiques
En calories : • ajout de beurre, de lait entier, etc. • ajout de pâtes, riz, pain, etc. • ajout de sucre, confiture, chocolat, etc.	

Les différentes présentations des compléments alimentaires permettent une adaptation aux besoins de la personne, par exemple :

- les goûts de la personne : plusieurs saveurs au choix ;
- les difficultés à la déglutition et/ou à la mastication : plusieurs présentations et textures ;
- les régimes alimentaires associés : sans lactose, sans gluten, sans sucre, etc.

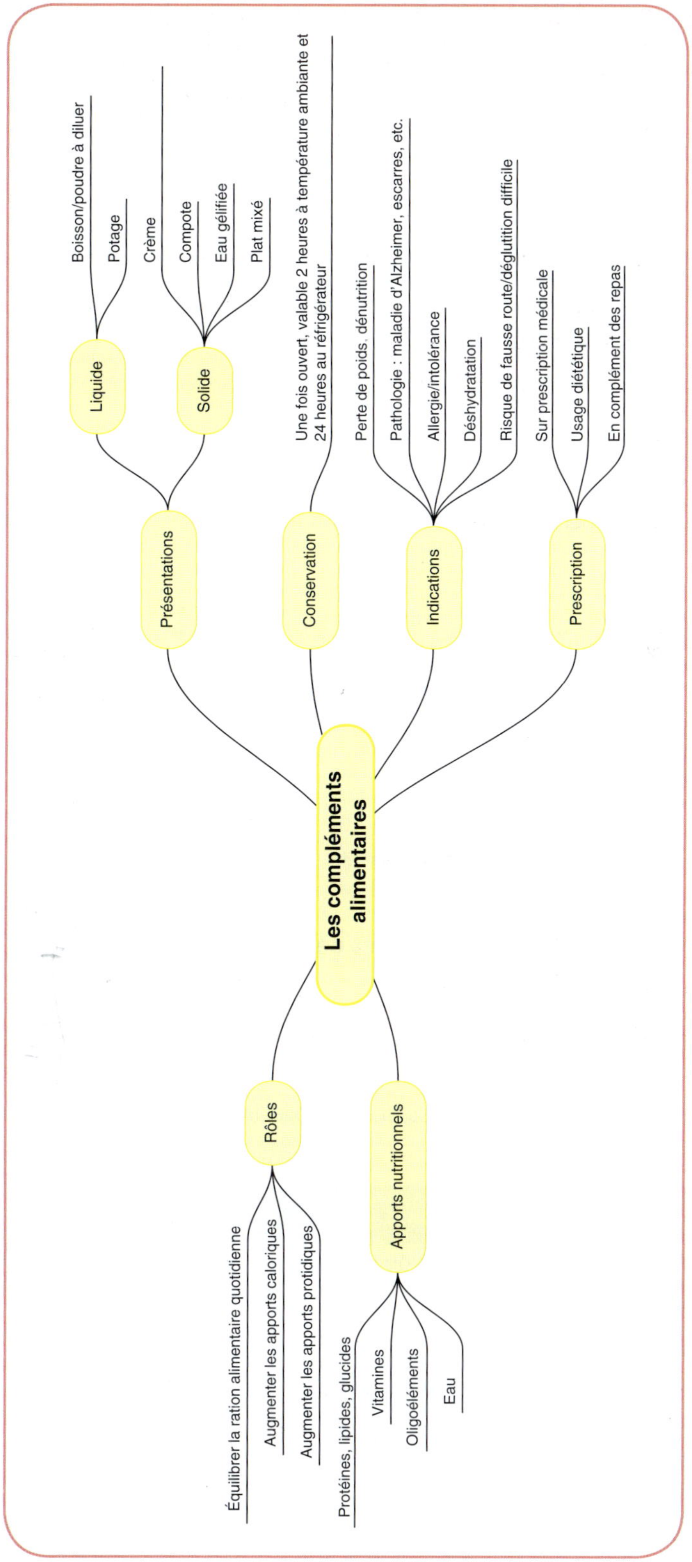

Figure 41.1 : Les compléments alimentaires.

FICHE 42

Les contaminations alimentaires

La qualité sanitaire des aliments consommés garantit la santé des personnes. Les aliments sont des produits fragiles et peuvent constituer des milieux favorables au développement microbien.

1 Les modes de contamination des aliments

Les micro-organismes présents dans l'environnement (air, eau et sols) peuvent contaminer les aliments. La contamination peut être directement au niveau des aliments (fruits et légumes crus, viande fraîche, etc.), venir des matériels et équipements, du personnel et des techniques utilisées et de l'environnement de travail.

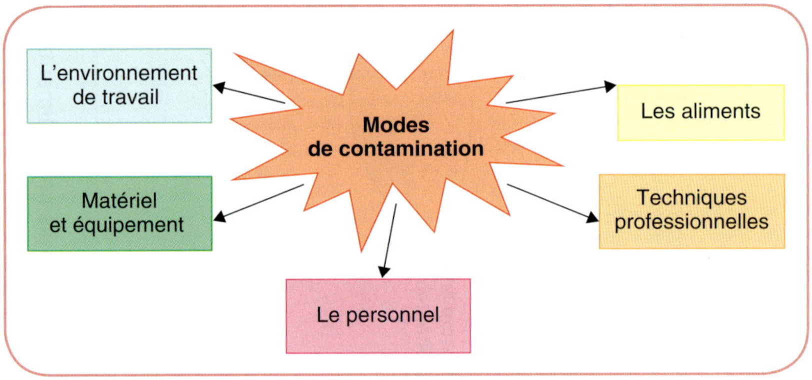

Figure 42.1 : **Les modes de contamination.**

2 Prévention des contaminations alimentaires

La prévention des risques de contamination en restauration collective est liée principalement au respect et au suivi des bonnes pratiques professionnelles.

Modes de contamination	Justifications	Prévention
L'environnement de travail	Pas de circuits propres/sales ou proximité des poubelles dans les zones de préparation alimentaire Locaux pas ventilés Présence d'animaux, d'insectes, etc.	Revoir l'aménagement des circuits propres/sales Ventilation, aération régulière Dératisation, désinsectisation
Matériel et équipements	Ustensiles pas désinfectés Pas de bionettoyage des plans de travail Torchons sales	Nettoyer et désinfecter les ustensiles et les plans de travail avec les produits adaptés Changer le linge très régulièrement

Modes de contamination	Justifications	Prévention
Personnel	Plaie infectée et non isolée par un pansement Pas de port de gants Pas de port de masque bucconasal Pas de port de la tenue professionnelle Pas de lavage des mains après passage aux toilettes	Renouveler les pansements sur les plaies (mains) et porter des gants Respecter les protocoles de lavage de mains Port de la tenue professionnelle complète Hygiène corporelle (cheveux, ongles, etc.)
Techniques professionnelles	Pas de lavage de mains dans les manipulations manuelles d'aliments ou dans les préparations alimentaires Principe de la marche en avant non respecté Utilisation incorrecte des produits de désinfection	Limiter les manipulations manuelles Sinon respecter les protocoles de lavage de mains Utilisation correcte des produits et des techniques de nettoyage et de désinfection
Aliments	Aliments souillés, peu ou pas décontaminés Non-respect des dates limites de conservation (DLC) Emballages abîmés et souillés	Interdire l'utilisation des aliments souillés pour éviter la contamination

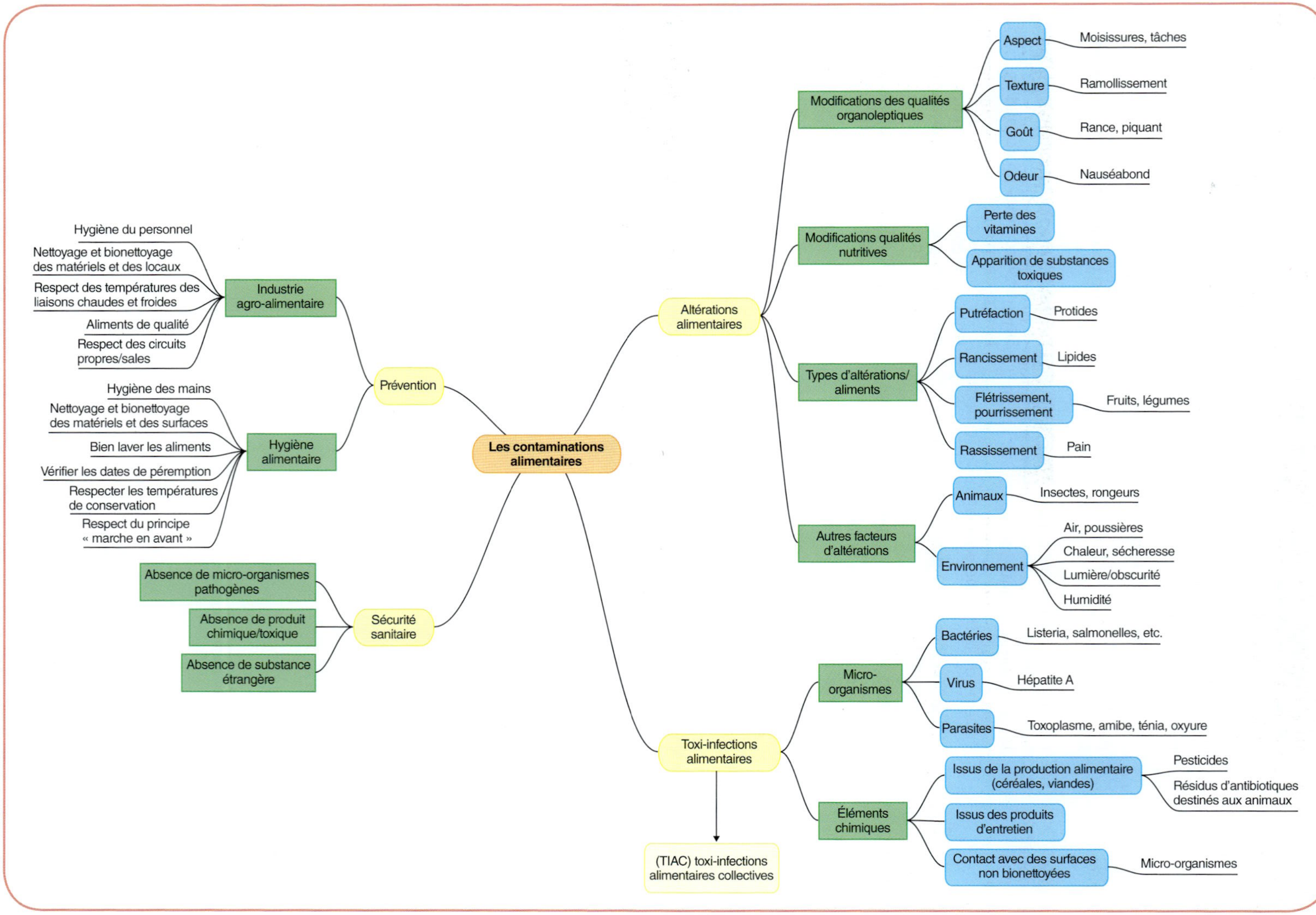

Figure 42.2 : **Les contaminations alimentaires.**

FICHE 43

Les réactions anormales aux aliments

1 Allergie ou intolérance alimentaire ?

Allergie alimentaire	Intolérance alimentaire
• Réaction de défense du système immunitaire suite à l'ingestion d'un aliment repéré comme un élément « étranger » de l'organisme • L'élément « étranger » est appelé *allergène* et va déclencher la fabrication d'anticorps par le système immunitaire de la personne allergique • La personne allergique ne tolère pas la moindre quantité d'allergène	• Réaction d'irritation suite à une incapacité de l'organisme (totale ou partielle) à digérer un aliment ou un composant d'un aliment • Pas de réaction du système immunitaire de la personne intolérante • La personne intolérante peut supporter de faibles quantités de l'aliment incriminé (sauf en cas d'intolérance au gluten)

2 Autres réactions possibles à l'alimentation

Aversion alimentaire	Intoxication alimentaire
Réaction de rejet volontaire liée à la consommation d'un aliment provoquant une sensation de dégoût	Infection digestive due à l'ingestion d'aliments ou d'eau contaminés par une bactérie ou une toxine, par un parasite ou un virus

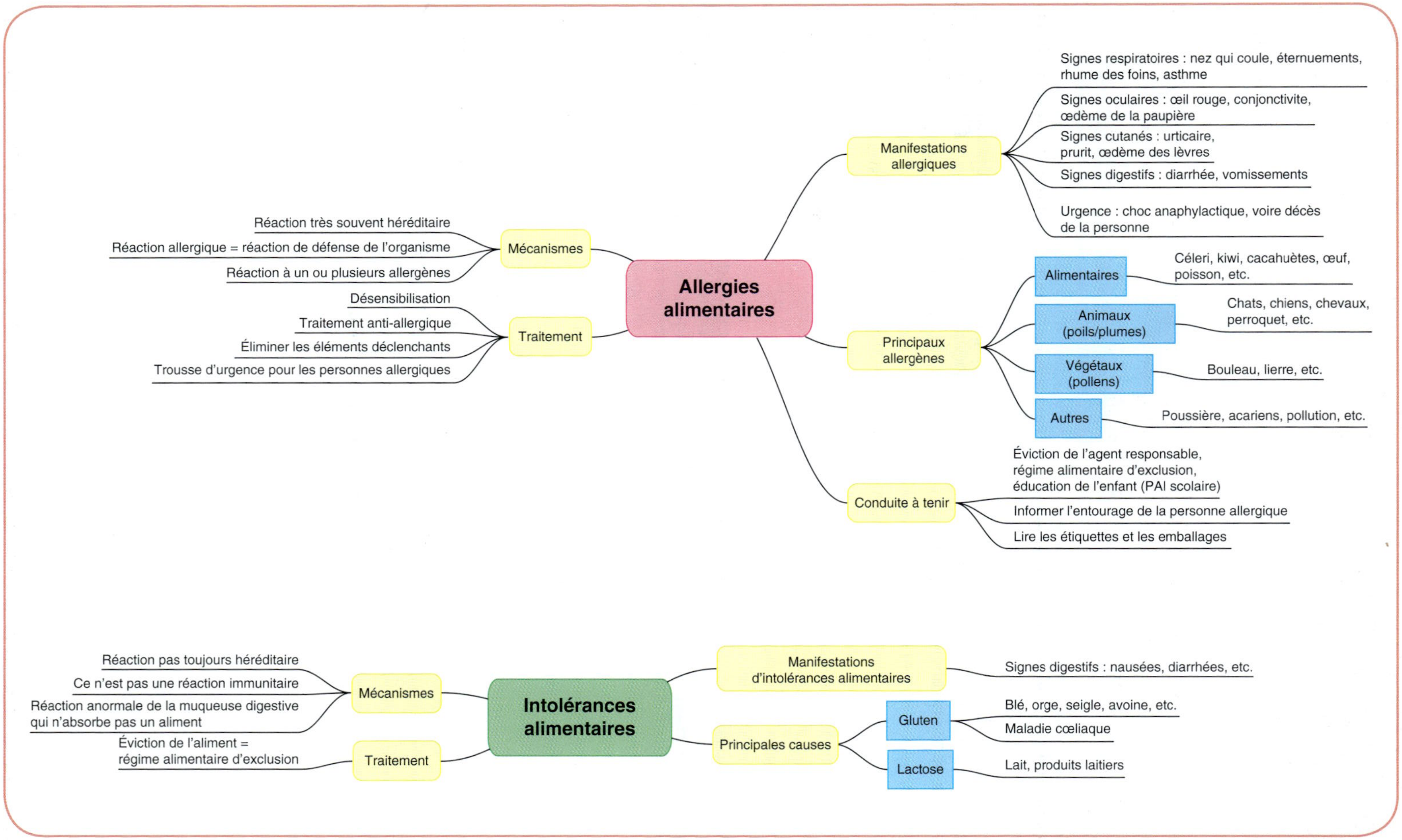

Figure 43.1 : Les allergies et les intolérances alimentaires.

Aide à la prise des repas

« Manger est un plaisir que l'on peut garder toute sa vie. Permettre à la personne âgée de garder son appétit et faire un repas un moment privilégié sont les meilleures aides que vous pouvez lui apporter. Pour cela, l'échange et le partage sont très importants. Cependant, faites attention à ne pas vous substituer à elle, même si vous pensez bien faire[1]. »

Rôle professionnel : en fonction de l'état de la personne, le professionnel apportera une aide partielle ou totale à la prise des repas.

Type d'aide à la prise des repas	Caractéristiques
Partielle	Contrôler si le repas ou le plateau correspond bien à la personne et à son régime alimentaire Aider la personne à s'installer, ou vérifier l'installation (si la personne est autonome) Disposer à proximité de la personne les couverts, les plats et la carafe d'eau Adapter l'aide apportée à l'autonomie de la personne, au besoin stimuler et encourager la personne Lui rappeler l'importance de s'hydrater
Totale	Contrôler si le repas ou le plateau correspond bien à la personne et à son régime alimentaire Installer la personne S'asseoir à côté de la personne Informer la personne du menu et lui demander de choisir l'ordre des plats Prévenir le risque de fausses routes : • laisser le temps de mâcher et d'avaler les aliments • faire des pauses entre deux prises alimentaires, lui proposer de boire • tenir le verre et faire boire la personne • expliquer chaque geste • encourager la personne à manger

1. *Guide nutrition pour les aidants des personnes âgées*, Manger bouger, Programme National Nutrition Santé, 2006.

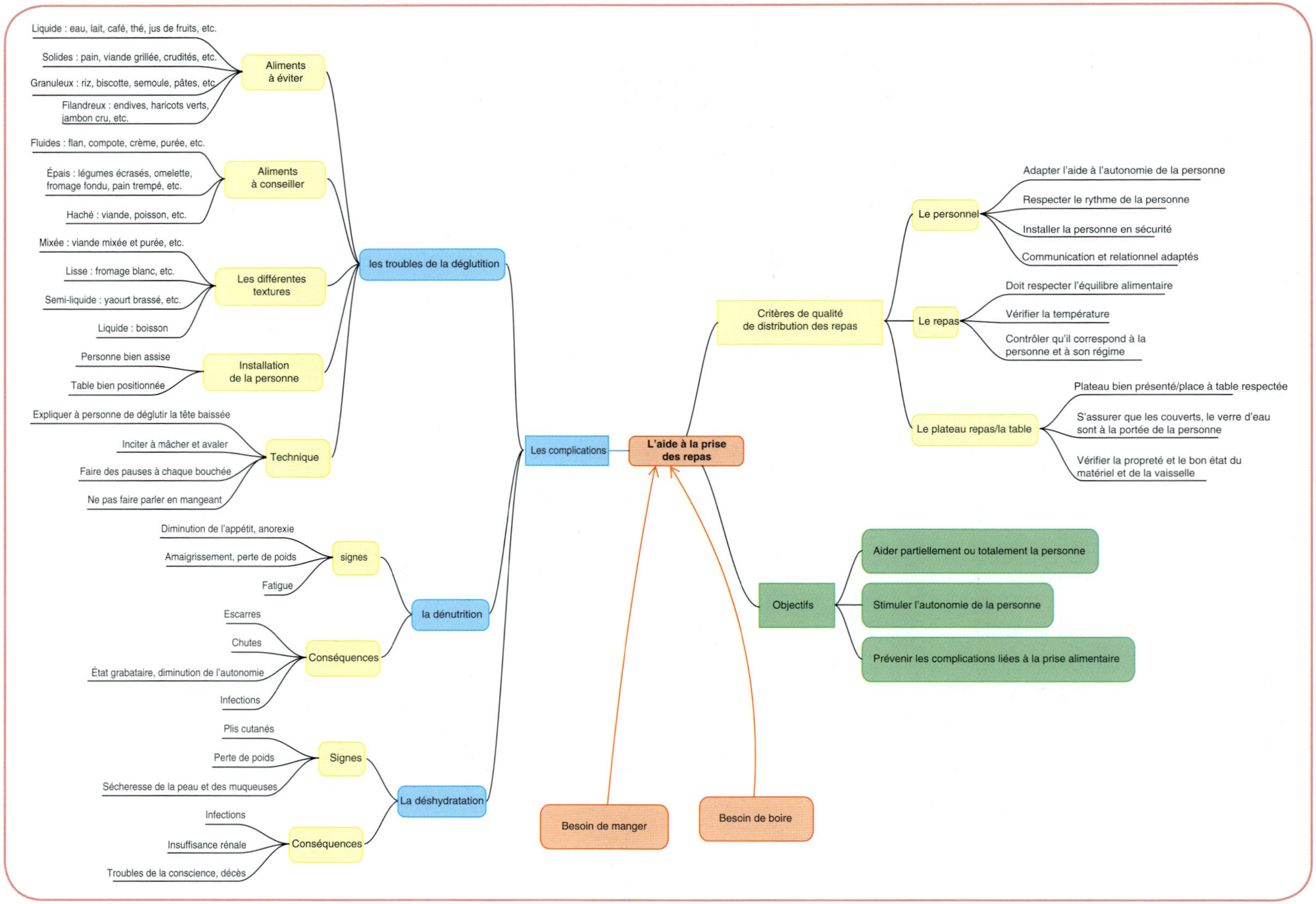

Figure 44.1 : L'aide à la prise des repas.

Préparation des collations

En fonction de l'environnement de la personne, le service d'une collation peut être réalisé soit « à table » (à domicile, en structures collectives), soit « au plateau » (chambre à domicile ou en structure). La qualité de service d'une collation doit respecter un certain nombre de critères (hygiène, sécurité, organisation, ergonomie, etc.) dans la préparation alimentaire et dans l'aide à la prise alimentaire par la ou les personnes.

Critère	Actions	Justifications/indicateurs d'évaluation
Hygiène	Tenue professionnelle : port de la charlotte Lavage des mains : pas de bijoux, pas de vernis, ongles courts Bionettoyage des plans de travail (si les gants sont utilisés, ils doivent l'être rationnellement)	Respecter le principe de la marche en avant : prévenir et limiter la propagation des micro-organismes au cours de la réalisation de la collation
Préparation du travail	Décoder l'information : par la lecture de la recette, des notices d'utilisation, des étiquettes, des emballages Traiter l'information : permet de préparer les ingrédients, les ustensiles et le matériel à utiliser, d'organiser les étapes chronologiques de réalisation de la collation	Respecter les doses ou les quantités indiquées sur la recette Être capable de choisir et d'utiliser les ustensiles de cuisine et le matériel (balance) de manière correcte et adaptée
Réalisation de la collation	• Organiser le plan de travail : sortir les ustensiles et le matériel à utiliser • Déconditionner les denrées (selon le type de collation) • Laver et désinfecter les fruits (selon le protocole du service) • Peser ou mesurer les denrées ou les fruits (suivant la recette) • Éplucher, tailler les fruits (suivant la recette) • Chauffer, cuire les denrées ou la préparation • Vérifier la qualité de la préparation À noter : • respecter le principe de la marche en avant • jeter les déchets au fur et à mesure de leur utilisation • nettoyer régulièrement le plan de travail • limiter les manipulations des aliments avec les doigts • se laver régulièrement les mains	Respecter l'ordre chronologique des tâches Maîtriser les techniques : • mode opératoire • temps de cuisson • température de cuisson • utilisation correcte du matériel et des appareils de cuisson

Critère	Actions	Justifications/indicateurs d'évaluation
Servir la collation		Surveiller la prise alimentaire Surveiller l'installation de la personne
Opérations finales de nettoyage et de bionettoyage	Lavage de la vaisselle et des ustensiles utilisés Rangement des ustensiles, de la vaisselle et des équipements Nettoyage du plan de travail Bionettoyage du plan de travail Lavage des mains	Maîtriser la technique Rangement adapté, équipement remonté Maintenir les équipements et la vaisselle utilisés en parfait état de propreté Respecter les circuits du matériel et des déchets
Transmissions	Faire les transmissions auprès du responsable et/ou de l'équipe	

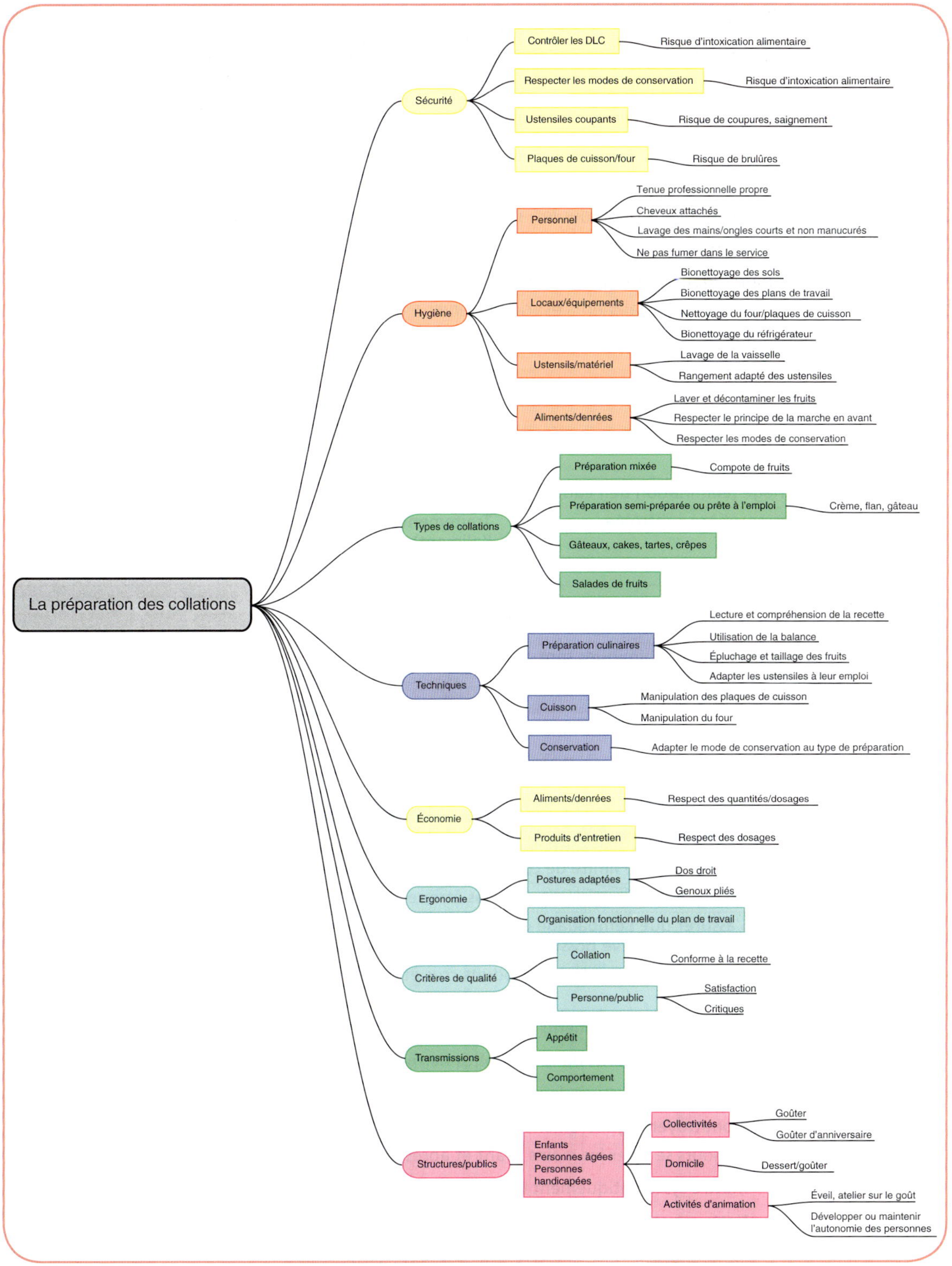

Figure 45.1 : La préparation des collations.

Nutrition-alimentation

FICHE 47

Hygiène de l'environnement de la personne

L'environnement de la personne (en institution, à l'hôpital ou à domicile) doit répondre à un double objectif fondamental de **propreté** et de lutte contre le **risque infectieux**.

Tous les environnements ne représentent pas le même type de risque infectieux.

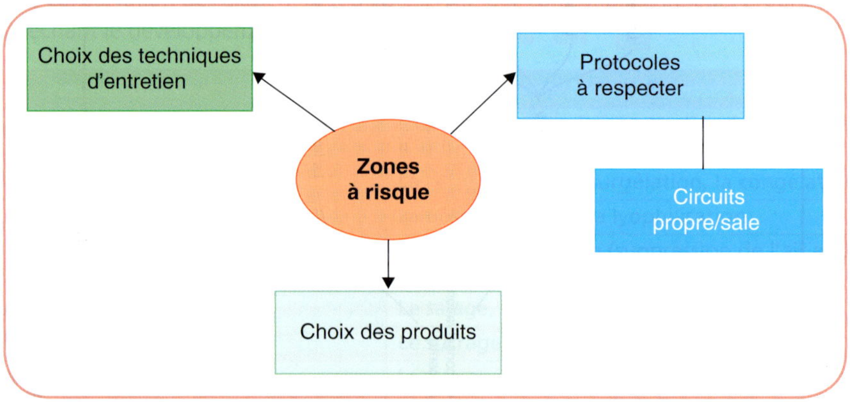

Figure 47.1 : **Les zones à risque.**

Classification des zones à risque

Zone 1 Risque minime	Zone 2 Risque moyen	Zone 3 Risque sévère	Zone 4 Très haut risque
Halls Bureaux Services administratifs Services techniques Etc.	Escaliers, ascenseurs Salle d'attente Maternité Psychiatrie Service long/moyen séjour Etc.	Soins intensifs/ réanimation Salle d'accouchement Chirurgie Médecine Etc.	Néonatologie Bloc opératoire Service de greffe Service de grands brûlés Hématologie Etc.
Nettoyage avec détergent	Nettoyage avec détergent-désinfectant		Nettoyage avec détergent-désinfectant pluriquotidien

Il existe un **circuit propre/sale**. Les produits ou matériels propres ne doivent pas être en contact avec les produits ou matériels « souillés » ou contaminés. Éviter le contact entre le propre et le sale afin de limiter la propagation des micro-organismes.

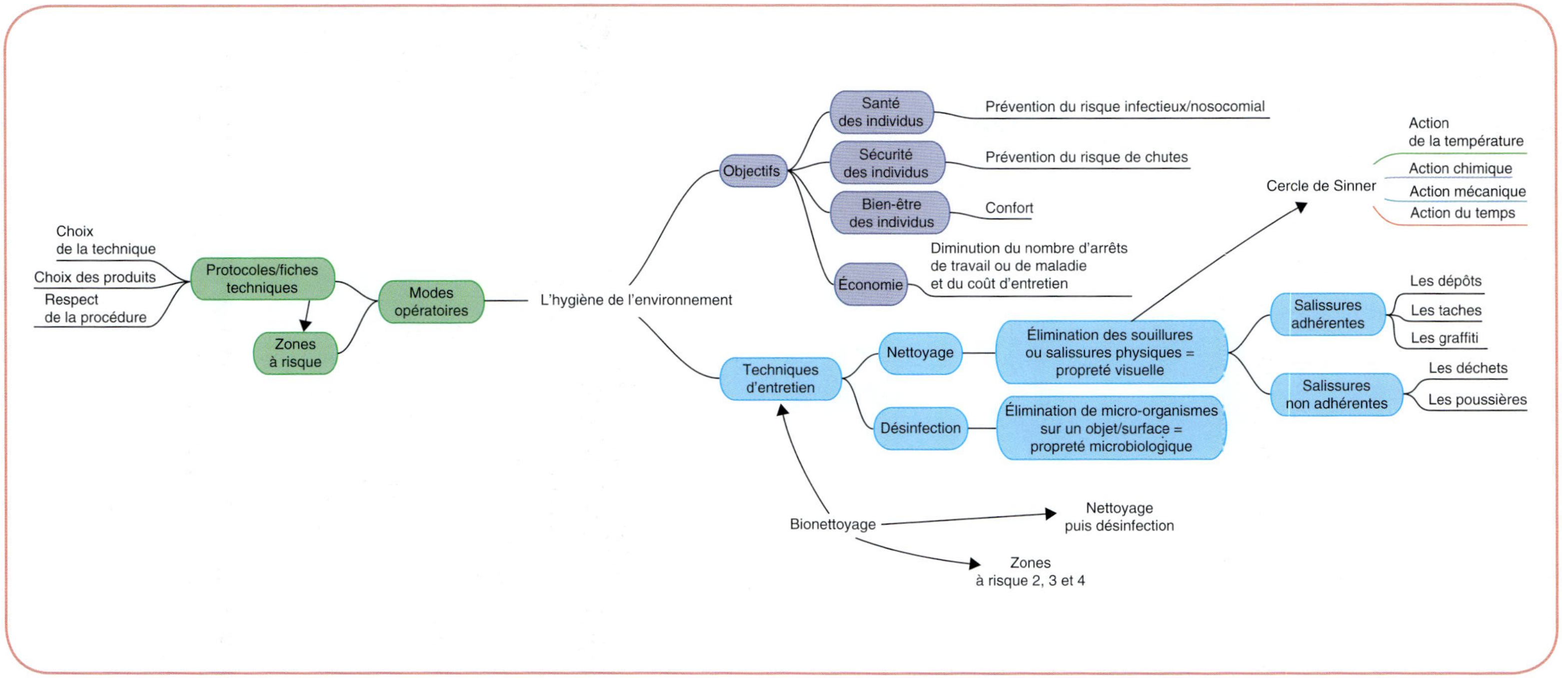

Figure 47.2 : **L'hygiène de l'environnement de la personne.**

FICHE 48

Entretien des locaux et des équipements

L'entretien des locaux en structure doit tenir compte de la notion de zones à risque (voir fiche 47).

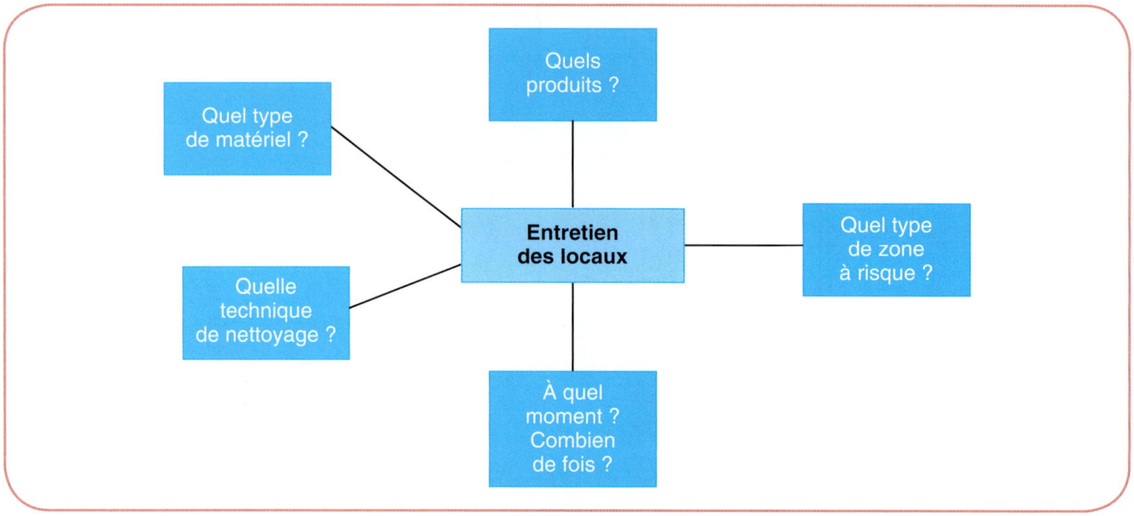

Figure 48.1 : **L'entretien des locaux.**

La méthode QQQOQCP est un outil qui permet de se poser les principales questions dans une situation donnée afin d'aider le professionnel à adapter ses actions.

Méthode QQQOCP	Justifications
Qui ?	Le professionnel qui réalise un entretien de nettoyage/bionettoyage
Quoi ?	Le type d'entretien : nettoyage, bionettoyage, etc.
Quand ?	La fréquence de l'entretien : quotidien, plusieurs fois par jour, etc.
Où ?	Lieu où doit se réaliser l'entretien : type de zones à risque
Comment ?	La manière de réaliser l'entretien : adapter la technique
Pourquoi ?	Objectif : hygiène de l'environnement de la personne et limiter la propagation des micro-organismes

Rôle professionnel

Critères	Actions
Hygiène	Se laver les mains avant et après la réalisation d'un nettoyage Changer régulièrement l'eau de rinçage et/ou la solution nettoyante
Sécurité	Mettre des gants (protection de la peau) Informer la personne si le sol est mouillé (prévention du risque de chute) Réinstaller l'environnement de la personne (meubles, sonnette, etc.) afin qu'elle conserve ses repères

Critères	Actions
Ergonomie	Respecter les postures : dos droit, genoux fléchis, etc., pour se baisser
Transmissions	Au niveau de la personne : sol mouillé, limiter les déplacements Au niveau de l'équipe : respect des protocoles de nettoyage/bionettoyage

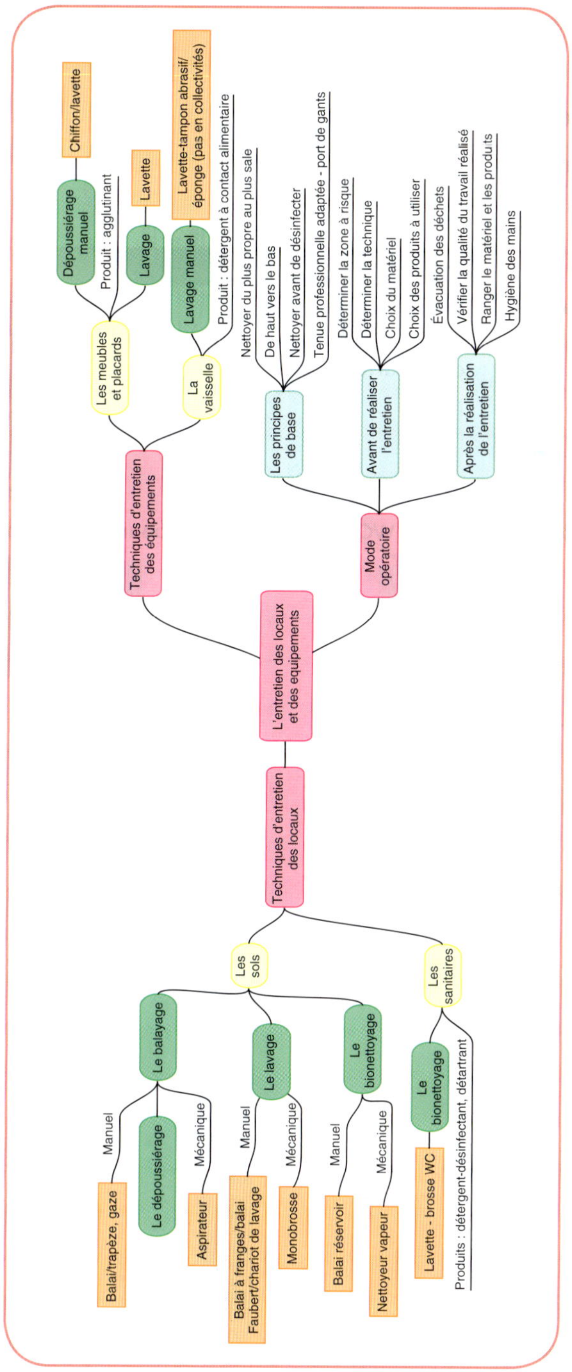

Figure 48.2 : L'entretien des locaux et des équipements.

FICHE 51

Les différents types de déchets

Il est essentiel de connaître et de reconnaître les différents types de déchets afin de réaliser un **tri sélectif** adapté. L'objectif est de respecter l'environnement et la sécurité des individus.

La gestion des déchets permet de définir le devenir du déchet et de choisir son type de valorisation.

Type de valorisation	Définition
Le recyclage	Valorisation d'une partie de matière après un tri sélectif Seuls les matériaux à base d'amiante sont interdits
Le compostage	Valorisation biologique des déchets verts permettant la formation d'un compost (terreau d'excellente qualité qui évite l'utilisation d'engrais)
L'incinération avec récupération d'énergie	Valorisation énergétique permettant la production de chaleur et/ou d'électricité Obligation de réaliser des contrôles de la pollution de l'eau et de l'air
La récupération	Valorisation par des pays aux exigences plus faibles que les pays occidentaux

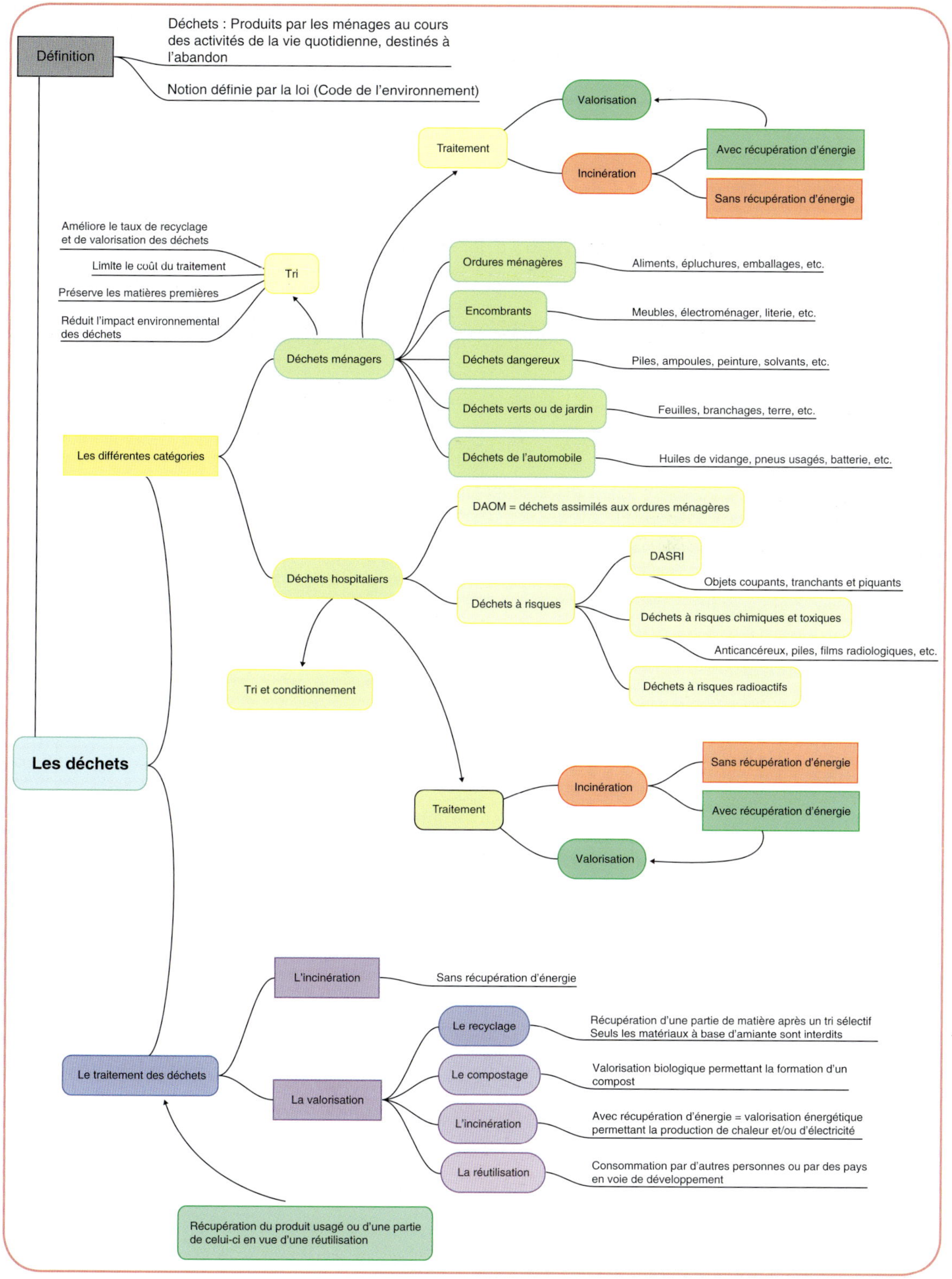

Figure 51.1 : Les différents types de déchets.

Nutrition-alimentation

Méthodologie des dossiers E13 et E33

PARTIE 4

FICHE 52

Épreuve E13 : le projet d'accompagnement

1 Présentation de l'épreuve

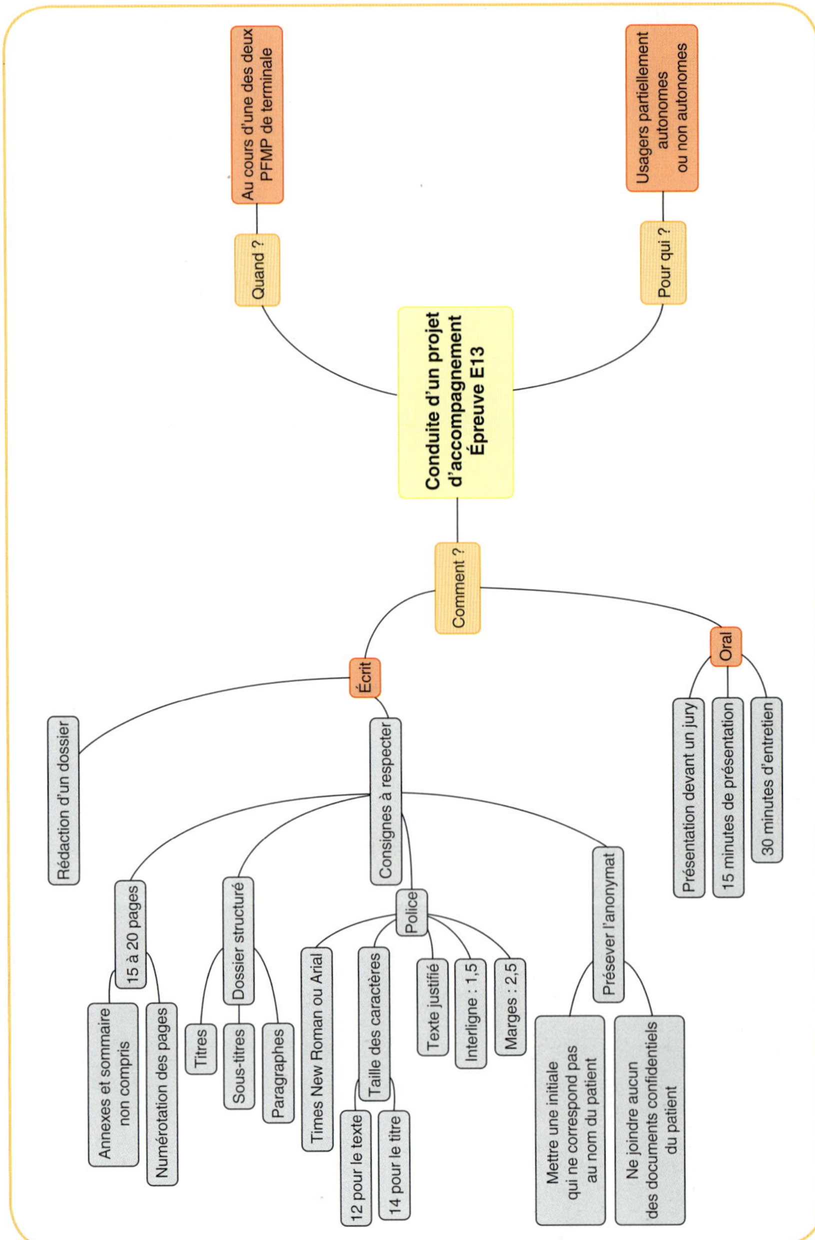

Figure 52.1 : Conduite d'un projet d'accompagnement.

2 Méthodologie : les différentes parties du dossier

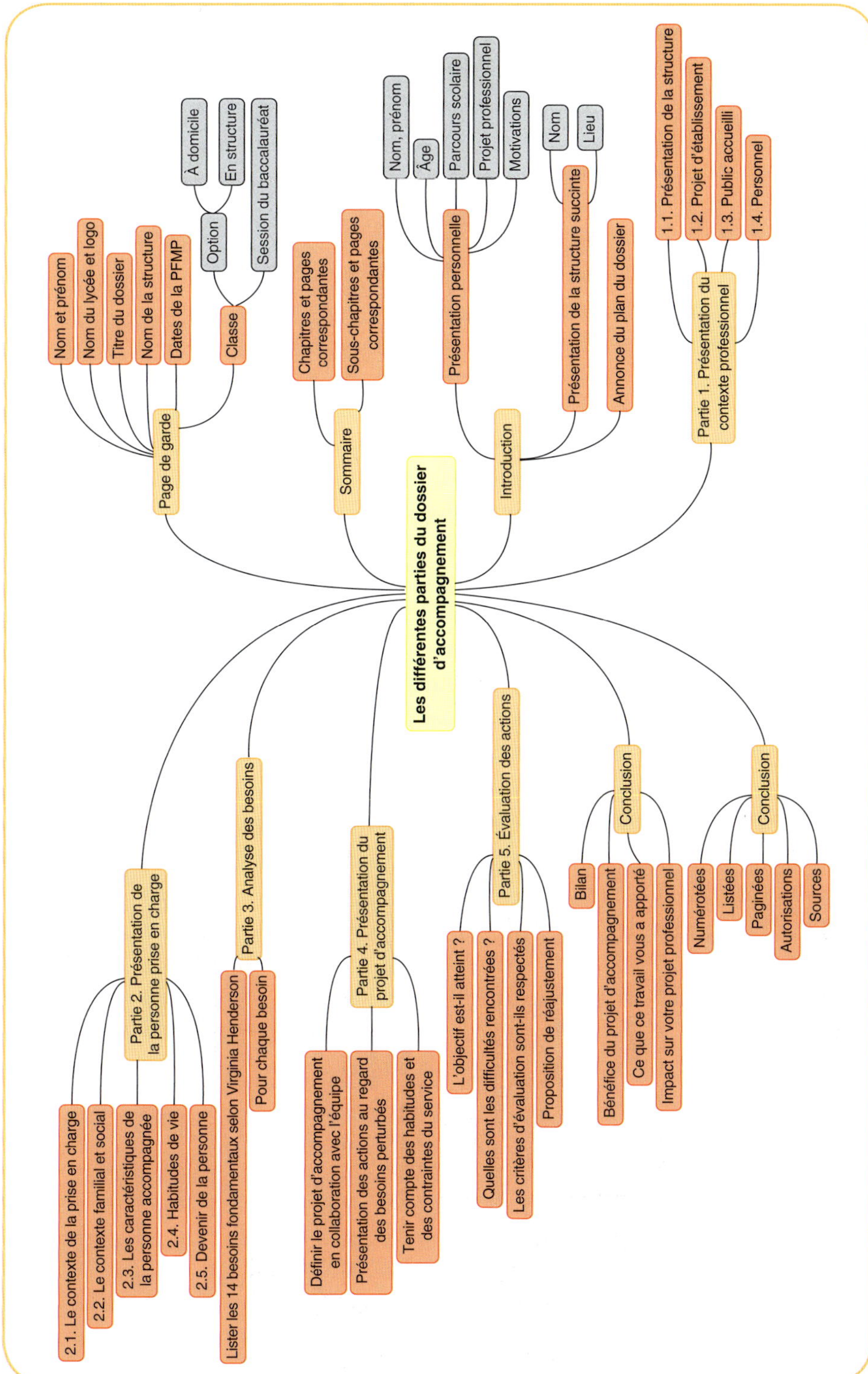

Figure 52.2 : Les différentes parties du dossier d'accompagnement.

Méthodologie

A – Contexte professionnel

Il est important de réaliser cette partie au cours de votre PFMP. Pour présenter la structure, vous vous appuyez sur vos observations, sur les documents du service, mais également sur des échanges avec les professionnels.

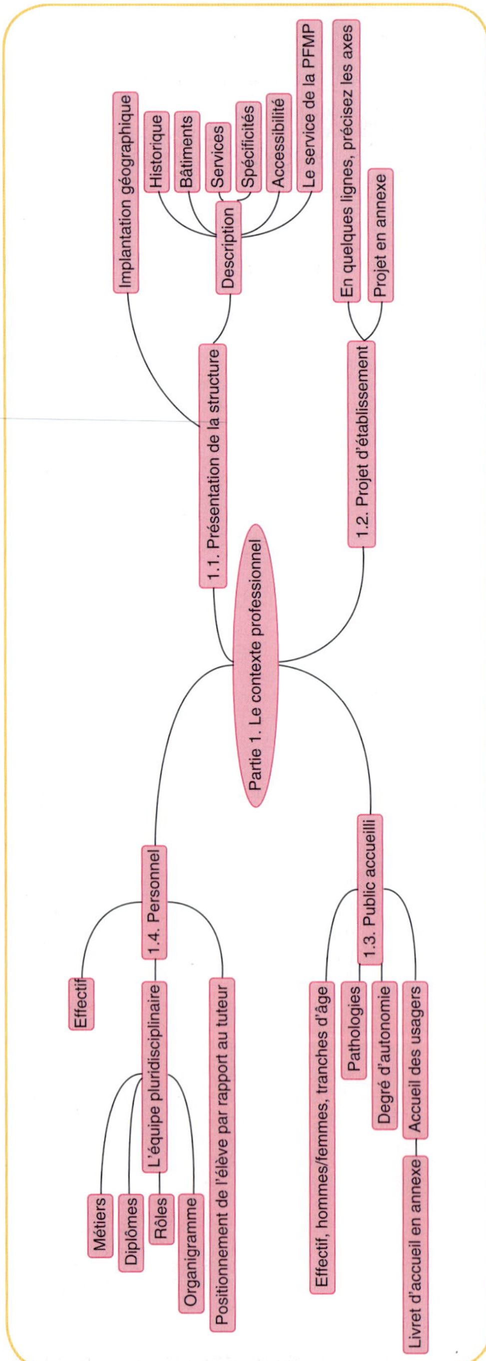

Figure 52.3 : Le contexte professionnel.

B – Personne accompagnée

Le choix de la personne accompagnée se fera en concertation avec votre tuteur de stage et les équipes. Il est important d'informer et d'avoir l'accord de la personne. Le recueil des données se fera sur la base de vos observations, d'entretiens avec l'équipe et le patient ainsi que des informations contenues dans le dossier personnel de la personne accompagnée.

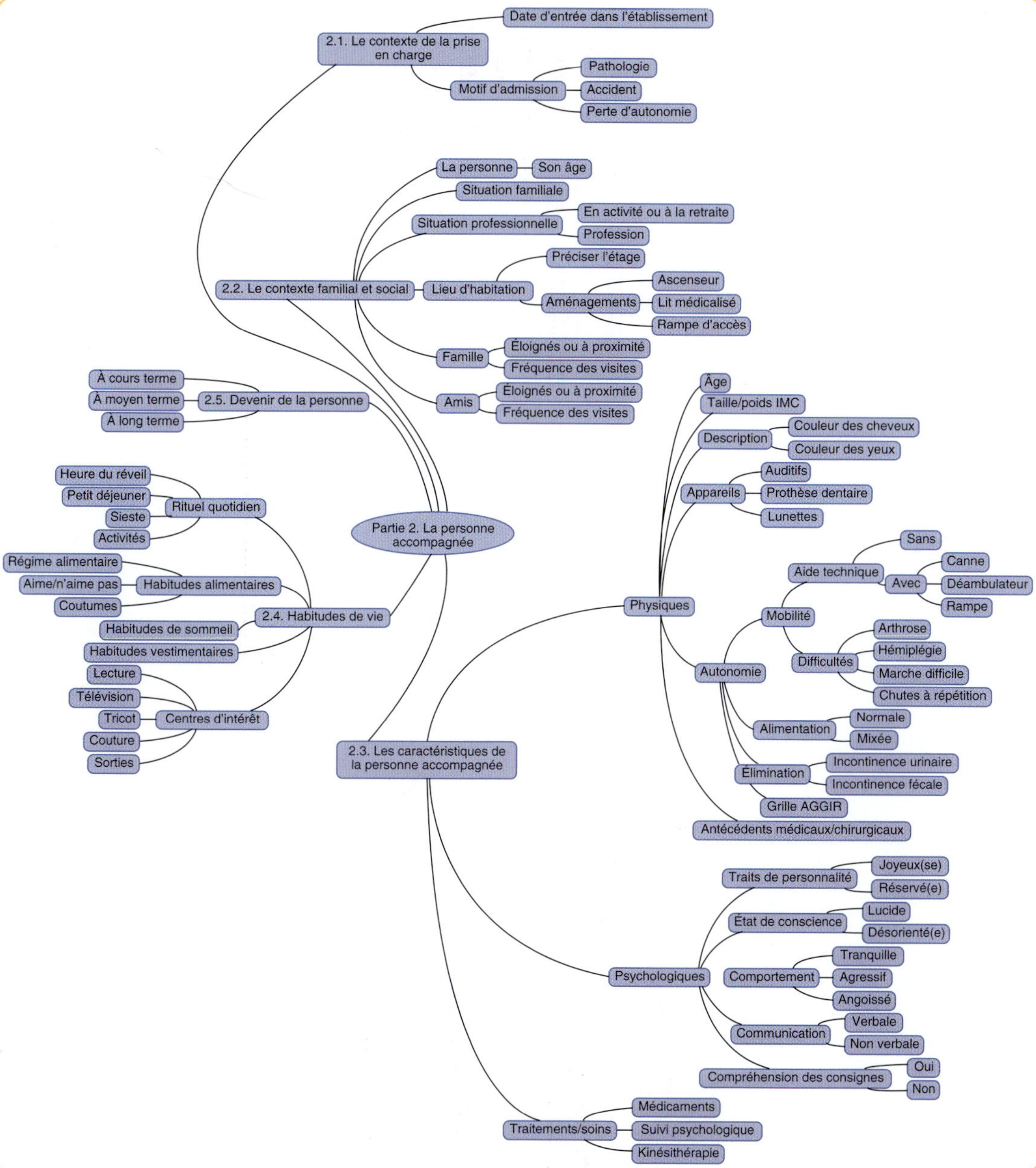

Figure 52.4 : **La personne accompagnée.**

C – Analyse des besoins et actions

Dans ces parties, vous devez lister les différents besoins fondamentaux de la personne accompagnée, identifier, hiérarchiser et justifier quels sont les besoins perturbés, et pour chacun d'entre eux proposer des actions adaptées et réalisables. Ce travail s'effectuera en concertation avec les équipes. Vous présenterez en détail une ou deux actions que vous avez réalisées et vous les évaluerez en vous appuyant sur les objectifs fixés et les différents critères d'évaluation.

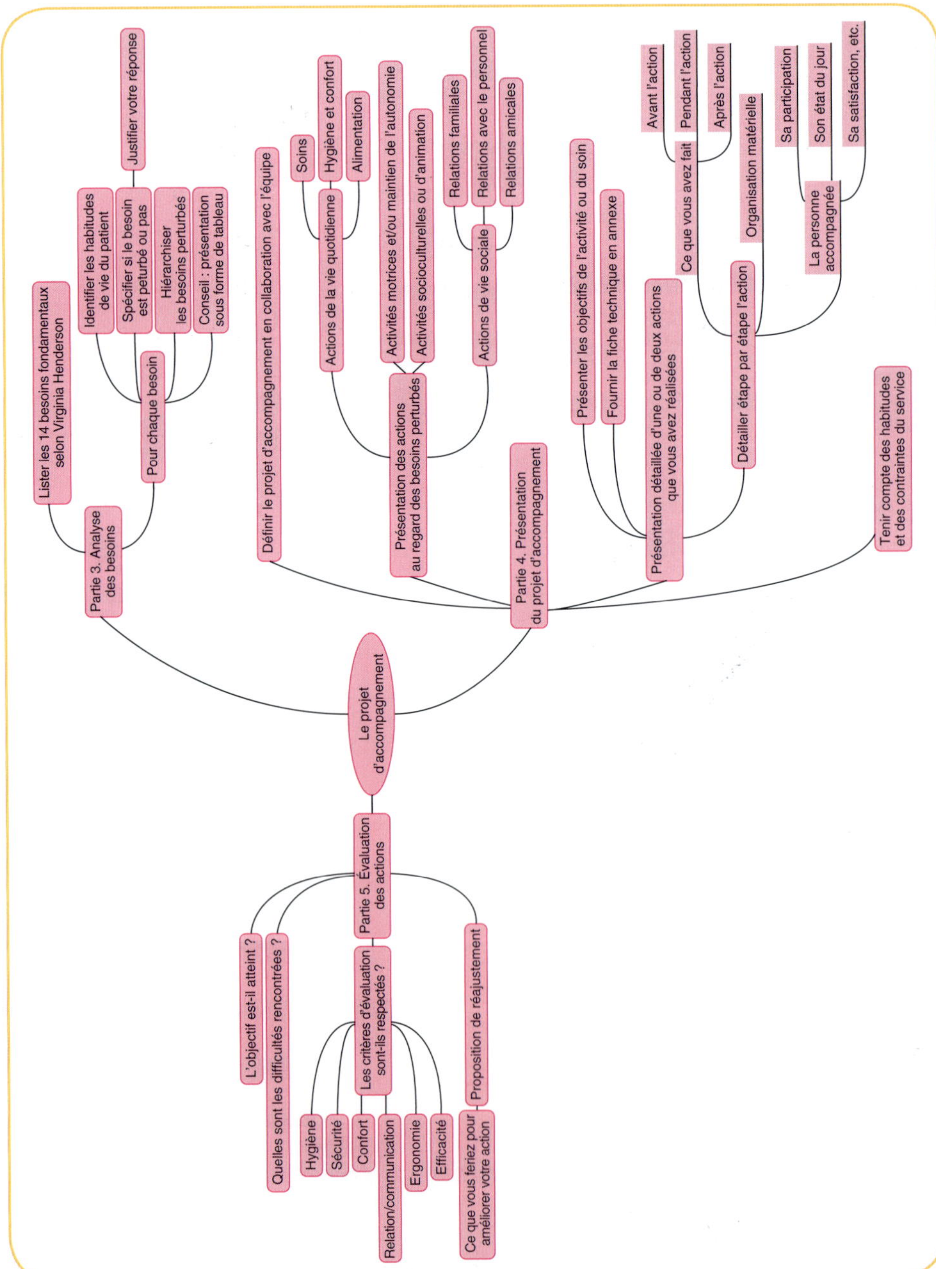

Figure 52.5 : **Présentation du projet d'accompagnement, analyse des besoins, évaluation des actions.**

3 Épreuve orale

Vous devrez présenter votre projet d'accompagnement devant un jury constitué de deux personnes : un enseignant et un professionnel. Cette présentation dure environ 15 minutes et est suivie d'un entretien de 30 minutes avec le jury.

Il est important de préparer cet oral :

- présenter un erratum : les fautes ou les oublis du travail à l'écrit sont mentionnés, ainsi que les pages correspondantes ;
- prévoir un plan (sous forme de PowerPoint par exemple) ;
- faire une synthèse de votre travail ;
- insister sur les points importants sur lesquels vous souhaitez revenir ;
- compléter si besoin si vous avez oublié une annexe.

Le jury a pris connaissance de votre écrit ; il est donc déconseillé d'en faire la lecture.

Soignez votre tenue, votre expression orale. Entraînez-vous pour ne pas lire votre support.

Le jury pourra également vous interroger sur des thématiques qui concernent votre dossier.

FICHE 53

Épreuve E33 : le projet d'éducation à la santé

1 Épreuve E33 : option « En structure »

A – Présentation de l'épreuve

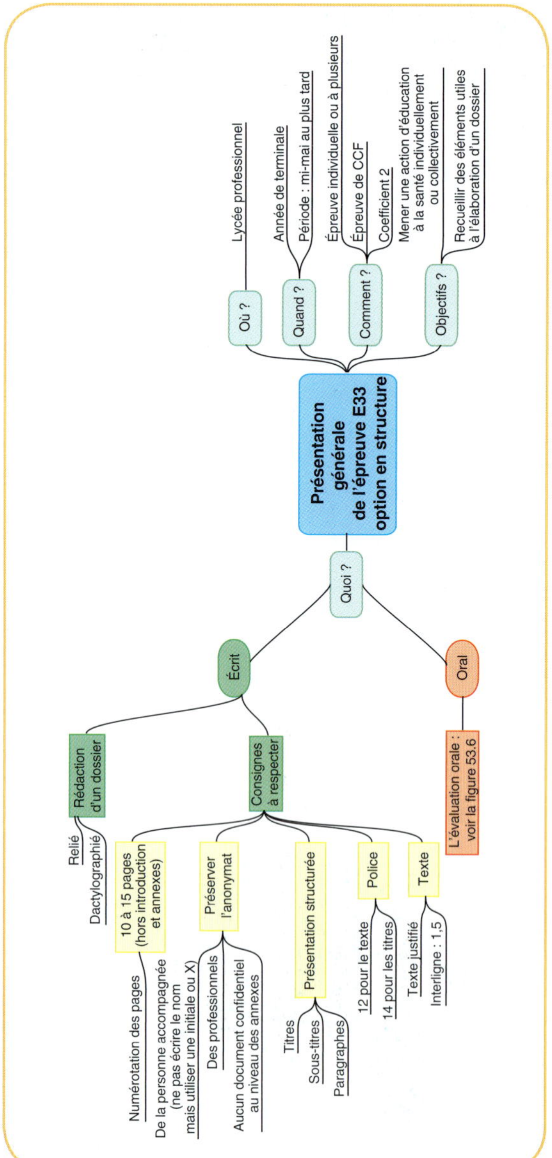

Figure 53.1 : Présentation générale de l'épreuve E33.

B – Méthodologie de projet d'éducation à la santé

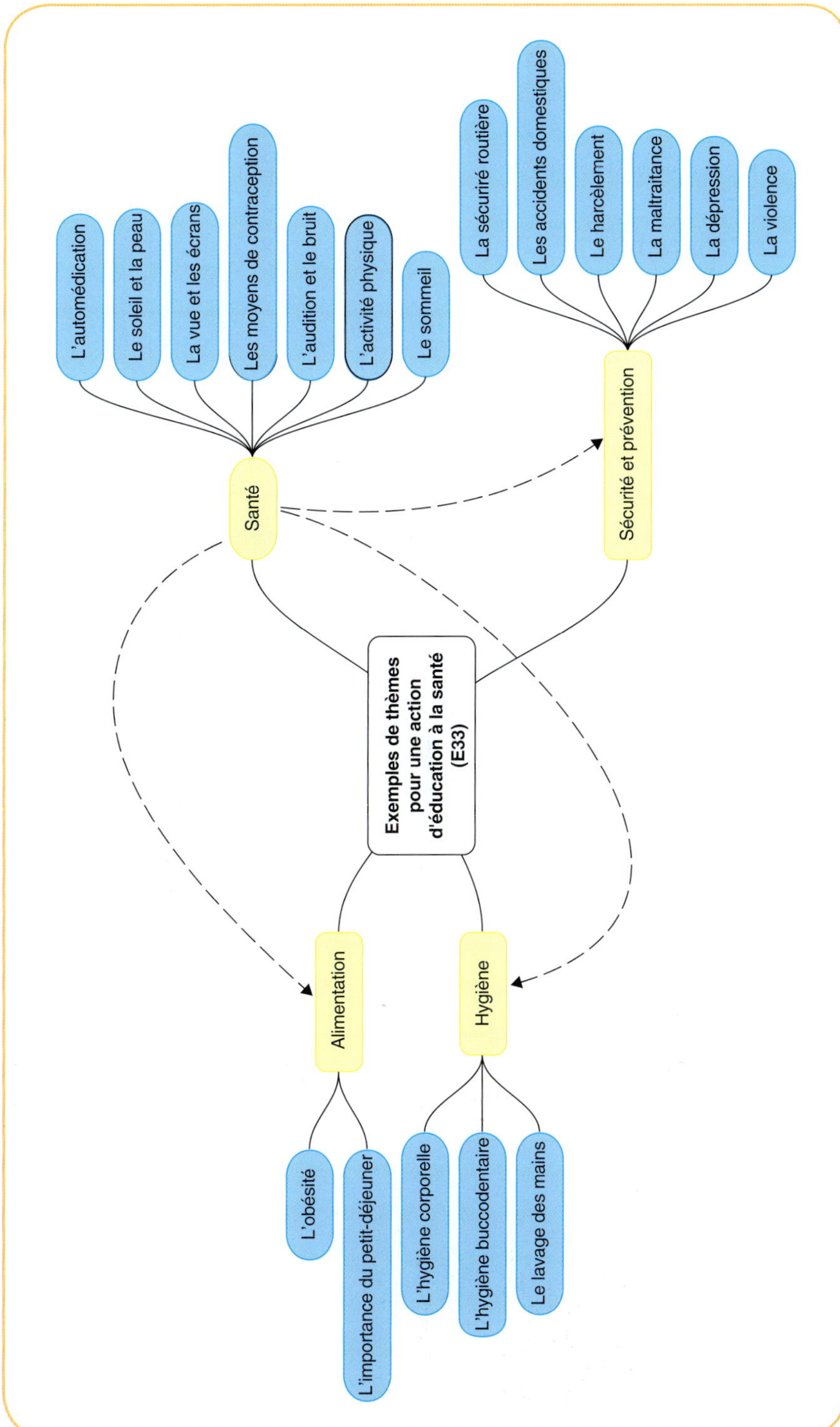

Figure 53.2 : Exemples de thèmes pour une action d'éducation à la santé.

Méthodologie

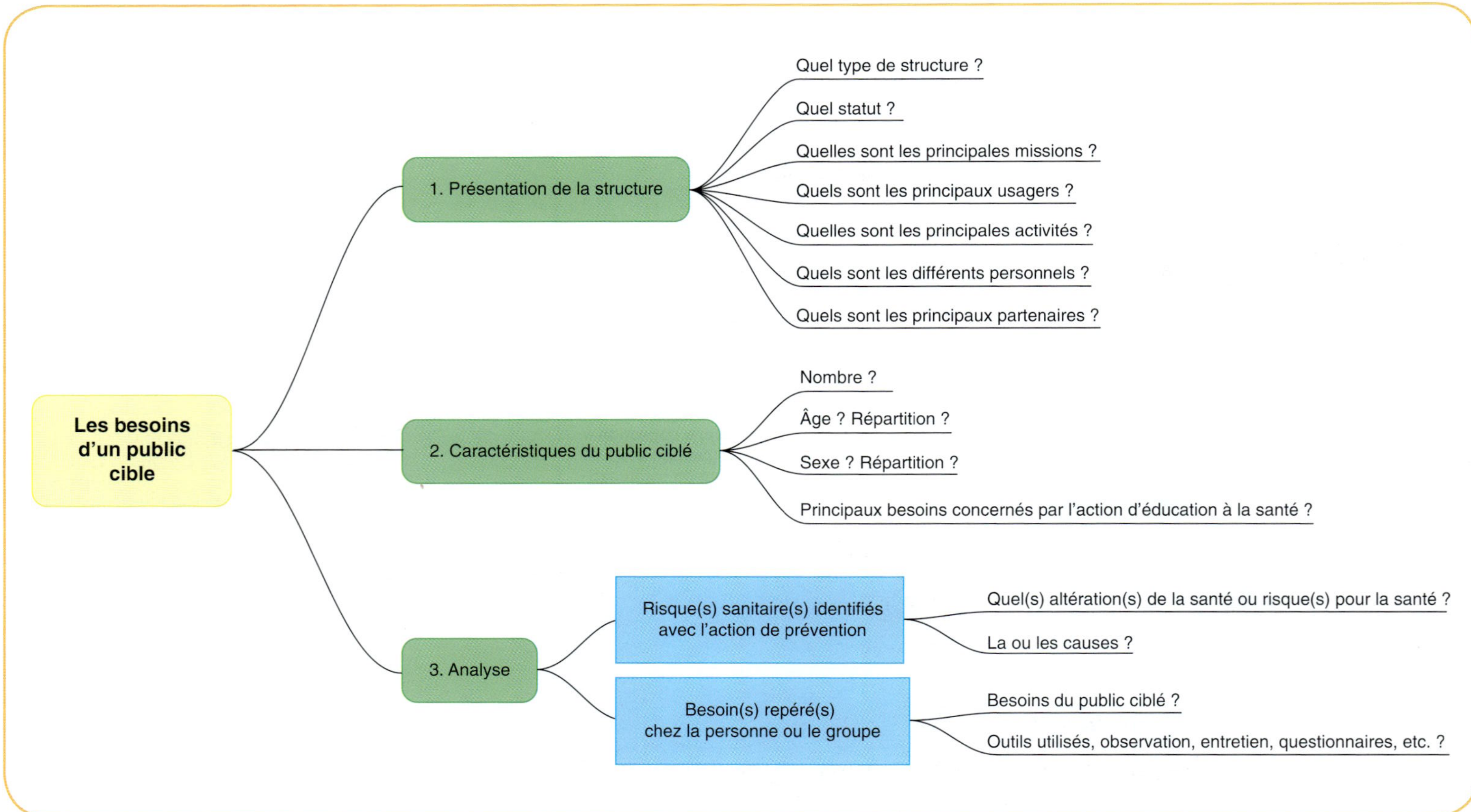

Figure 53.3 : Les besoins d'un public ciblé.

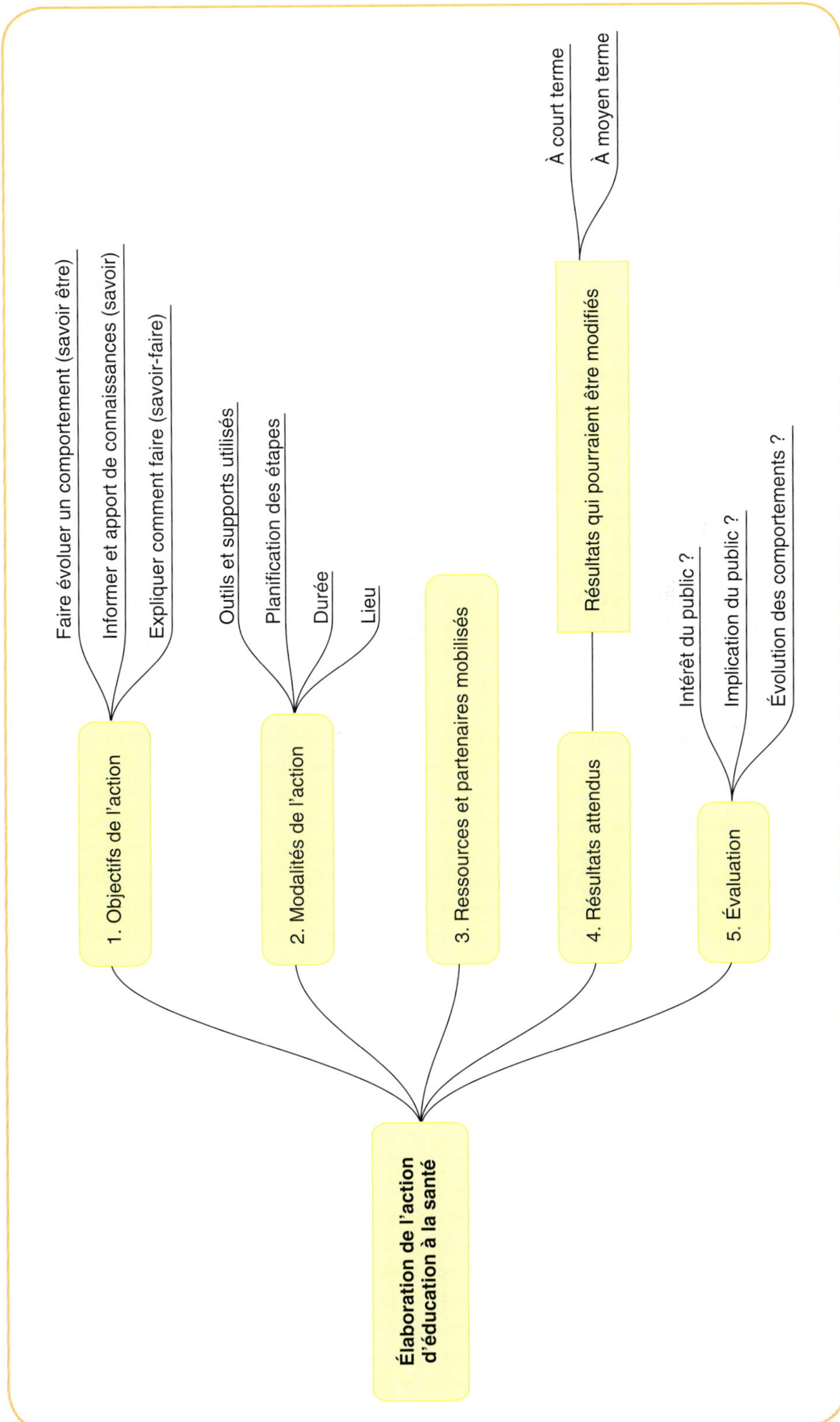

Figure 53.4 : Élaboration de l'action d'éducation à la santé.

C – Méthodologie du dossier

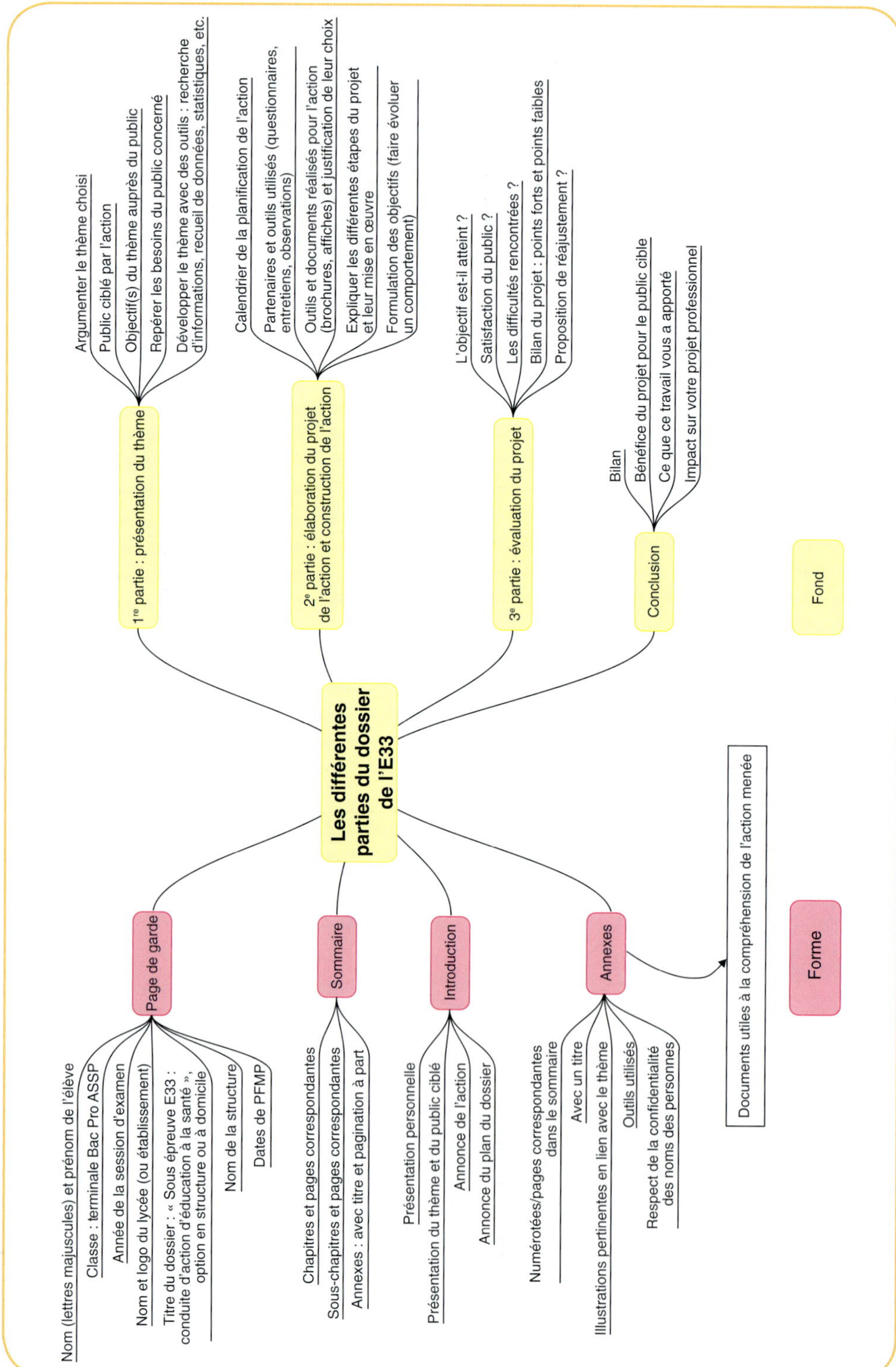

Figure 53.5 : Les différentes parties du dossier de L'E33.

D – Préparation à l'oral

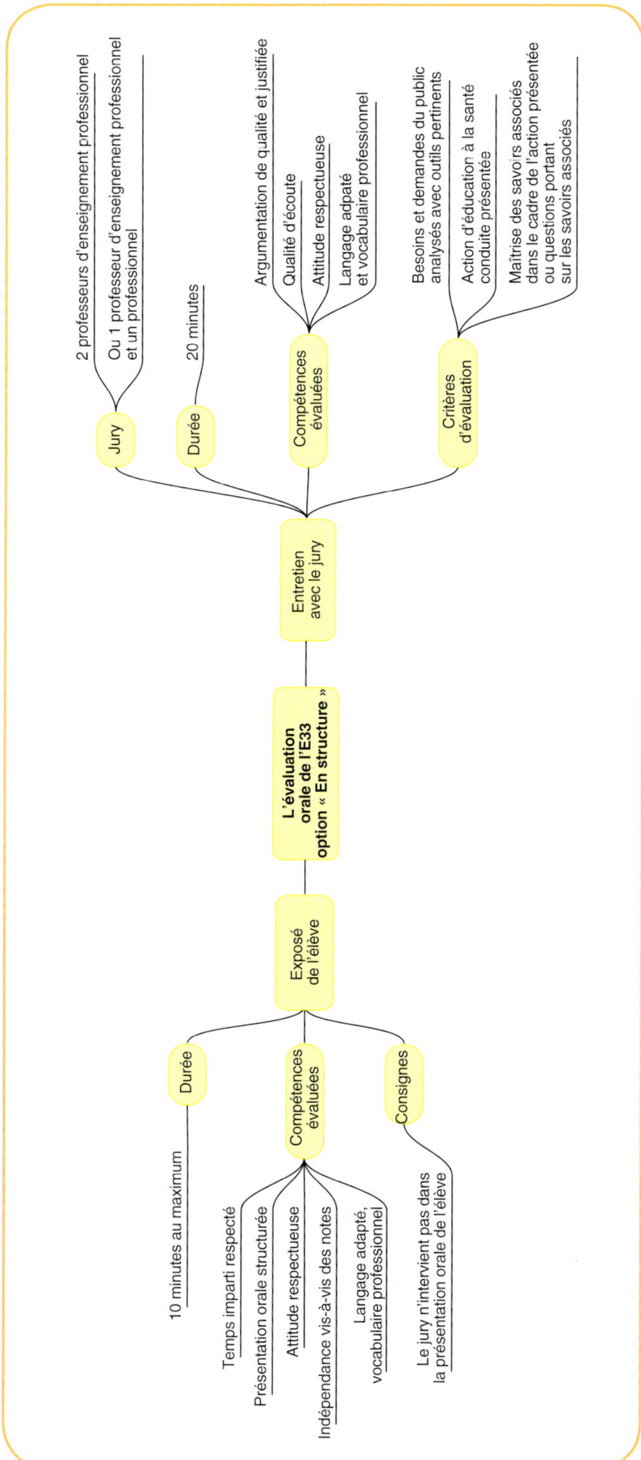

Figure 53.6 : L'évaluation orale de l'E33.

C – Préparation à l'oral

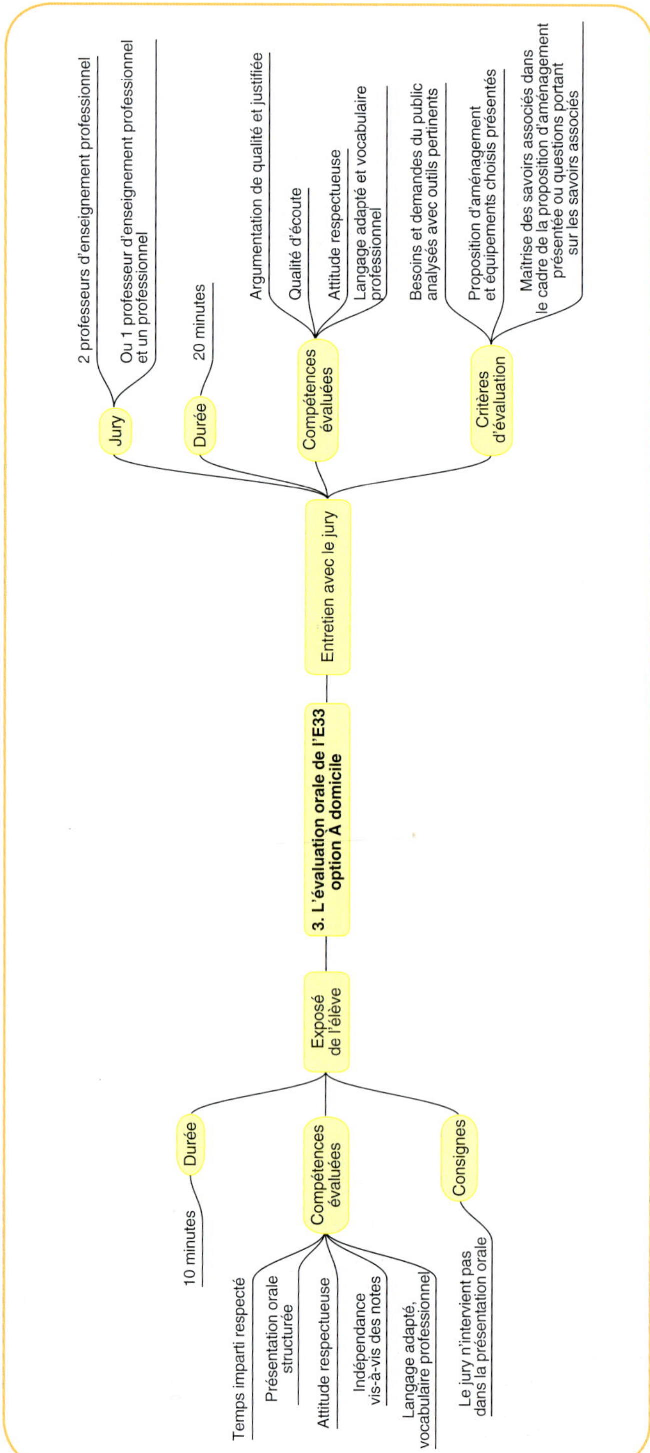

Figure 53.9 : L'évaluation orale de l'E33.

Préparation et entraînement à l'épreuve E2 : analyse de situation professionnelle

PARTIE

5

FICHE 54

L'épreuve E2

L'épreuve E2 est commune à l'option « à domicile » et « en structure ».

1 Présentation générale de l'épreuve

A – Le sujet

- Première page – les consignes sont rappelées :
  - le nombre de pages
    - du sujet ;
    - du dossier technique.
  - le nombre d'annexes à rendre avec la copie.
- Deuxième page :
  - brève présentation du contexte professionnel : les détails sont précisés sur le dossier technique ;
  - présentation de la situation professionnelle : en général, la situation de deux personnes est présentée.
- Pages suivantes : les questions correspondant à chaque situation.
- L'annexe correspond en général au schéma à annoter et à rendre avec la copie.

B – Dossier technique

- Première page : sommaire qui précise la pagination des différents documents.
- Les documents apportent des précisions sur :
  - le contexte professionnel ;
  - le recueil de données des personnes et des informations médicales les concernant ;
  - les informations concernant les protocoles des structures ;
  - des informations concernant les pathologies traitées dans la situation professionnelle ;
  - des informations complémentaires qui sont une aide pour la réponse aux questions :
    - en biologie microbiologie ;
    - en sciences médicosociales.

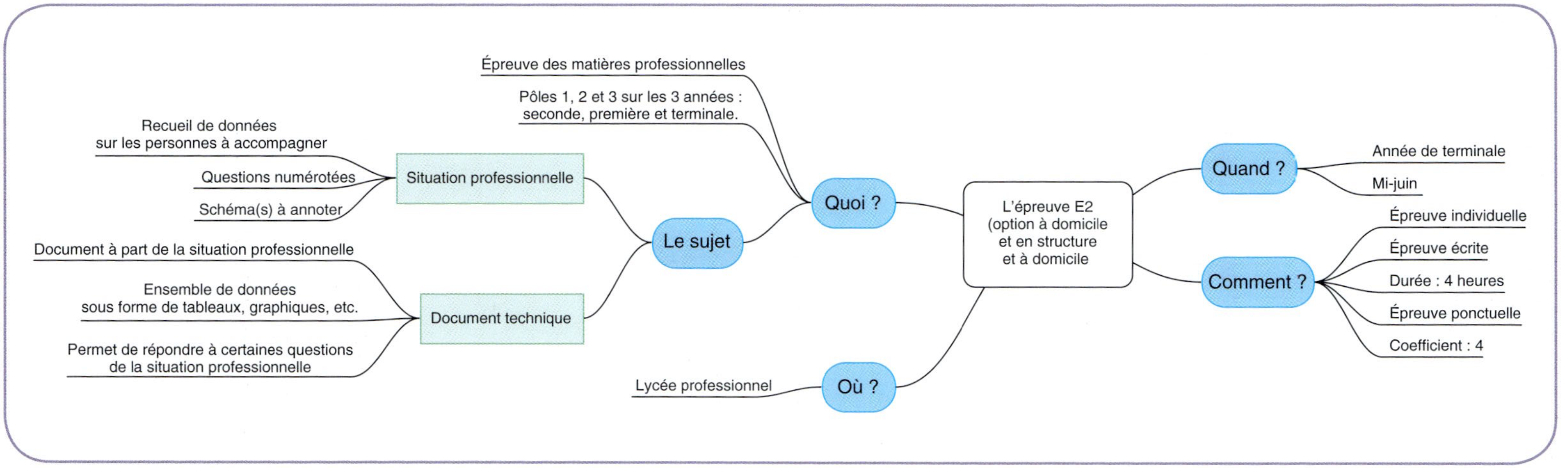

Figure 54.1 : **Présentation générale de l'épreuve E2.**

2 Consignes à respecter

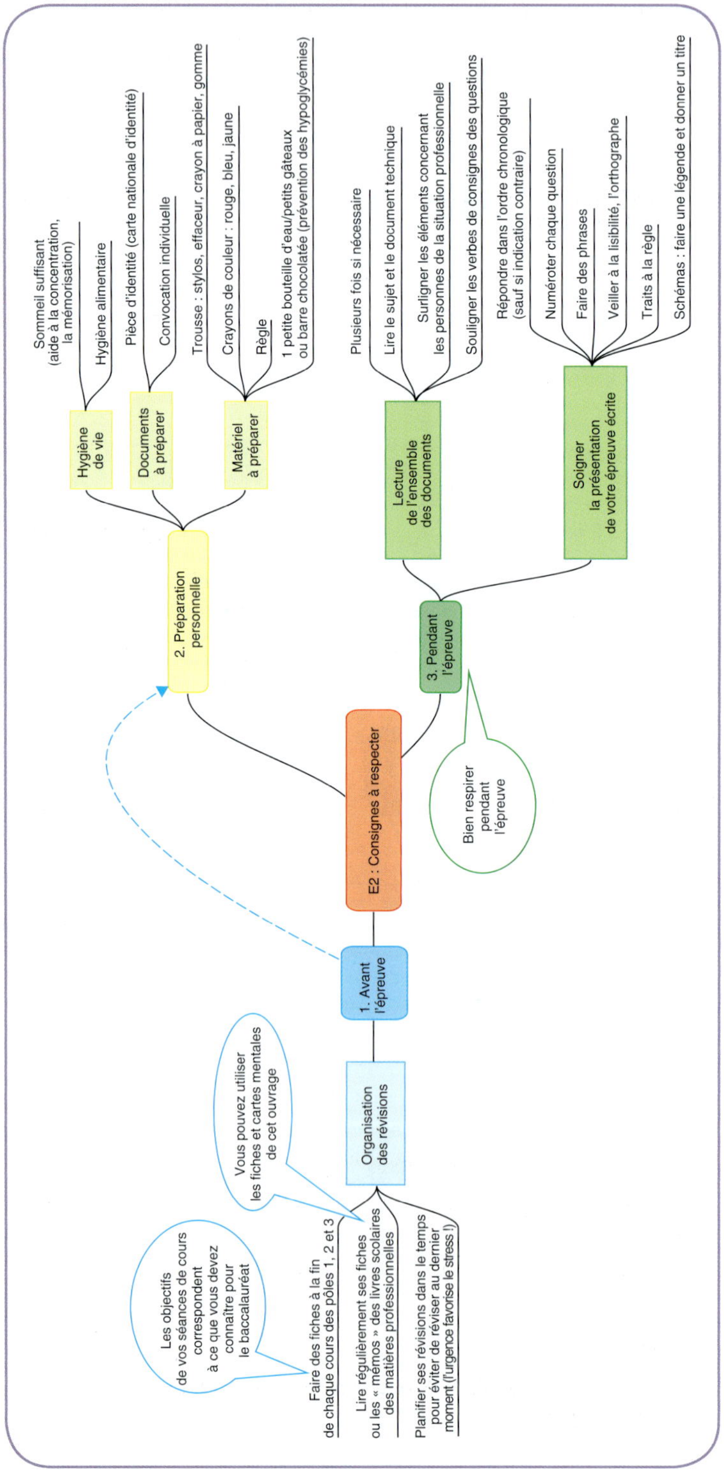

Figure 54.2 : Les consignes à respecter.

Entraînement

Dans cette partie, nous vous présentons des exemples de questions posées au baccalauréat les années précédentes. Nous les avons classées par pôle. Vous pouvez retrouver facilement les épreuves dans leur totalité sur internet avec les mots clés « E2 bac ASSP ».

1 Partie 1 : pôle 1

A – Extrait du Bac Pro ASSP : E2, Métropole, 2014

Dans cette épreuve, les situations de M. Martin, 72 ans, et de Mme Durand, 75 ans, résidents dans des établissements d'accueil gérés par le site associatif « Les jours heureux » sont évoquées.

M. Martin, hospitalisé dans un service de cardiologie pour un infarctus

1. Définir la pression artérielle et préciser les valeurs normales chez un adulte.
(Cette question est traitée dans la fiche 22 de cet ouvrage, figure 22.4.)

Réponse. Il s'agit de la pression du sang sur la paroi des artères. La normale pour un adulte correspond à 120 mmHg (millimètres de mercure) pour la pression systolique et 70 mmHg pour la pression artérielle diastolique.

2. Caractériser l'hypertension de M. Martin et indiquer le risque (en pourcentage) d'un accident cardiovasculaire.

Réponse. M. Martin, avant son hospitalisation, souffrait d'une hypertension sévère et il avait plus de 30 % de risque d'avoir un accident cardiovasculaire dans les 10 ans.

3. Indiquer si M. Martin est en situation de surpoids ou d'obésité et justifier la réponse.

Réponse. M. Martin a un IMC (indice de masse corporelle) à 32 ; il est en situation d'obésité car la valeur est supérieure à 30.

4. Repérer quatre facteurs pouvant être responsables de l'infarctus du myocarde de M. Martin et les justifier.

(Vous pouvez reprendre ici la figure 6.9.)

Réponse :

- le mode de vie :
  - tabagisme (il fume une dizaine de cigarettes depuis l'âge de 16 ans) ;
  - l'excès de graisse et de sucre (sa consommation de gâteaux, de confiseries et de plats en sauce) qui favorise l'hypercholestérolémie ;
  - l'excès d'alcool (il boit un à deux verres de vin à chaque repas).
- l'âge (il a 72 ans) ;
- le sexe (risque plus élevé chez l'homme) ;
- l'hypertension artérielle (il a une pression artérielle de 180/110 mmHg) supérieure à la moyenne qui est de 140/90 mmHg chez la personne âgée ;
- l'obésité : IMC > 30.

5. **Définir l'infarctus du myocarde et présenter les conséquences de cet infarctus sur les habitudes de vie de M. Martin.**

Réponse. Nécrose ischémique du muscle cardiaque qui correspond à la mort du tissu suite à une obstruction des artères qui irriguent le cœur. M. Martin devra adopter une bonne hygiène de vie (arrêt du tabac, éviter les excès d'alcool, avoir une activité physique régulière, une alimentation équilibrée et limiter le stress) ; il devra également prendre des médicaments à vie.

6. **Indiquer les voies possibles de pénétration de la bactérie responsable de l'infection dont est victime M. Martin.**

Réponse. Voies digestives, cutanées, respiratoires, urinaires.

7. **Définir une infection associée aux soins.**

Réponse. Infection contractée dans un établissement de santé, qui apparaît après un délai de 48 heures après l'admission ou dans un délai supérieur à la période d'incubation lorsque celle-ci est connue. Pour les infections du site opératoire, le délai est porté à 30 jours suivant l'intervention ; s'il y a mise en place d'une prothèse ou d'un implant, le délai est porté à un an.

8. **Schéma à rendre avec la copie.**

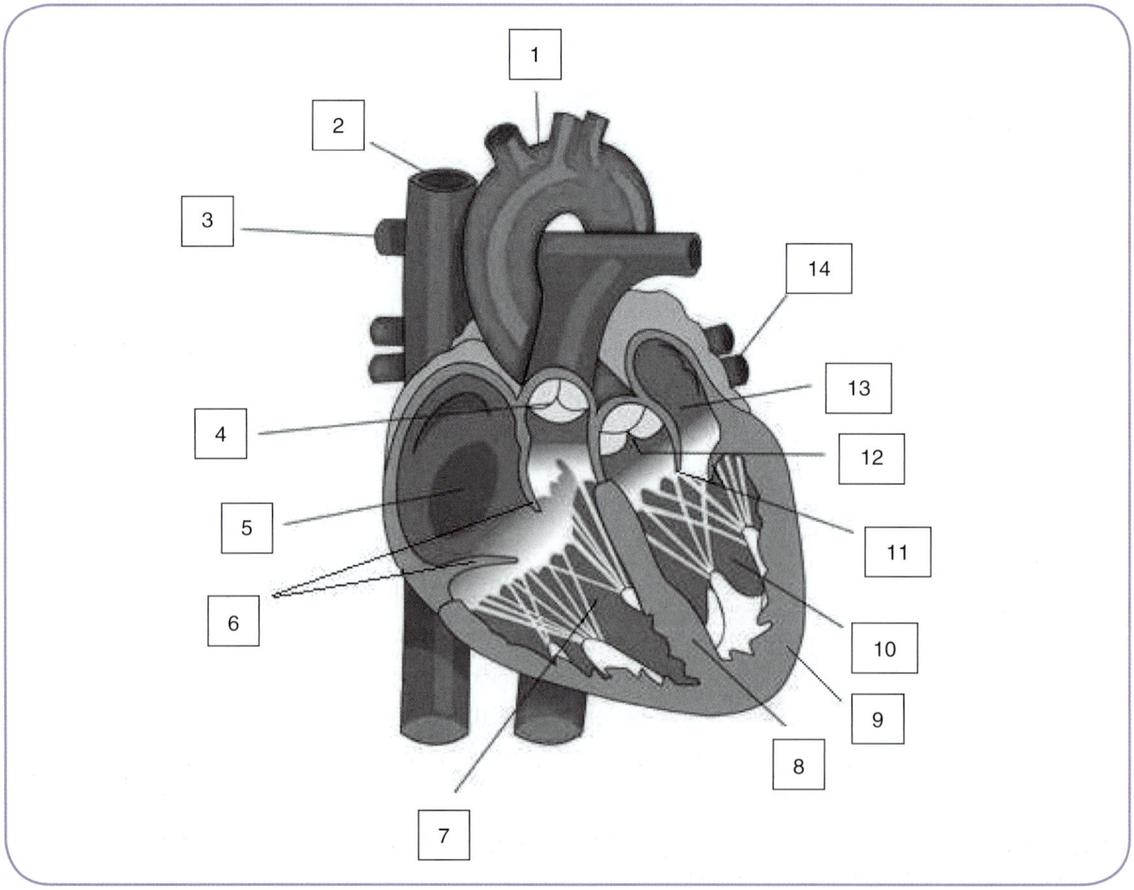

Figure 55.1

- 1 : Aorte
- 2 : Veine cave supérieure
- 3 : Artère pulmonaire
- 4 : Valvule pulmonaire
- 5 : Oreillette droite
- 6 : Valvule tricuspide
- 7 : Ventricule droit
- 8 : Septum ou paroi interventriculaire
- 9 : Myocarde
- 10 : Ventricule gauche
- 11 : Valvule mitrale
- 12 : Valvule aortique
- 13 : Oreillette gauche
- 14 : Veine pulmonaire gauche

Mme Durand, bénéficiant d'une aide à domicile

1. **Repérer quatre facteurs favorisant l'ostéoporose dans le cas de Mme Durand et les justifier.**

Réponse :

- Âge, vieillissement : elle a 75 ans
- Ménopause
- Carence en vitamine D
- Déficit en calcium
- Absence d'activité physique

2. **Définir l'ostéoporose.**

Réponse. Maladie du squelette caractérisée par une diminution de la densité osseuse et une altération de la micro-architecture des os.

3. **Énoncer les quatre signes cliniques qui ont permis le diagnostic de la cataracte.**

(Ici, vous faites à la fois appel à vos connaissances [voir fiche 11, figure 11.6] et aux éléments que vous retrouvez sur le sujet.)

Réponse :

- Baisse de la vision : elle ne voit plus très bien.
- Éblouissement : elle est éblouie par les lumières vives.
- Vision voilée : elle se plaint d'une sensation de vision voilée.
- Diminution de la perception des couleurs : elle ne peut plus percevoir correctement les couleurs.

4. **Justifier l'intervention chirurgicale de la cataracte que subit Mme Durand.**

Réponse. Cette intervention consiste à remplacer le cristallin opaque par une lentille transparente pour permettre une restitution de la vision quasi normale.

5. **Nommer une autre pathologie de l'œil liée au vieillissement.**

Réponse. La presbytie et la dégénérescence maculaire liée à l'âge.

B – Extrait du Bac Pro ASSP : E2, métropole, 2015

Dans cette épreuve, le contexte professionnel se situe à l'EHPAD « Les groseilles ». Les situations de deux résidents, Mme Albertine, 88 ans, et M. Page, 75 ans, sont évoquées.

Mme Albertine

1. Définir la pathologie Alzheimer. (Cette maladie a été traitée dans la fiche 10, figure 10.9.)

Réponse. Affection neurodégénérative du cerveau qui entraîne la disparition progressive des neurones.

2. Repérer les signes cliniques de la maladie d'Alzheimer chez Mme Albertine. En déduire les conséquences pour elle. (Ces éléments se retrouvent dans le recueil de données de Mme Albertine dans le dossier technique.)

Réponse. Mme Albertine présente :

- des troubles cognitifs (désorientation temporospatiale, ne reconnaît pas ses proches, perte d'identification des objets de la vie quotidienne) ;
- des troubles de la communication (communique peu) ;
- une modification de comportement (déambulation nocturne, repli sur soi) ;
- des troubles de l'humeur (pleure souvent, état dépressif).

3. Indiquer l'attitude professionnelle adaptée au regard de trois comportements caractéristiques de cette maladie.

Réponse

a. Pour les troubles cognitifs, notamment les troubles de la mémoire : donner des repères, établir des rituels (même heure pour le coucher), placer les objets au même endroit.

b. Pour la modification du comportement :

- apathie : stimulation de la personne pour qu'elle participe à ses soins quotidiens et à des activités ;
- déambulation : sécuriser l'espace, l'accompagner pour des promenades ;
- agitation : proposer un environnement calme et rassurant, attitude bienveillante et rassurante ;
- agressivité : rester calme, être à l'écoute pour comprendre la demande.

c. Pour les troubles de l'humeur : attitude d'écoute et de relation d'aide, prévenir le risque de syndrome de glissement.

4. Spécifier les causes possibles d'apparition de l'incontinence urinaire chez Mme Albertine.

Réponse :

- le vieillissement des sphincters ;
- la maladie neurologique ;
- les facteurs de vie : accouchement, ménopause ;
- la non-stimulation par pose systématique de la protection.

5. Annoter les éléments anatomiques de l'appareil excréteur.

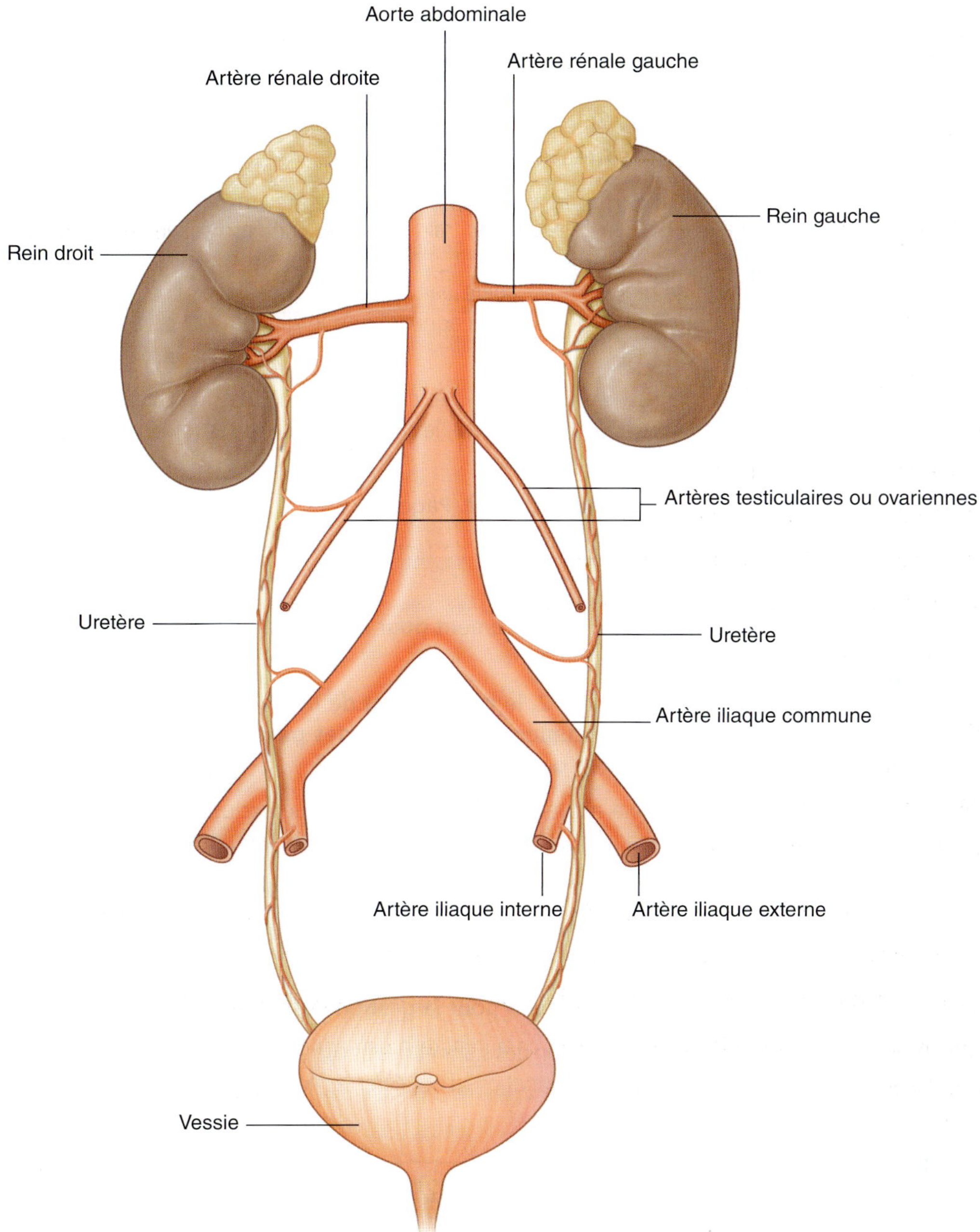

Figure 55.2

M. Page

1. Définir le diabète et différencier le diabète de type 1 et celui de type 2.

Réponse. Le diabète est une maladie métabolique caractérisée par une hyperglycémie chronique. Dans le diabète de type 1, la maladie apparaît chez l'enfant ou le jeune adulte : l'organisme ne reconnaît plus les cellules bêta des îlots de Langerhans et les détruit (maladie auto-immune) ; dans le diabète de type 2, la maladie apparaît après 40 ans, la quantité d'insuline sécrétée par le pancréas est inférieure à la normale (insulinopénie), et/ou les organes cibles résistent à l'action de l'insuline (insulinorésistance).

2. Indiquer la valeur normale de la glycémie à jeun et expliquer le mécanisme de régulation.

Réponse. Valeur normale de 3,3 à 6,1 mmol/l (0,6 et 1,1 g/l de sang).

- Lorsque la glycémie est faible, le glucagon est libéré par les cellules alphas des îlots de Langerhans du pancréas. Le glycogène est dégradé dans le foie (glycognénolyse), le glucose est produit et la glycémie augmente.
- Lorsque la glycémie est élevée, l'insuline est libérée par les cellules bêta des îlots de Langerhans, le glucose est absorbé par les cellules cibles (foie, muscles, graisses), le sucre est stocké sous forme de glycogène dans le foie (glycogenèse), la glycémie diminue.

3. Indiquer les facteurs favorisant le diabète chez M. Page.

Réponse. Dans cette situation, il s'agit essentiellement de facteurs environnementaux. M. Page est obèse, sédentaire et grignote des aliments hypercaloriques.

4. Préciser les conditions de délivrance du médicament pour le diabète de M. Page et le moment de prise de ce médicament.

(Sur le dossier technique, dans le document 2, le médicament de M. Page est précisé ; il s'agit de la metformine, un antidiabétique. Sur le document 8, vous avez des précisions sur ce médicament : il est sur prescription médicale et le moment de la prise est indiqué.)

Réponse. La délivrance de la metformine est réglementée ; elle s'effectue exclusivement en pharmacie sur prescription médicale (ordonnance du médecin). La prise s'effectuera au milieu du repas.

5. Justifier les points de vigilance à porter lors de la toilette de M. Page du fait de sa pathologie.

Réponse. Une attention particulière sera portée à la surveillance de l'état cutané en général et surtout à ses pieds. Il y a un risque d'infection, d'ulcération et la cicatrisation est difficile.

6. Indiquer les intérêts de supports informatisés pour la gestion des soins et des transmissions.

Réponse. Les supports informatisés pour la gestion des soins et des transmissions permettent d'assurer la continuité des soins. Ils permettent de centraliser l'information, d'accélérer les échanges de l'équipe pluridisciplinaire et d'établir des statistiques.

C – Extrait du Bac Pro ASSP : E2, Métropole, 2017

Dans la structure multi-accueil « La farandole », Julien Baudon, 6 mois et demi, allergique aux protéines de vache, et ayant des antécédents d'érythème fessier.

1. Annoter le schéma de la peau et encadrer sur le schéma le nom des éléments responsables de la perception de la douleur.

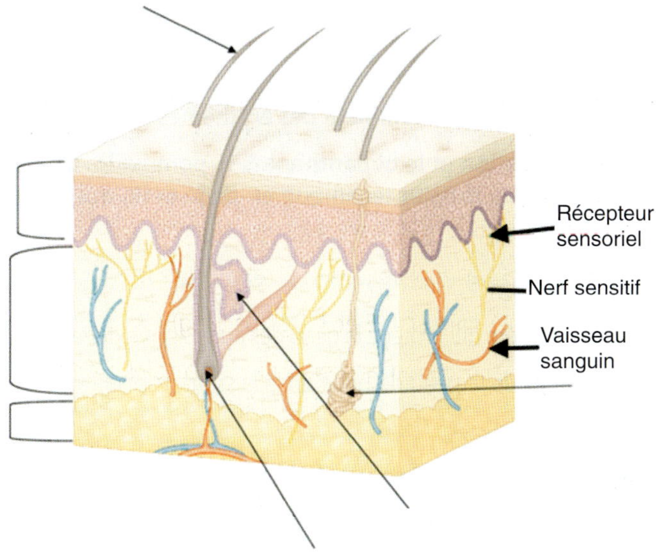

Fig. 55.3A

Réponse

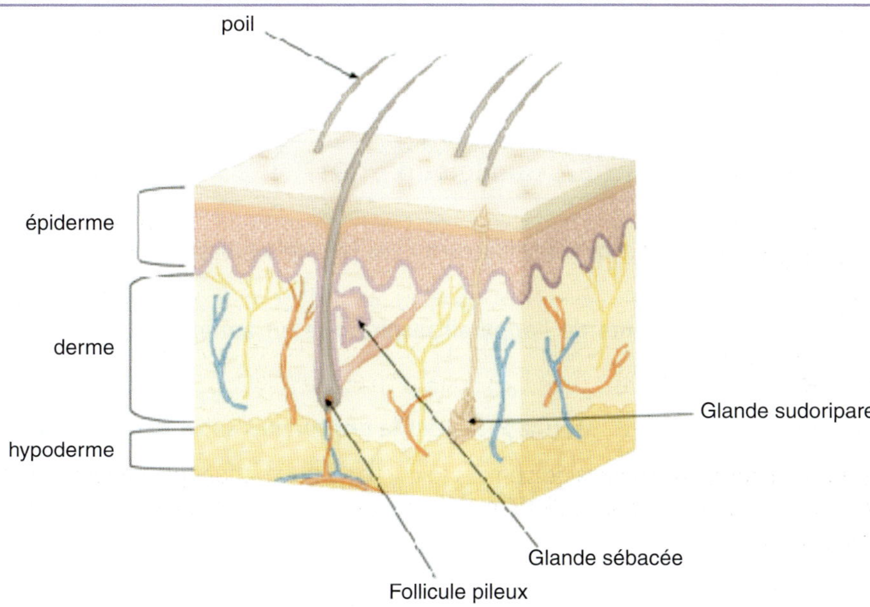

Fig. 55.3B

Les éléments à encadrer **sont nerf sensitif et récepteur sensoriel** (pour la douleur : nocicepteur).

2. Définir l'érythème fessier est identifier les facteurs favorisant dans le cas de julien. (Nous avons abordé cette question dans la partie 1 fiche 4.)

Réponse. Dermite (inflammation du derme) du siège du nourrisson qui est rouge (plaques luisantes) et douloureux. Dans le cas de Julien, les facteurs favorisant sont l'acidité des selles due à la diarrhée, la poussée dentaire et le changement d'alimentation.

3. Énoncer les propriétés du produit de traitement des érythèmes et justifier ses modalités d'utilisation.

Le produit utilisé dans cette situation et le bépanthène 5 % pommade. On peut trouver des éléments de réponse dans le document 5 du dossier technique en page 6/10, qui présente la notice.

Réponse

- apaise dès la première application ;
- forme immédiatement une barrière qui protège la peau des agressions extérieures (urines, selles, frottements) ;
- favorise la réparation naturelle de la peau de bébé en la laissant respirer.

Les éléments de justification :

- appliquez sur les fesses propres et sèches pour éviter la macération ;
- masser légèrement pour éviter la douleur ;
- appliquer dès les premiers signes pour éviter l'aggravation.

4. Définir l'allergie de Julien

Réponse. Nous avons vu dans la partie 1 fiche 17 que : L'allergie est une hypersensibilité de l'organisme à des substances présentes dans l'environnement, les allergènes. Suite à un contact, une inhalation ou une ingestion, le système réagit de manière inadaptée par une réaction allergique. Dans le cas de Julien c'est un allergène alimentaire et il s'agit d'une réponse anormale exagérée du système immunitaire aux protéines de lait de vache.

D – Extrait du Bac Pro ASSP : E2, Guadeloupe, 2017

Au cours d'une activité de motricité dans le Multi accueil « Les Farfadets », Basile, trois ans, asthmatique, présente des difficultés à respirer.

1. Après avoir complété le schéma de l'appareil respiratoire en annexe, expliquer le mécanisme d'apparition de l'asthme.

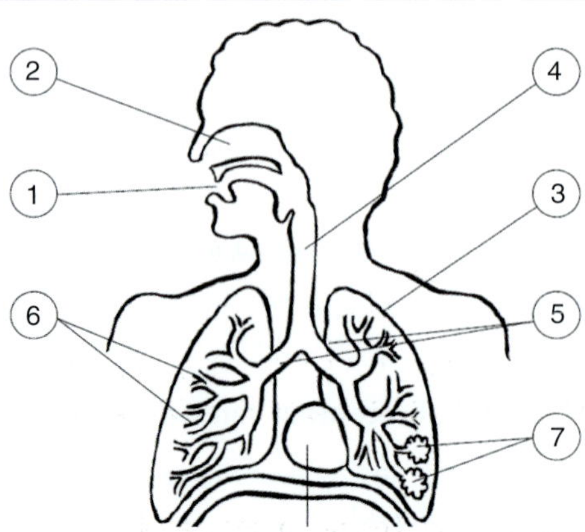

Fig. 55-3C

Réponse

- 1. bouche
- 2. fosses nasales
- 3. poumon
- 4. trachée
- 5. bronche
- 6. bronchiol
- 7. alvéoles pulmonaire

Nous avons abordé cette maladie dans partie 1, fiche 7, et vous avez des éléments de réponse pour expliquer les mécanismes d'apparition dans le document 5 du dossier technique.

Les muscles qui entourent les bronches se contractent, la muqueuse bronchique est irritée et produit plus de sécrétions, le diamètre des bronchioles diminue et le passage de l'air est réduit.

2. Énoncer les signes cliniques de l'asthme.

Réponse. Difficulté à respirer, respiration sifflante, toux sèche, sensation d'étouffement.

3. Indiquer la forme galénique et la voie d'administration du médicament prescrit à Basile. Justifier l'utilisation de ce produit. (Des éléments de réponse à cette question se trouvent dans le document 6 du dossier technique et dans la partie1 fiche 20 de cet ouvrage.)

Réponse.

- La forme galénique : C'est un aérosol.
- La voie d'administration : voie respiratoire.

Justification : la ventoine est un bronchodilatateur qui permet la dilatation des bronches pour faciliter le passage de l'air.

2 Partie 2 : pôle 2

A – Extrait du Bac Pro ASSP : E2, Métropole, 2014

Une première partie de questions traite du projet de l'association « Les jours heureux » qui s'appuie sur la bientraitance.

1. Définir le concept de bientraitance et énoncer les principes de la bientraitance.

(Vous faites appel à vos connaissances : voir fiche 29.)

Réponse. C'est une démarche globale dans la prise en charge d'un patient ou d'un usager qui vise à promouvoir le respect de ses droits et de ses libertés et à prévenir la maltraitance.

Les principes :

- le respect de la personne : son histoire, sa dignité, sa singularité ;
- la valorisation de son expression : participe aux décisions le concernant ;

- un savoir être professionnel : éthique, posture professionnelle, un questionnement individuel et collectif, une formation continue ;
- une démarche personnalisée et adaptée : projet d'accompagnement.

2. Expliquer comment le site associatif « Les jours heureux » assure la promotion de la bientraitance.

Ces éléments se retrouvent dans le document 1 du dossier technique : « S'appuyant sur le plan "Développement de la bientraitance et renforcement de la lutte contre la maltraitance" du 14 mars 2007, ce site s'est engagé dans une démarche qualité intitulée "Développer la bientraitance au quotidien" au travers notamment de la mise en place de bonnes pratiques et d'outils internes. Cette démarche doit sensibiliser les usagers de ses services, ses salariés et ses partenaires au respect d'une culture commune de bientraitance ainsi que les bénévoles qui interviennent ponctuellement au sein du site "Les jours heureux". Dans ce cadre, un livret de bientraitance a été diffusé à l'ensemble des structures et services du site. »

Réponse. Pour promouvoir la bientraitance, le site diffuse un livret avec :

- un guide des bonnes pratiques ;
- une charte ;
- un livret d'accueil.

3. Définir la maltraitance et présenter sous forme de tableau trois types de maltraitance.

Réponse. (Vous faites appel à vos connaissances : voir figure 29.10.) Tout acte ou comportement (physique, verbal, etc.) qui nuit ou porte atteinte à l'intégrité (corporelle, psychique) ou à la liberté d'une personne.

(Vous pouvez également citer la définition du conseil de l'Europe.)

- Les types de maltraitance sous forme de tableau :

Maltraitance physique	Maltraitance psychologique	Maltraitance financière
Coups	Langage irrespectueux, dévalorisant	Vols
Brûlures	Brimades	Exigence de pourboire
Ligotage	Absence de considération	Escroquerie
Soins brusques sans information	Chantage	**Maltraitance médicale**
Non-satisfaction des demandes pour des besoins physiologiques	Abus d'autorité	Excès ou privation de médicaments
Privation de soins	Infantilisation	Privation de soins
Violences sexuelles	Non-respect de l'intimité	Non-prise en charge de la douleur
	Atteinte à la dignité	
	Défaut d'information	

4. Citer les moyens pouvant être mis en place par les institutions médico-sociales afin de prévenir les risques de maltraitance.

Réponse :

- sensibilisation (affichage, etc.) ;
- formation du personnel ;
- analyse des pratiques professionnelles.

5. Différencier la négligence active de la négligence passive et indiquer un exemple pour chacune d'elles.

Réponse :

- négligence active : volonté de nuire à quelqu'un (privation de nourriture, de boisson, d'aide à la toilette, au lever, au coucher, au repas, à la marche, etc.) ;
- négligence passive : refus d'intervenir, sans intention de nuire (un désintérêt aux besoins de la personne vulnérable, par manque d'attention ou par ignorance).

6. **Énoncer la conduite à tenir en cas de maltraitance.**

Réponse :

- signalement au supérieur hiérarchique ;
- numéro vert : 3977, personnes âgées ; 119, enfants ;
- procureur de la République (enfant de moins de 15 ans).

B – Extrait du Bac Pro ASSP : E2, métropole, 2016

1. **Indiquer deux conséquences de la toxoplasmose sur le fœtus et quatre moyens de prévention spécifique de cette pathologie.**

Réponse :

- deux conséquences de la toxoplasmose sur le fœtus, notamment :
  - un déficit intellectuel ;
  - une cécité ;
  - une surdité.
- quatre moyens de prévention spécifique de la toxoplasmose :
  - bien laver les crudités ;
  - consommer de la viande bien cuite ;
  - éviter le contact avec les chats ;
  - se laver les mains après un contact potentiellement contaminant.

2. **Définir la notion de handicap.**

Réponse. Le terme handicap désigne l'incapacité d'une personne à vivre et à agir dans son environnement en raison de déficiences physiques, mentales, ou sensorielles. Il se traduit la plupart du temps par des difficultés de déplacement, d'expression ou de compréhension chez la personne atteinte.

3. **Différencier surpoids et obésité. Proposer des moyens de prévention.**

Réponse. Le surpoids correspond à la situation d'une personne dont l'IMC (indice de masse corporelle) est compris entre 25 et 29,9 alors que l'obésité correspond à un IMC égal ou supérieur à 30.

C – Extrait du Bac Pro ASSP : E2, DOM-TOM, 2014

1. **Énoncer quatre signes évocateurs d'une perte d'autonomie chez la personne âgée.**

Réponse. Les signes évocateurs d'une perte d'autonomie sont notamment les suivants :

- une baisse de l'activité physique ;

- des troubles de l'équilibre ;
- une fatigue inexpliquée ;
- une négligence alimentaire ;
- le manque d'hygiène ;
- la tendance à l'isolement ;
- les altérations de l'humeur ;
- etc.

2. **Définir la notion d'autonomie.**

Réponse. L'autonomie correspond à la capacité de satisfaire ses propres besoins, de prendre des décisions et d'assurer seul les actes de la vie quotidienne.

3. **Citer l'outil utilisé pour l'évaluation de la perte d'autonomie.**

Réponse. L'outil utilisé pour évaluer la perte d'autonomie est la grille AGGIR (autonomie, gérontologie, Groupes iso-ressources). Cette grille évalue le degré de dépendance (physique et psychologique) d'une personne suivant des critères précis. Il existe six niveaux de dépendance.

D – Extrait du Bac Pro ASSP : E2, Métropole, 2014

1. **Préciser l'objectif de l'APA et les conditions d'attribution.**

Réponse. L'APA est l'allocation personnalisée d'autonomie. Elle sert à compenser les dépenses en lien avec la perte d'autonomie de la personne.

Les conditions d'attribution de l'APA sont les suivantes :

- être âgé de 60 ans ou plus ;
- être en situation de perte d'autonomie ;
- être de GIR 1 à 4 ;
- résider de manière régulière en France.

E – Extrait du Bac Pro ASSP : E2, métropole, 2015

1. **Définir la notion de dépendance.**

Réponse. Contexte d'une personne en situation d'aide pour réaliser certains actes ou tous les actes de la vie quotidienne (repas, toilette, etc.).

F – Extrait du Bac Pro ASSP : E2, Métropole, 2017

Le contexte professionnel se situe dans une structure collective Multi accueil « La Farandole ». La situation de deux enfants, Julien, 6 mois et demi, et Lisa, 2 ans et demi, est présentée.

1. **Présenter, pour ces deux enfants, le type d'accueil en justifiant vos réponses.**

Réponse

- Julien bénéficie d'un accueil collectif régulier deux jours par semaine le lundi et le mardi. Justification : sa maman va travailler à temps partiel.

- Lisa bénéficie d'un accès collectif occasionnel selon les besoins de sa maman. Justification : sa maman est en recherche d'emploi et cet accueil permet de préparer l'entrée de Lisa en école maternelle.

2. Indiquer les modalités d'adaptation mise en place par l'équipe. Justifier la nécessité d'une telle procédure d'adaptation.

Réponse. L'accueil de Julien s'est fait progressivement sur trois jours avec une durée progressive. Dans un premier temps il est accompagné d'un parent. Justification :

- Permettre à Julien de s'adapter à une ambiance collective, au personnel et à l'environnement

- Favoriser la socialisation

- Faciliter la séparation avec ses parents

3. Définir la notion de secret professionnel. Les éléments de réponse se trouvent dans la partie 2 de cet ouvrage, fiche 29 du chapitre 5, « Ethique et déontologie ».

Réponse. Le secret professionnel est l'obligation pour un professionnel de ne pas révéler des informations (relatives à la santé, au comportement, à la situation familiale…) obtenues dans le cadre de son travail. Ces informations comprennent ce qui a été vu, entendu et compris.

4. Justifier l'intérêt du score d'Apgar.

Réponse. C'est un examen réalisé à la naissance qui permet d'évaluer l'état de santé du nouveau-né.

1. Définir la filiation. Préciser les démarches qui ont été nécessaires à l'établissement de la filiation de Julien. Présenter les devoirs qui découlent de l'autorité parentale. Pour cette question, vous pouvez vous référer à la partie 2 Fiche 25 la famille.

Réponse. La filiation correspond aux liens juridiques qui unissent l'enfant à ses parents.

- La filiation maternelle est établie automatiquement dès lors que le nom de la mère figure sur l'acte de naissance (couple marié ou non).

- La filiation paternelle dépend de la situation du couple si le couple n'est pas marié, le père doit reconnaître son enfant. Il doit déclarer devant l'officier d'État civil de la mairie être le père de l'enfant né hors mariage. Cette déclaration peut se faire avant ou après la naissance.

L'autorité parentale est un ensemble de droits et de devoirs ayant pour finalité l'intérêt de l'enfant. L'autorité parentale appartient aux parents jusqu'à la majorité (18 ans) de l'enfant pour le protéger (sécurité, santé et moralité), pour assurer son éducation et permettre son développement. Les parents doivent associer l'enfant aux décisions qui le concernent, selon son âge et son degré de maturité.

3 Partie 3 : pôle 3

A – Extrait du Bac Pro ASSP : E2, Nouvelle-Calédonie, 2015

1. Présenter la forme de distribution des repas servis à l'EHPAD en précisant les contraintes réglementaires à respecter.

Réponse. Dans le contexte du sujet, il est précisé que « les repas sont confectionnés sur place en liaison chaude, puis distribués en salle à manger ou en chambre ». La liaison chaude consiste à maintenir et à transporter les repas à une température supérieure ou égale à 63 °C, pour éviter la prolifération des germes. Les repas doivent être consommés dans les 2 heures.

2. Énoncer les modes de contamination possible des aliments en cas de toxi-infection alimentaire.

Réponse. Une toxi-infection alimentaire est une infection bactérienne, virale ou parasitaire liée à la consommation d'un aliment contaminé. Les différents modes de contamination possible des aliments sont les suivants :

- aliments peu ou pas cuits ;
- mains sales, matériel pas désinfecté en cuisine ;
- air, insectes ;
- légumes, fruits mal lavés ;
- viandes contaminées ;
- stérilisation insuffisante des conserves.

3. Présenter les précautions à prendre lors de la prise des repas pour prévenir le risque des fausses routes.

Réponse. Les précautions à prendre pour prévenir le risque de fausses routes au cours des repas sont :

- ne pas presser la personne qui mange, présenter un plat à la fois ;
- veiller à une installation correcte (bien se tenir droit pour manger), la tête ne doit pas être inclinée en arrière ;
- les aliments ne doivent pas être difficiles à mastiquer (pas de morceaux, etc.) ;
- ne pas parler quand la personne mange, mais attendre qu'elle ait avalé.

4. Énoncer les signes et les conséquences d'un état de déshydratation chez une personne âgée.

Réponse. Les signes d'un état de déshydratation chez une personne âgée sont :

- une sensation de soif altérée ;
- une persistance du pli cutané ;
- une sécheresse de la muqueuse buccale ;
- une fièvre ;
- une perte d'appétit, etc.

Les conséquences d'un état de déshydratation sont :

- une confusion, une altération de la conscience, voire un coma ;
- une infection urinaire ;
- un état fébrile, une surinfection, etc.

B – Extrait du Bac Pro ASSP : E2, métropole, 2015

1. Justifier, sur le plan alimentaire, les règles à suivre dans le traitement d'une gastro-entérite.

Réponse. Les règles à suivre dans le traitement d'une gastro-entérite sont :

- boire de l'eau pour compenser les pertes hydriques ;

- éviter les aliments riches en fibres (légumes verts et les fruits frais) ;
- privilégier les féculents (riz, pâtes) et les carottes cuites, la banane.

C – Extrait du Bac Pro ASSP : E2, métropole, 2016

1. Énoncer quatre facteurs qui concourent à mettre en valeur les préparations culinaires.

Réponse. Facteurs de mise en valeur des préparations culinaires :

- la présentation des plats (qualité organoleptique des aliments) ;
- la décoration de la table ;
- la température adaptée des préparations ;
- l'odeur des préparations culinaires.

2. Expliquer l'interdépendance des facteurs intervenant dans les opérations de nettoyage et l'illustrer par un exemple.

Réponse. Il s'agit du cercle de Sinner qui présente les facteurs régissant les opérations de nettoyage :

- la température : la chaleur facilite l'élimination des salissures grasses ;
- l'action mécanique : le frottement aide à l'élimination des salissures sur un support ;
- l'action chimique : les produits doivent éliminer les salissures sans nuire à l'homme et à l'environnement ;
- l'action du temps : les réactions chimiques demandent un certain temps d'action des produits.

D – Extrait du Bac Pro ASSP : E2, DOM-TOM, 2014

1. Énoncer trois signes et trois conséquences de l'état de dénutrition de M. Para dû à son inappétence.

Réponse. L'appétence : « Désir instinctif qui porte vers tout objet propre à satisfaire un penchant naturel, en particulier vers la nourriture. »

- Signes de l'état de dénutrition :
  - perte de poids (8 kg en 6 mois) ;
  - état de faiblesse ;
  - problèmes digestifs.
- Conséquences de l'état de dénutrition :
  - fatigue ;
  - infection ;
  - escarre.

2. Indiquer l'intérêt d'un complément alimentaire.

Réponse. Gamme importante de goûts et de textures ; apport ciblé d'éléments nutritifs indispensables.

3. Présenter quatre facteurs favorisant l'appétence chez une personne âgée et justifier.

Réponse :

- respecter son rythme et ses préférences alimentaires (le repas est un moment de plaisir) ;

- faire des repas des moments de convivialité (favoriser la socialisation et le partage) ;
- veiller à la qualité et à la variété des repas (pour stimuler l'appétit) ;
- relever les plats (le goût est moins bien perçu, les aliments paraissent souvent fades, utiliser des aromates, du jus de citron, etc.).

4. **Énoncer trois caractéristiques du régime diabétique.**

Réponse :

- les sucres rapides sont à éviter ;
- l'alcool est à éviter, privilégier l'eau ;
- pain et féculents en quantité contrôlée, car ce sont des sucres lents.

5. **Indiquer et justifier deux contrôles pouvant être mis en place à l'issue de l'entretien.**

Réponse :

- le contrôle de la propreté – contrôle visuel, par l'observation des surfaces :
  - absence de salissures non adhérentes (comme les déchets, les poussières) ;
  - absence de salissures adhérentes (comme les taches grasses, les traces, etc.).
- le contrôle de l'hygiène : réalisé par des prélèvements de micro-organismes sur les surfaces, sur le matériel et dans l'air.

6. **Énoncer et justifier quatre conditions de stockage des produits d'entretien en EHPAD.**

Réponse. Le local de stockage des produits d'entretien doit être :

- aéré ;
- à l'abri de la chaleur ;
- de la lumière ;
- de l'humidité.

Crédits illustrations

Les figures I.1 et 54.2 sont des auteures, Marie-Dominique Asson et Sylvie Thérond.

Les figures 1.1, 2.1, 2.2, 2.4, 2.6, 3.1, 4.2, 4.3, 5.2, 5.6-5.13, 6.1, 6.4, 6.6-6.10, 7.1, 7.3-7.8, 8.4, 9.1-9.3, 10.1, 10.5-10.11, 11.2-11.7, 11.9, 11.10, 12.6-12.9, 13.2, 13.5, 13.6, 13.8-13.12, 13.14, 13.15, 14.1, 15.1-15.9, 17.1-17.5, 18.1-18.7, 19.1-19.3, 20.1, 20.2, 21.1-21.5, 22.1-22.5, 27.1-27.14, 28.1-28.7, 28.10, 29.1-29.10, 30.1-30.2 et 52.1-52.5 sont de Marie-Dominique Asson.

Les figures 23.1-23.4, 24.1-24-6, 25.1, 25.2, 26.1-26.4, 31.1, 32.1, 33.1, 34.1, 35.1, 36.1, 37.1, 38.1, 39.1, 40.1, 41.1, 42.1, 42.2, 43.1, 44.1, 45.1, 46.1, 47.1, 47.2, 48.1, 48.2, 49.1, 50.1, 51.1, 53.1-53.9 et 54.1 sont de Sylvie Thérond.

Les figures 5.1, 55.3 et l'illustration à l'intérieur de la figure 5.2 ont été réalisées par Éléonore Lamoglia. Elles sont reprises de *L'anatomie et la physiologie pour les infirmier(e)s*, par F. Dupont, © Elsevier Masson, 2015, 2e édition (ISBN : 978-2-294-74341-2).

Les illustrations à l'intérieur de la figure 2.4, celles de gauche à l'intérieur de la figure 7.1, et les figures 2.5, 6.3, 7.2, 7.4, 8.1-8.3, 10.4, 11.1, 11.8, 12.5 et 13.1, 13.4 ont été réalisées par Hélène Fournié. Elles sont reprises du *Guide anatomie physiologie. Aide-soignant et auxiliaires de puériculture*, par M. Joubard, © Elsevier Masson, 2016 (ISBN : 978-2-294-74969-8).

Les figures 5.5, 8.5, 12.1, 12.2 ont été réalisées par Frédérique Hemery. Elles sont reprises du *Guide anatomie physiologie. Aide-soignant et auxiliaires de puériculture*, par M. Joubard, © Elsevier Masson, 2016 (ISBN : 978-2-294-74969-8).

Les figures 5.4, 12.3, l'illustration de droite dans la figure 7.1, et celle de la figure 15.1, sont reprises de : *L'anatomie et la physiologie pour les infirmier(e)s*, par F. Dupont, © Elsevier Masson, 2015, 2e édition (ISBN : 978-2-294-74341-2).

Les figures 13.3 et 55.2 sont issues de : *Gray's Anatomie pour les étudiants*, de Drake RL, Vogkl Aw, Mitchell AWM, 2e édition, © Elsevier Masson, 2010 (traduction de *Gray's Anatomy for Students*, de Drake RL, Vogkl Aw, Mitchell AWM, 2nd edition, Churchill Livinstone, an imprint of Elsevier Inc., Philadelphia, 2008 (ISBN : 978-2-8101-0151-1).

La figure 13.7 est issue de : *Gynécologie et obstétrique. Manuel illustré*, par H. de Tourris, G. Magnon et F. Pierre, © Masson, 2000, 7e édition, (ISBN : 978-2-225-85882-6).

La figure 13.13 est issue de : *Embryologie humaine. De la molécule à la clinique*, par F. Encha-Razavi et E. Escudier, © Masson, 2008, 4e édition, (ISBN : 978-2-294-08873-5).

Les illustrations à l'intérieur des figures 6.4, 10.1 et 12.6 sont reprises du *Guide anatomie physiologie. Aide-soignant et auxiliaires de puériculture*, par M. Joubard, © Elsevier Masson, 2016 (ISBN : 978-2-294-74969-8).

Les figures 5.3, 6.2 et 6.4, les illustrations à l'intérieur des figures 5.12 et 21.3, et la photo de la figure 6.6, sont reprises du *Guide AS Aide-soignant. Modules 1 à 8*, 3e édition, sous la direction de J. Gassier, © Elsevier Masson, 2012.

Les schémas à l'intérieur de la figure 28.6 sont repris des *80 fiches techniques pour l'aide-soignant. Modules 1 à 8 : toutes les techniques en images*, par A. Ramé et P. Delpierre, Paris, © Elsevier Masson, 2015.

La figure 10.2 est issue de : *Anatomie, physiologie, biomécanique pour les STAPS*, par P. Delamarche, M. Dufour et F. Multon, © Elsevier Masson, 2002 (ISBN : 278-2-294-00699-9).

Elsevier Masson S.A.S
65, rue Camille-Desmoulins,
92442 Issy-les-Moulineaux Cedex
Dépôt légal : janvier 2018

Composition : Nord Compo, France

Imprimé en Italie par Printer Trento